U0346498

中医古籍医案辑成·学术流派医案系列

温病学派医案
（一）

叶 桂（上）

主 编 李成文 李 丽

中国中医药出版社
·北 京·

图书在版编目（CIP）数据

温病学派医案（一）/李成文，李丽主编 . —北京：中国中医药出版社，2015.8

（中医古籍医案辑成·学术流派医案系列）

ISBN 978-7-5132-2280-8

Ⅰ.①温… Ⅱ.①李… ②李… Ⅲ.①温病学说—医案—汇编—中国Ⅳ.① R254.2

中国版本图书馆 CIP 数据核字（2015）第 022812 号

中国中医药出版社出版

北京市朝阳区北三环东路 28 号易亨大厦 16 层

邮政编码　100013

传真　010 64405750

廊坊市三友印刷有限公司印刷

各地新华书店经销

*

开本 880×1230　1/32　印张 14.25　字数 336 千字

2015 年 8 月第 1 版　2015 年 8 月第 1 次印刷

书号　ISBN 978-7-5132-2280-8

*

定价　49.00 元

网址　www.cptcm.com

中医古籍医案辑成

九七叟朱良春题

国医大师朱良春题字

《温病学派医案（一）》编委会

内容提要

温病学派是研究外感温热病的病因病机、传变规律及防治方法的一个学术流派。叶桂是温病学派之集大成者，提出了以卫气营血为纲的证治体系，使外感温热病彻底摆脱了《伤寒论》的束缚而有了独立的辨治体系。其在内伤杂病方面亦有所发明创见，如创立了胃阴学说、久病入络理论等。

叶氏不仅理论造诣颇高，临床经验也十分丰富，有不少医案经其门人整理而流传于世。《中医古籍医案辑成·学术流派医案系列》中收录叶桂医案于"温病学派医案"中，并分为上、中、下三册。前两册为内科医案，第三册是妇、儿、外、五官等医案。本书为上册，从叶氏的多部著作中摘录了内科中温病、肺系、心系、脾胃系医案。

前　言

医案揭示了历代医家在临证过程中的辨病辨证思路、经验体会和用药特色，浓缩并涵盖了中医基础理论、临床、本草、针灸推拿等多学科内容，理法方药俱备，临病措方，变化随心，对学习借鉴名医经验、临证思路，指导用药，提高临床疗效，继承发展中医学具有重要的意义，因而备受历代医家青睐。

明代医家李延昰在《脉诀汇辨》中指出："医之有案，如弈者之谱，可按而覆也。然使失之晦与冗，则胡取乎？家先生之医案等身矣，语简而意明，洵足以尽脉之变。谨取数十则殿之，由此以窥轩岐之诊法焉，千百世犹旦暮也。"孙一奎在《孙氏医案》中指出："医案者何？盖诊治有成效，剂有成法，固纪之于册，俾人人可据而用之。如老吏断狱，爰书一定，而不可移易也。"清代医家周学海强调说："宋以后医书，惟医案最好看，不似注释古书之多穿凿也。每部医案中，必有一生最得力处，潜心研究，最能汲取众家之所长。"俞震在《古今医案按》中说："闻之名医能审一病之变与数病之变，而曲折以赴之，操纵于规矩之中，神明于规矩之外，靡不随手而应，始信法有尽，而用法者之巧无尽也。成案甚多，医之法在是，法之巧亦在是，尽可揣摩。"方耕霞指出："医之有方案，犹名法家之有例案，文章家之有试牍。"余景和在《外证医案汇编》中说："医书虽众，不出二义。经文、本草、经方，为学术规矩之宗；经验、方案、笔记，为灵悟变通之用。二者皆并传不朽。"章太炎指出："中医之成绩，医案最著。欲求前人之经验心得，医案最有线索可寻，循此钻研，事半功倍。"恽铁樵在给《宋元明清名医类案》作序时强调："我国汗牛充栋之医书，其真实价值不在议论而在方药，议论多空谈，药效乃事实，故选刻医案乃现在切要之图。"姚若琴在阐述编辑《宋元明清名医类案》大意时指出："宋后医书，多偏玄理，惟医案具事实精核可读，名家工巧，悉萃于是。"张山雷在《古今医案评议》中说："医书论证，但纪其常，而兼证之纷淆，病源之递嬗，则万不能条分缕析，反致杂乱无章，惟医案则恒随见症为迁移，活泼无方，具有万变无穷之妙，俨如病人在侧，馨咳亲闻。所以多读医案，绝胜于随侍名师，直不啻聚古今之良医而相与晤对一堂，上下议论，何快如之。"秦伯未说："合病理、治疗于一，而融会贯通，卓然成一家言。为后世法者，厥惟医案。""余之教人也，先以《内》《难》《本经》，次以各家学说，终以诸家医案。"程门雪认为："一个中医临床医生，没有扎实的理论基础，就会缺乏指导临床实践的有力武器，而如无各家医案作借鉴，那么同样会陷入见浅识寡，遇到困难束手无策的境地。"俞长荣认为："医案是中医交流和传授学术经验的传统形式之一。它既体现了中医辨证论治的共同特点，又反映了中医不同学派在诊疗方法方面的独特风格。读者从医案中可以体会到怎样用理论来指导实践，并怎样通过实践来证实理论；怎样适当地运用成法和常方，并怎样有创造性地权宜应变。因此，医案不仅在交流临床经验、传播中医学术方面具有现实意义，同时对继承老中医学术经验也起了积极的推进作用。"

　　医案始于先秦，奠基于宋金元，兴盛于明清。晋代王叔和的《脉经》内附医案。唐代孙思邈《备急千金要方》记录有久服石散而导致消渴的医案，陈藏器《本草拾遗》药后附案。北宋钱乙首次在《小儿药证直诀》中设置医案专篇，寇宗奭《本草衍义》药后附案。南宋许叔微首撰医案专著《伤寒九十论》，其《普济本事方》与王璆《是斋百一选方》方后附案，张杲《医说》记录了许多医案。金代张从正撰《儒门事亲》，李杲撰《脾胃论》《兰室秘藏》《东垣试效方》，王好古撰《阴证略例》，罗天益撰《卫生宝鉴》，以及元代朱震亨撰《格致余论》等综合性医著中论后均附案。自宋金元以后，学习医案、应用医案、撰写医案蔚然成风，医案专著纷纷涌现，如《内科摘要》《外科枢要》《保婴撮要》《女科撮要》《孙氏医案》《寓意草》《里中医案》《临证指南医案》《洄溪医案》《吴鞠通医案》《杏轩医案》《回春录》《经方实验录》等。明代著名医家韩懋、吴昆及明末清初的喻昌还对撰写医案提出了详细要求。而从明代就开始对前人的医案进行整理挖掘并加以研究利用，代不乏人，代表作有《名医类案》《续名医类案》《宋元明清名医类案》《清代名医医案精华》《清宫医案》《二续名医类案》《中国古今医案类编》《古今医案按》《历代儿科医案集成》《王孟英温热医案类编》《易水四大家医案类编》《张锡纯医案》《〈本草纲目〉医案类编》等。由于中医古籍汗牛充栋，浩如烟海。但是，受多方面因素的影响及条件制约，已有的医案类著作所收医案不够全面，参考中医古籍有限，分类整理方法简单局限，难以满足日益增长的不同读者群及临床、教学与科研的需求。因此，从3200多种中医古籍包括医案专著中系统收集整理其中的医案日益迫切。这可以充分发挥、利用中医古籍的文献学术价值，对研究中医证候特点与证型规律，提高临床疗效，具有重要的支撑价值。

本套丛书收录1949年以前历代医家编纂的3200余种中医古籍文献中的医案，分为学术流派医案、著名医家医案、常见疾病医案、名方小方医案四大系列。本书在建立专用数据库基础上，根据临床实际需要，结合现代阅读习惯，参考中医院校教材，对所有医案进行全面分类，以利于了解、学习和掌握历代名医治疗疾病的具体方法、应用方药技巧，为总结辨治规律，提高临床疗效提供更好的借鉴。其中，《学术流派医案系列》以学派为纲，医家为目，分为伤寒学派医案、河间学派医案、易水学派医案、温病学派医案、汇通学派医案；《著名医家医案系列》以医家为纲，以病为目，选取学术成就大、影响广、医案丰富的著名医家的医案；《常见疾病医案系列》以科为纲，以病为目，选取临床常见病和多发病医案;《名方小方医案系列》以方为纲，以病为目，选取临床常用的经方、名方、小方所治医案。

本丛书编纂过程中得到中华中医药学会名医学术思想研究分会的大力支持，年届 97 岁的首届国医大师朱良春先生特为本书题写书名，中国工程院院士王永炎教授担任主审，在此一并表示衷心的感谢。

由于条件所限，加之中医古籍众多，医案收录过程中难免遗漏，或分类不尽如人意，敬请读者提出宝贵意见，以便再版时修订提高。

《中医古籍医案辑成》编委会

2015 年 6 月

凡　例

《中医古籍医案辑成·学术流派医案系列》依据贴近临床、同类合并、参考中医教材教学大纲、利于编排、方便查阅的原则对医案进行分类与编排。

内科医案按肺系、心系、脾胃、肝胆、肾系、气血津液、肢体经络等排列。

妇科医案按月经病、带下病、妊娠病、生产与产后病、乳房疾病、妇科杂病等排列，并将传统外科疾病中与妇科相关的乳痈、乳癖、乳核、乳岩等医案调整到妇科，以满足临床需要。

儿科医案按内科、外科、妇科、五官科、骨伤科顺序排列。年龄限定在十四岁以下，包括十四岁；对于部分医案中"一小儿"的提法则视医案出处的具体情况确定。

外科医案按皮肤病、性传播疾病、肛门直肠疾病、男性疾病等排列。

五官科医案按眼、耳、鼻、口齿、咽喉顺序排列。

对难以用病名或主症分类，而仅有病因、病机、舌脉等的描述者，归入其他医案。

　　《学术流派医案系列》为全面反映各学术流派的学术成就，其著作中所摘录或引用其他人的部分医案采用"附"的形式也予以摘录。医案中的方药及剂量原文照录，不加注解。对于古今疾病或病名不一致的医案，按照相关或相类的原则，或根据病因病机，或根据临床症状，或根据治法和方剂进行归类。同一医案有很多临床症状者，一般根据主症特征确定疾病名称。

　　对因刊刻疑误或理解易有歧义之处，用括号加"编者注"的形式注明本书作者的观点。原书有脱文，或模糊不清难以辨认者，以虚阙号"□"按所脱字数一一补入，不出校。

　　原书中的异体字、古字、俗字，统一以简化字律齐，不出注。

　　原书中的药物异名，予以保留，不出注。原书中的药名使用音同、音近字者，如朱砂作珠砂、僵虫作姜虫、菟丝子作兔丝子等，若不影响释名，不影响使用习惯，以规范药名律齐，不出注。

　　本书采用横排、简体、现代标点。版式变更造成的文字含义变化，今依现代排版予以改正，如"右药"改"右"为"上"，不出注。

　　每个医案尽量标明出处，以助方便快捷查找医案原文，避免误读或错引。

　　对部分医案或承上启下，或附于医论，或附于方剂，或附于本草，或案中只有方剂名称而无组成和剂量，采用附录的形式，将原书中的疾病名称、病机分析、方剂组成、方义分析、药物用法等用原文解释，以便于更好地理解和掌握。附录中的方剂组成，是根据该医案作者的著作中所述该方剂而引用的，包括经方或名方。

温病学派概论

　　中医学术流派研究是研究中医学术发展沿革的重要方法之一，其便于理清中医学术发展的思想脉络，深入研究历代名医学术思想与临床经验，分清哪些是对前人的继承，哪些是继承中的发展，哪些是个人的创新见解与经验，为中医学进一步发展提供借鉴。学术流派或体系是后人依据著名医家们的师承关系、学术主张或学术倾向、学术影响而划分的。由于中医学术流派形成发展过程中的融合、交叉、分化，学派之间存在千丝万缕的联系，故划分学派的标准不一，有按学科分类，有按著名医家分类，有按学术研究方向分类，有按著作分类，有按地域分类，因而划分出外感学派、内伤学派、热病学派、杂病学派、刘河间学派、李东垣学派、张景岳学派、薛立斋（薛己）学派、赵献可学派、李士材学派、医经学派、经方学派、伤寒学派、河间学派、易水学派、温病学派、汇通学派、攻邪学派、丹溪学派、温补学派、正宗学派、全生学派、金鉴学派、心得学派、寒凉学派、蒯氏学派、经穴学派、穴法学派、重灸学派、重针学派、骨伤推拿学派、指压推拿学派、一指禅推拿学派、经穴推拿学派、腹诊推拿学派、儿科推拿学派、五轮学派、八廓学派、内外障学派、少林学派、武当学派、新安学派等，这对中医学术的发展起到了积极作用。然而，学派研究目前也存在不少问题，主要在于学术流派形成年代、学派划分标准、学派研究学术价值等方面。争论的焦点是基础医学及临床领域中的医经学派、经方学派、汇通学派是否存在，攻邪学派、丹溪学派、温补学派能否另立门户，学派之间的渗透与交叉重复如何界定等；另外，每一学派的代表医家虽然在师承或学术上一脉相承，但其学术理论、临证辨病思路、处方用药方面或相差甚远，这些医学大家大多数是全才，如以学派分类，难免以偏概全；加之以往学术流派研究偏重理论，忽略临床，因此，以派为纲研究著名医家也有其不利的一面。为弥补学术流派研究轻临床的不足，拓展学派研究的内涵与外延，收集学术流派相关医家的涵盖中医基础理论和临床经验的医案已成为当务之急。因为这些医案不仅是著名医家学术思想的直接鉴证，也是研究学术流派源流的最重要的参考依据。

温病学派是研究温病的病因病机、传变规律及防治方法的一个学术流派。汉唐时期对外感温热病的探讨为温病学派的形成打下了一定的基础；金元时期刘完素阐发火热理论成为温病学派的先导；明清之际温疫猖獗，南方地区热病盛行，为研究温病提供了有利条件，吴有性、戴天章、余霖、叶桂、薛雪、吴瑭、王士雄等为温病学派的形成做出了巨大贡献。使温病的证治从《伤寒论》体系中脱离出来，促进了中医的学术发展。

《黄帝内经》对温病的病因、发病类型、症状、传变、治则、善后禁忌及疫病特点等曾有论述。如《素问·热论》："凡病伤寒而成温者，先夏至日者为病温，后夏至日者为病暑。"《素问·生气通天论》："冬伤于寒，春必温病。"《素问·刺法论》："五疫之至，皆相染易，无问大小，病状相似。"《难经·五十八难》："伤寒有五，有中风，有伤寒，有湿温，有热病，有温病……伤寒之脉，阴阳俱盛而紧涩；热病之脉，阴阳俱浮，浮之而滑，沉之散涩。"《伤寒论》对风温、暍病也有论述，如"太阳病，发热而渴，不恶寒者为温病。若发汗已，身灼热者，名风温"，"太阳中热者，暍是也，汗出恶寒，身热而渴，白虎加人参汤主之"。《肘后备急方》认为温病主要是感受疠气所致，"其年岁中有疠气，兼挟鬼毒相注，名曰温病"。该书还收录了防治温病、温疫、温毒的方药，如太乙流金方、辟温病散等。《诸病源候论》论述了温热病的病因病机、症状特点，列举热病候28论、温病候34论、时气病候43论。书中认为温病、时气、疫疠等皆"因岁时不和，温凉失节，人感乖戾之气而生病"，且具有强烈的传染性，"病气转相染易，乃至灭门，延及外人"。《千金要方》与《千金翼方》对风温、春温、温病、温毒与温疟进行了阐发，并收载不少防治温病的方剂。其后的《伤寒总病论》《类证活人书》对温病的证治亦多有论述。

刘完素根据宋金时期外感热病的发病特点与传变规律，提出"六气皆能化火"理论，总结治疗方法，创制防风通圣散、双解散、三一承气汤等，标志着外感温热病在理法方药方面开始自成体系，为温病学派的形成奠定了坚实的基础。

汪机在《石山医案》中提出了新感温病的概念，"有不因冬月伤寒而病温者，此特春温之气，可名曰春温，如冬之伤寒、秋之伤湿、夏之中暑相同，此新感之温病也"。《先醒斋医学广笔记》阐发温疫是邪气从口鼻而入，补充了外邪侵犯人体从皮毛而入的不足。《伤暑全书》强调暑邪"从中鼻而入，直中心包络经，先烦闷，后身热"。

明末清初，河北、山东、江苏、浙江温疫猖獗，缺乏有效的防治方法。众多医家皆深入研究其病因病机与发病规律，探讨治法方药。

吴有性，字又可，明代人，著《温疫论》。《温疫论》详细阐发了温疫的致病因素、感邪途径、侵犯部位、传变方式、临床表现。吴有性认为，温疫的病因是感受异气，邪从口鼻而入，伏于膜原，表里分传，感之深者，中而即发，感之浅者，未能顿发，或由诱因，正气受伤，邪气始张。他还创制达原饮与三消饮疏利膜原，表里分消，大获奇效。自此温疫学说开始建立，并得到迅速发展。

戴天章，字麟郊，清代人，著《广瘟疫论》。其在《温疫论》基础上，重视温疫的早期诊断，通过辨气、辨色、辨舌、辨神、辨脉识别温疫，并总结治疗温疫的五种大法（汗、下、清、和、补）。强调温疫汗不厌迟，下不厌早，清法贯穿始终，补法用于善后，表里寒热虚实并见或余邪未尽则用和法。

余霖，字师愚，清代人，著《疫疹一得》。他就乾隆之际的温疫大流行阐发己见，认为温疫的病因病机为淫热入侵于胃，敷布于十二经脉，并创制清瘟败毒饮，重用石膏泻诸经表里之热，补充了吴有性《温疫论》之不足。《疫疹一得》内有医案11个，均为应用清瘟败毒饮大剂和中剂的医案。

叶桂，字天士，清代人，著《温热论》《临证指南医案》《叶氏医案存真》《未刻本叶氏医案》等。叶氏主张博采众长、融汇古今，重视学术创新。他详细阐发温热病的发病规律、辨治方法，创立卫气营血的辨证纲领辨治温病，使温病证治形成了更为独立完整的体系，彻底从《伤寒论》中摆脱出来。他还提出"肝风内动、久病入络"说，总结了治疗胃阴不足及虚损症的经验，对后世产生了重大影响。《临证指南医案》(包括《幼科要略》)、《叶氏医案存真》、《未刻本叶氏医案》等记载了大量叶氏的临证医案，症状记述虽简，但病机分析中肯，尤其是其门人在《临证指南医案》中所作的按语，更使该书锦上添花，成为临证必读之书。

薛雪，字生白，清代人，著《湿热条辨》《扫叶庄医案》《碎玉篇》，对湿热病的病因病机、发病特点、传变规律、临床证型、遣方用药等进行了论述。他认为，湿热病病因为湿热，宜在脾虚湿胜时感而发病，多由上受，直趋中道，或归于膜原，或波及三焦与肝脏，临床辨治应分清湿热偏胜、留滞部位及伤阴伤阳之不同；并指出"湿热之病，不独与伤寒不同，且与温病大异"，补充了《温热论》之不足。薛氏医案简略，用药没有剂量，复诊也少，但症状、病机、治则俱备，需要认真揣摩才能领会其辨病思路。

吴瑭，字鞠通，清代人，著《温病条辨》《吴鞠通医案》《医医病书》。吴氏在《温热论》的基础上，进一步阐发温病的发病规律，指出温病自口鼻而入，先病于肺，肺病逆传，即犯心包；上焦病不治，则传中焦脾与胃，中焦病不治，即传下焦肝与肾，始于上焦，终于下焦，并以上中下三焦为纲，统论温热、湿热与温疫。他还提出"治上焦如羽，非轻不举；治中焦如衡，非平不安；治下焦如权，非重不沉"。吴氏总结了清络、清营、清宫、育阴等治疗原则，创制桑菊饮、银翘散等方剂，使治疗温病的方药更加完备。

王士雄，字孟英，清代人，著述颇丰，如《温热经纬》《随息居饮食谱》等。王氏治学主张博采众长，重视临床，善治温病，还精于治疗内科与妇科疾病，善于从实践中总结经验，与沿袭旧说、空发议论者迥然有别。《温热经纬》集温病学之大成，并对暑邪、伏气温病、顺传逆传及霍乱病等均做了深入阐发。书中系统总结了辨治暑病的理法方药，认为暑为阳邪，易夹湿邪，伤气耗津，治疗首用辛凉，继用甘寒，再用酸泄酸敛，创制新的清暑益气汤清暑热、益元气。书中还探讨了伏气温病的传变方式、临床表现，主张治疗先治血分后治气分；初起宜投清解营阴之药，迫邪从气分而化，舌苔开始渐布，再清气分热邪；伏邪较重，亟宜大清阴分伏邪，待厚腻黄浊之苔渐生后，再解气分。另外，王氏还重视饮食疗法，并详论食物药效，采撷食疗验方。王氏临诊之余为后世留下大量的医案，见于《王氏医案》《王氏医案续编》《王氏医案三编》《归砚录》《随息居重订霍乱论》等书。医案涉及临床各科，案中症状详略有序，病机分析中肯，辨病用药思路独特，治疗过程完整，并附有预后及治疗效果，深受后人青睐。王氏医案中用药缺少剂量乃美中不足。

雷丰，字少逸，清代人，著《时病论》。《时病论》是重要的时病专著，为学习温病的入门读物，清末名医陈莲舫加注后用来课徒。书中对风热、伤暑、中暑、暑温、热病、湿热、湿温、秋燥、冬温、春温、风温、温毒、伏暑等十余种非疫性外感病及伏气温病的病因、病理、症候特点、理法方药详加论述，并按季节编排先论，法方继之，末附医案，形式新颖简洁，颇为实用。雷氏医案治疗经过完整，其辨病思路或设问答形式，或由门人评述，使人一目了然。

柳宝诒，字谷孙，清代人，著《温热逢源》，编纂《柳选四家医案》。柳氏针对"重新感，轻伏邪"的时弊，详论伏气温病，强调伏邪为病颇多，致病轻重，治疗宜以清泄里热为主，兼顾温肾育阴，疏解新邪。柳氏医案详于症状记录和病机分析，部分医案有多达十八诊者，也有不少病案均为一诊，治则明确，但用药没有剂量，也无疗效说明。

总之，温病学派对中医学术发展起到了巨大的推进作用，促进了中医理论与临床的发展与进步。

目　录

叶　桂（上）

叶 桂（上）

内科医案

◆ 温病

北城下，三十六。温疹是一股乖戾不正无形之气，从口鼻吸受，上窍阻塞，呛物，不得下咽。医不辨有形无形，但曰清火寒降，至药直入肠胃，与咽中不相干涉。

连翘心、马勃、牛蒡子、银花、鲜芦根。(《叶氏医案存真·卷三》)

时疫发热，脘闷恶心，斑发不爽，神烦无寐，舌色转红。邪热将入营分。虽胃滞未清，亦宜先清营热，勿得滋腻为稳。

鲜竹心、元参、连翘心、鲜菖蒲、银花、川贝。(《叶氏医案存真·卷二》)

谭。口鼻吸入秽浊，自肺系渐干心胞络。初病喉痛舌燥，最怕窍闭神昏之象。疫毒传染之症，不与风寒停滞同法。

玄参、连翘、郁金、银花、石菖蒲、靛叶、射干、牛蒡。

冲入真白金汁一杯。(《临证指南医案·卷五》)

杨。吸入疫疠，三焦皆受。久则血分渐瘀，愈结愈热。当以咸苦之制，仍是轻扬理上。仿古大制小用之意。

玄参、西瓜翠衣、金银花露、莹白金汁。(《临证指南医案·卷五》)

沐阳，五十四。住居临海，风瘴疠气，不似平原人众稠密处。瘴病侵人脑髓骨骸，气血不和，渐次壅遏，上蒸头面，清阳痹阻。经年累月，邪正混处其间，草木不能驱逐。凭理而论，当以虫蚁向阳分疏通逐邪。

蜣螂一两，仙灵脾五钱，蜂房五钱，川芎一钱。

火酒飞面泛丸。（《叶氏医案存真·卷三》）

汪。日前议味淡轻扬，少佐微辛，正合经言肺欲辛之旨。然发表之辛则升，开泄之辛则降。夫肺主一身之气，清空之体，义不受浊。前云秽瘴上人，肺位最高，受戕最先，因失治而漫延中下。《内经》色诊，谓从上病者治其上，斯源清流洁矣。

水芦根、白通草、山茵陈、生苡仁、浙茯苓、桑皮、研入白蔻仁末。

卧时服威喜丸二钱。（《种福堂公选医案》）

温邪烁阴，寒热渴饮，不汗出。

玉女煎去麦冬，加竹叶、灯心。（《眉寿堂方案选存·卷上》）

褚。温邪中自口鼻，始而入肺为咳喘，继传膻中则呛血，乃心营肺卫受邪。然邪在上焦，壅遏阻气，必聚为热，痰臭呛渴，是欲内闭。惜不以河间三焦立法，或谓伤寒主六经，或谓肺痈，专泄气血，致热无出路，胸突腹大，危期至速矣。即有对病药饵，气涌沸腾，势必涌吐无余，焉望有济？夫温热秽浊，填塞内窍，神识昏迷，胀闷欲绝者，须以芳香宣窍，佐牛黄、金箔深入脏络，以搜锢闭之邪。今危笃若此，百中图一而已。紫雪丹。（《临证指南医案·卷五》）

寸搏咳逆，骨痛暮热。温邪入肺，营卫不和，议清气中之热，佐以通营。

桂枝白虎汤。（《眉寿堂方案选存·卷上》）

心营肺卫，为温邪留伏。气血流行，与邪相遇搏激，遂有寒热如疟之状。今形神主羸瘦，久延经月，速则恐其成惊，再延恐致儿劳。多进苦药消克，胃口又虑败倒。急清气热以通营卫，使温邪无容留之地，寒热可冀其止。至于痰嗽，必得胃口充旺，而肺金自全，要非药饵强劫之谓。

轻剂桂枝白虎汤。（《眉寿堂方案选存·卷上》）

袁。温邪痰嗽，气喘肚膨，四日不解，防发痧。

连翘、山栀、牛蒡、杏仁、石膏。（《临证指南医案·卷十》）

席。脉左数，右缓弱。阳根未固，阴液渐涸。舌赤微渴，喘促，自利溲数，晡刻自热，神烦呓语。夫温邪久伏少阴，古人立法，全以育阴祛热。但今见症，阴分固有伏邪，真阳亦不肯收纳。议仿刘河间浊药轻投，不为上焦热阻，下焦根蒂自立，冀其烦躁热蒸渐缓。

熟地炭、茯苓、淡苁蓉、远志炭、川石斛、五味子，饮子煎法。

又：晚诊。阴中伏邪，晡时而升，目赤羞明，舌绛而渴。与育阴清邪法。

生地炭、元参心、川石斛、炒麦冬、犀角、石菖蒲。

又：脉左数，右软，舌干苔白。小溲淋沥，吸气喘促，烦汗。肾阴不承，心神热灼蒙闭。议以三才汤滋水制热。三才加茯神、黄柏、金箔。

晚进周少川牛黄清心丸一服。

又：昨黄昏后诊脉，较诸早上，左手数疾顿减，惟尺中垂而仍动。呓语不已，若有妄见。因思肾热乘心，膻中微闭，神明为蒙，自属昏乱。随进周少川牛黄丸一服，俾迷漫无质之热暂可泄降，服后颇安。辰刻诊脉濡小，形质大衰，舌边色淡，下利稀水，夫救阴是要旨。读仲景少阴下利篇，上下交征，关闸欲撒，必以堵塞阳明为治。以阳明司阖，有关无阖，下焦之阴仍从走泄矣。议用桃花汤。

人参、赤石脂、炮姜、白粳米。

又：晚服照方加茯苓。

又：脉左沉数，右小数。暮热微汗，时烦，辰时神清，虚邪仍留阴分。议用清补。

人参、茯苓、川石斛、炙甘草、黑穭豆皮、糯稻根须。

又：金匮麦门冬汤。（《临证指南医案·卷五》）

肾虚温邪内入，形神消烁，无寐废食，临晚寒热，得汗而解，议用复脉汤去姜加芍。（《眉寿堂方案选存·卷上》）

施。久患虚损，原寝食安舒，自服阴柔腻补，不但减食不寐，脘中常闷，渴欲饮凉。此口鼻吸入温邪，先干于肺，误补则邪愈炽，气机阻塞。弱质不敢开泄，援引轻扬肃上，兼以威喜丸，淡以和气。上焦得行，可进养胃法。

白沙参、苡仁、天花粉、桑叶、郁金。

兼服威喜丸。（《临证指南医案·卷五》）

肺痹，脘中及腹痛，自利清谷，是风温邪热相搏，诸气失于宣降，拟进开手太阴法，以滋气化，得小便利可安。

芦根汁、桑叶、瓜蒌皮、枯芩、杏仁、桔梗、郁金汁、橘红。（《眉寿堂方案选存·卷上》）

再论暑湿客气，由上受以行中道，未按经法，致三焦否塞。逆乱为厥，厥属邪深在阴，故取地浆重阴之气。珠潜水底咸寒，少佐冰片辛热，能开热痹，直走至阴，以冀厥止。究竟暑湿热气，乃无质之邪，弥漫胸臆，如烟雾缭绕，诸宗气营气，无以展舒，焉有知味知饥？彼攻消峻克，能涤有质之邪滞，非湿结气分之治也。昔轩岐云：从上病者，治其上。且上焦如雾，藉轻扬可以去实。半月不更衣，断勿攻下，皆气窒使然。

川贝、米仁、兜铃、白蔻、连翘、射干、通草。（《叶氏医案

存真·卷二》）

谢。积劳伤阳，卫疏，温邪上受，内入乎肺。肺主周身之气，气窒不化，外寒似战栗，其温邪内郁，必从热化。今气短胸满，病邪在上，大便泻出稀水，肺与大肠表里相应，亦由热迫下泄耳。用辛凉轻剂为稳。

杏仁、桔梗、香豉、橘红、枳壳、薄荷、连翘、茯苓。（《临证指南医案·卷五》）

陈，二三。阴虚温邪，甘寒清上。

白沙参、甜杏仁、玉竹、冬桑叶、南花粉、生甘草。（《临证指南医案·卷五》）

陈氏。温邪经旬不解，发热自利，神识有时不清。此邪伏厥阴，恐致变痉。

白头翁、川连、黄芩、北秦皮、黄柏、生白芍。

又：温邪误表劫津，神昏，恐致痉厥。

炒生地、阿胶、炒麦冬、生白芍、炒丹皮、女贞子。（《临证指南医案·卷七》）

咳嗽盗汗，责之阴弱气浮，温邪乘虚袭之。

玉竹、南沙参、霍石斛、茯神、川贝母、地骨皮。（《未刻本叶氏医案·方案》）

脉促神倦，目上视，咳痰欲喘，唇燥舌红，温邪发热，半月外不解，所拟发散消导之药，病不少减，正气反伤。内风乘虚上扰，虑有痉厥变幻，非轻小之恙，姑与甘缓法。

炒麦冬、北沙参、淮小麦、生甘草、南枣肉。（《叶氏医案存真·卷二》）

程，二八。温热病，已伤少阴之阴。少壮阴未易复者，恰当夏令发泄，百益酒酿造有灰，辛热劫阴泄气，致形体颓然，药难见效。每日饲鸡距子，生用，其汤饮用马料豆汤。

邵新甫按：冬伤于寒，春必病温者，重在冬不藏精也。盖烦劳多欲之人，阴精久耗，入春则里气大泄，木火内燃，强阳无制，燔燎之势直从里发。始见必壮热烦冤，口干舌燥之候矣。故主治以存津液为第一，黄芩汤坚阴却邪，即此义也。再者，在内之温邪欲发，在外之新邪又加，葱豉汤最为快捷方式，表分可以肃清。至于因循贻误，岂止一端。或因气燥津枯，或致阴伤液涸。先生用挽救诸法，如人参白虎汤，黄连阿胶汤，玉女煎，复脉法，申明条例甚详。余则治痉厥以甘药缓肝，昏闭用幽芳开窍。热痰之温胆，蓄血而论通瘀。井井有条，法真周到。（《临证指南医案·卷五》）

王。身热自汗，腹痛，大小便不利。脉虚，右大左小。暑热内闭，拟和表里法。

薄荷、枳实、黄芩、生白芍、竹叶心、黑山栀、通草、甘草。（《临证指南医案·卷五》）

王。温邪发热，津伤，口糜气秽。

卷心竹叶、嘉定花粉、知母、麦冬、金石斛、连翘。（《临证指南医案·卷五》）

温邪发热，咳嗽咽痛。

玉竹、白沙参、桑叶、川贝、南花粉、梨汁。（《未刻本叶氏医案·方案》）

温邪恋于上焦。

薄荷、生甘草、连翘、象贝、桔梗白、杏仁。（《未刻本叶氏医案·方案》）

温邪脉小，怕其内闭。

枇杷叶、杏仁、淡豉、瓜蒌皮、枳壳、橘红。（《未刻本叶氏

医案·方案》）

温邪暮热，由乎阴虚阳浮。热解无汗，不欲饮水，岂是阳经为病？冬令失藏，法从肾肝论治。

阿胶、生地炭、炙黑甘草、小麦、生白芍、炒松麦冬。（《眉寿堂方案选存·卷上》）

温邪未净。

玉竹、桑叶、川贝母、花粉、茯神、南沙参。（《未刻本叶氏医案·方案》）

臭秽触入，游行中道，募原先受，分布三焦上下。头胀，脘闷，洞泄。以芳香逐秽法。

藿香梗、生香附、茯苓皮、白豆蔻、飞滑石、炒厚朴、新会皮。（《叶氏医案存真·卷一》）

舒。口鼻触入臭秽浊气，蒙闭心胞，遂心胸痛呕瘀血，且欲昏闭，即方书中恶之症。苏合香丸能辟秽恶之邪。若误认阴症，擅投桂附，则抱薪救火矣。

苏合香丸二丸。（《种福堂公选医案》）

初病伏暑，伤于气分，潮热渴饮，邪犯肺也。失治邪张，逆走膻中，遂至舌缩，小便忽闭，鼻煤裂血，耳聋，神呆昏乱。邪热蔓延血分，已经入络，津液被劫，必渐昏痉，所谓内闭外脱。

连翘、银花、石菖蒲、犀角、鲜生地、元参。

至宝丹一粒。（《叶氏医案存真·卷一》）

顾。温邪误表劫津，邪入胞络内闭。

至宝丹。（《临证指南医案·卷五》）

范。伏暑阻其气分，烦渴，咳呕喘急，二便不爽。宜治上焦。

杏仁、石膏、炒半夏、黑栀皮、厚朴、竹茹。

又：痰多咳呕，是暑郁在上。医家乱投沉降，所以无效。

石膏、杏仁、炒半夏、郁金、香豉、黑山栀。（《临证指南医案·卷五》）

脏真日就削夺，全赖胃强纳谷，精血生于谷食是也。今晨起身热，上焦未免暑热留焉，先宜存阴和阳，暑自却矣。

人参、麦冬、鲜莲肉、茯神、霍斛、白粳米。（《未刻本叶氏医案·保元方案》）

张妪。体壮有湿。近长夏阴雨潮湿，着于经络，身痛，自利，发热。仲景云：湿家大忌发散，汗之则变痉厥。脉来小弱而缓，湿邪凝遏阳气，病名湿温。湿中热气，横冲心胞络，以致神昏，四肢不暖，亦手厥阴见症，非与伤寒同法也。

犀角、连翘心、元参、石菖蒲、金银花、野赤豆皮。

煎送至宝丹。（《临证指南医案·卷五》）

此湿温也，湿着关节为痛。湿阻气隧为痞闷，湿留肠胃为下利，湿蒸则里热如火，是以畏见日光。积劳阳气大伤，肠风营阴耗泄。体虚而兼六淫之邪，颇为重症。大旨以和阳明、厥阴为主。

枯黄芩、川楝皮、制半夏、广皮白、生白芍、乌梅肉、茯苓、川黄柏。（《眉寿堂方案选存·卷上》）

此吸受秽浊，募原先病，呕逆。邪气分布营卫，热蒸，头胀身痛。经旬至神识昏迷，小溲不通，上中下三焦交病，舌白，渴不多饮。仍是气分窒塞。当以芳香通神，淡渗宣窍。俾秽浊气由此分消耳。

通草、猪苓、茯苓皮、米仁、淡竹叶、腹皮、至宝丹。（《叶氏医案存真·卷一》）

此新受暑风，郁于腠理，与宿恙无涉。

细香薷、连翘、杏仁、飞滑石、橘红、川通。（《未刻本叶氏医案·保元方案》）

汪。暑风久，入营络，微热忽凉。议用玉女煎。

玉女煎去麦冬、牛膝，加丹皮、竹叶。（《临证指南医案·卷五》）

丁。脉右数，左小弱，面明。夏秋伏暑，寒露后发。微寒多热，呕逆，身痛。盖素有痰火，暑必夹湿。病自肺经而起，致气不宣化。不饥不食，频溺短缩。乃热在气分，当与温疟同例。忌葛、柴足六经药。

桂枝白虎汤加半夏。（《临证指南医案·卷六》）

本系劳倦气虚之体，当此暴热，热从口鼻受，竟走中道。经云：气虚身热，得之伤暑。暑热蒸迫，津液日槁。阳升不寐，喘促舌干，齿前板燥，刻欲昏冒矣。甘寒生津益气，一定之理。

人参白虎汤加卷心竹叶、麦门冬。（《眉寿堂方案选存·卷上》）

季。秋疟愈未复原，冬季连次感触温邪，老年平素有痰嗽本恙，温风烁肺，气劫胃汁，致痰多咳甚欲呕，脉数，倏热，右胁常痛，火色升于右颊。由胃津渐伤，肺不主降而升腾莫制。古称肺乃柔金，胃为阳土。已经百日缠绵，开提半属苦辛，辛泄肺气，苦再伤胃，致不思纳食。议甘药濡胃润肺，胃汁自充，肺气自降，土旺生金，古贤定法。

玉竹、麦冬、花粉、甜杏仁、橘红、蔗浆。（《种福堂公选医案》）

冬温水亏，上焦热炽。

生地六味汤去萸肉，加生白芍、鸡子黄、小麦。（《眉寿堂方案选存·卷上》）

冬月温邪内伏，入春寒热咳嗽，身痛渐汗乃解，与温疟同法。

桂枝白虎汤。（《眉寿堂方案选存·卷上》）

　　冬温为病，乃正气不能藏固，热气自里而发，齿板舌干唇燥，目微红，面油亮，语言不爽，呼吸似喘。邪伏少阴，病发三焦皆受。仲景谓：发热而渴者，为温病。明示后人，寒外郁，则不渴饮。热内发，斯必渴耳。治法清热存阴，勿令邪热焚劫津液，致瘈疭、痉厥、神昏、谵狂诸症，故仲景复申治疗法云：一逆尚引日，再逆促命期。且忌汗、忌下、忌辛温。九日不解，议清膈热。

　　飞滑石、连翘、淡黄芩、郁金汁、竹叶心、天花粉、橘红、苦杏仁。（《叶氏医案存真·卷一》，此案另见《眉寿堂方案选存·卷上》）

　　朱先生。劳倦嗔怒，是七情内伤，而温邪感触，气从口鼻直自膜原中道。盖伤寒阳症，邪自太阳，次第传及，至于春温夏热，则鼻受气，肺受病，口入之气，竟由脘中，所以原有手经见症，不比伤寒足六经之病也。其原不同，治法亦异。仲景论温邪不可发汗，汗则劫津伤阳，身必灼热，一逆尚引日，再逆促命期。又云：鼻息鼾，语言难出，剧则惊痫瘈疭，无非重劫津液所致。今病发热，原不是太阳客邪见症，所投羌、防辛温表汗，此误即为逆矣。上窍不纳，下窍不便，亦属常事。必以攻下，希图泄热。殊不知强汗劫津而伤阳，妄下劫液更亡阴。顷诊脉，两手如搐而战，舌干燥而无苔，前板齿干，目欲瞑，口欲开，周身灯照，而淡晦斑纹隐隐约约，几日来时有呃逆。因胃乏谷气而中空，肝阳冲突上冒肆虐耳。为今返正，先与糜粥，使胃中得濡，厥阳不致上冒，而神昏之累可已。进药之理，甘温（疑为"甘寒"之误，编者注）可以生津除热，即斑疹亦不足虑。观仲景论中，邪少虚多，阴液阳津并涸者，复脉汤主之，谨仿此义。

　　炙甘草、人参、生地、白芍、阿胶、麦冬。（《叶氏医案存真·卷二》）

某。春温身热，六日不解，邪陷劫津，舌绛，骨节痛。以甘寒息邪。

竹叶心、知母、花粉、滑石、生甘草、梨皮。（《临证指南医案·卷五》）

汪天植。脉数如浮，重按无力，发热自利，神识烦倦，咳呛痰声如嘶，渴喜热饮，此非足三阳实热之症，乃体属阴虚，冬月失藏，久伏寒邪，已经蕴遏化热。春令阳升，伏邪随气发泄，而病未及一旬，即现虚靡不振之象，因津液先暗耗于未病时也。今宗春温下利治。

淡黄芩、杏仁、枳壳、白芍、郁金汁、橘红。（《叶氏医案存真·卷二》）

脉大咽干，痰多咳频，食下腹闷，此风温日久，劳倦内热，津伤液燥。

冬桑叶、甜杏仁、麦门冬、蔗浆、大沙参、玉竹、生甘草、梨汁。（《眉寿堂方案选存·卷上》）

阴弱，风温作咳，痰血。

玉竹、花粉、白沙参、茯神、川贝、甘蔗汁。（《未刻本叶氏医案·方案》）

某女。风温发热，左耳后肿痛。

干荷叶、苦丁茶、马勃、连翘、杏仁、黑栀皮。（《临证指南医案·卷八》）

风温不解，顿嗽呕吐，宜淡渗以利热清胃。

芦根、杏仁、滑石、米仁、桑叶、通草。（《眉寿堂方案选存·卷上》）

风温入肺，肺气失降，郁蒸热聚，咳痰，卧不安静。高年积劳之体，最宜甘寒清燥，所谓风温得润而解。

桑叶、甜杏仁、麦冬、蔗梨汁、沙参、玉竹、竹叶。（《眉寿堂方案选存·卷上》）

风温入肺，咳嗽，脉坚搏，夜卧汗出。阴分先亏，最多失血。大忌发散苦辛，从温邪当甘润而解。

桑叶、甜杏仁、炒麦冬、白沙参、玉竹、生甘草，元米汤煎。（《眉寿堂方案选存·卷上》）

风温上受，气郁热生，咽痛嗽频，震动痰血。以清肃上焦，薄味调理。

桑叶、花粉、大力子、杏仁、大沙参、射干、连翘仁、象贝。（《眉寿堂方案选存·卷上》）

方。风温上受，心营肺卫皆热，气不宣降则痞胀，热熏膻中则神迷。此上焦客邪，想有酒食内因之湿，互相扶持，七八日未能清爽，以栀豉汤主之。

山栀、豆豉、杏仁、郁金、萎皮、鲜菖蒲。（《种福堂公选医案》）

风温不解，肺气不利，寒热汗出。吐血，更有恼怒肝逆。内外两因之症，为左右立法。

芦根汁、杏仁、丹皮、黑栀皮、生米仁、郁金、钩藤、瓜萎仁。（《眉寿堂方案选存·卷上》）

风温不解，早凉晚热，舌绛口渴，热邪未清，阴液衰也，胃汁耗则不知饥。宜生津和阳以苏胃。

淡黄芩、乌梅、青蒿、生白芍、橘红、鳖甲。（《眉寿堂方案选存·卷上》）

风温上郁，是冷暖侵肺使然。轻剂清解，忌发散。

杏仁、黑栀皮、瓜萎皮、象贝、桑叶、嫩苏梗、郁金汁。（《眉寿堂方案选存·卷上》）

冯。暑伤气分，上焦先受，河间法至精至妙。后医未读其书，焉能治病臻效。邪深则疟来日迟，气结必胸中混蒙如痞。无形之热，渐蒸有形之痰。此消导发散，都是劫津，无能去邪矣。

石膏、杏仁、半夏、厚朴、知母、竹叶。（《临证指南医案·卷六》）

伏暑，心中灼热，头胀，治以辛凉。

连翘、花粉、川贝、益元散、灯心、辰砂、竹叶。（《未刻本叶氏医案·保元方案》）

高，二十九岁。向来阴虚热胜之质，夏至阴生，未能保摄安养，暑伏热气内迫，尤令伤阴。秋半气燥，热亦化燥，心中漾动失血，阳不下潜所致。

生地、麦冬、清阿胶、桑叶、知母、生石膏、生甘草。（《叶天士晚年方案真本·杂症》）

高年水亏，温邪深入阴分。热在里，外象反冷，热伤阴则小溲欲痛，皆冬温本病。仲景以存阴为章旨，奈何医药以桂枝、附子辛热，再劫干津液. 是何意见？

生地、阿胶、炙甘草、麦冬、炒麻仁、生白芍。（《眉寿堂方案选存·卷上》）

顾。暑湿必伤脾胃，二邪皆阴，不必苦寒清热，调气分利水，此邪可去。中年病伤气弱，以强中醒后天。

人参、炒扁豆、木瓜、茯苓、炙草、广皮。（《叶天士晚年方案真本·杂症》）

关。阴虚夹温邪，寒热不止。虽不宜发散消食，徒补亦属无益。拟进复脉汤法。

炙甘草、阿胶、生白芍、麦冬、炒生地、炒丹皮，青甘蔗汁煎。（《临证指南医案·卷五》）

　　寒热渐除，间一日复来，即暑邪入里之征，因正气不振故也，但烦渴不减。舌苔黄厚，胃中滞浊犹然不清。河间方法，正直此症，非是抄窃旧方，乃去邪务尽之意。（《叶氏医案存真·卷二》）

　　何。劳倦伤气，遗泄伤阴。暑邪变疟，炽则烦冤最盛。分解使邪势轻，参、术、芪、附，皆固闭邪气也。

　　草果仁、知母、淡黄芩、川贝母、青蒿、花粉。（《临证指南医案·卷六》）

　　胡。按仲景云：脉如平人，但热无寒，骨节烦疼，微呕而渴者，病名温疟。桂枝白虎汤主之。

　　桂枝白虎汤。

　　盖今年夏秋之热，口鼻吸暑，其初暑邪轻小，不致病发。秋深气凉外束，里热欲出，与卫营二气交行，邪与二气遇触，斯为热起。临解必有微汗者，气邪两泄。然邪不尽，则混处气血中矣。故圣人立法，以石膏辛寒，清气分之伏热，佐入桂枝，辛甘温之轻扬，引导凉药以通营卫，兼知母专理阳明独胜之热，而手太阴肺亦得秋金肃降之司，甘草、粳米和胃阴以生津。此一举兼备。方下自注云：一剂知，二剂已。知者，谓病已知其对症。已者，中病当愈之称耳。（《临证指南医案·卷六》）

　　叶，无锡，三十一岁。夏月带病经营，暑热乘虚内伏，秋深天凉，收肃暴冷，引动宿邪，寒热数发，形软减食、汗出，与归芪建中汤。（《叶天士晚年方案真本·杂症》）

　　暑邪郁于上焦，身热，头胀。

　　丝瓜叶、滑石、杏仁、白蔻仁、连翘、桑皮。（《未刻本叶氏医案·保元方案》）

　　暑阻中焦，发热，脘闷。

　　滑石、半夏、厚朴、杏仁、藿香、连翘。（《未刻本叶氏医

案·保元方案》)

华，五五。口鼻受寒暄不正之气，过募原，扰胃系。寒热已罢，犹不饱不饥，舌边赤，中心黄。余邪未清，食入变酸，乃邪热不胜谷。以温胆和之。

半曲温胆去甘草、茯苓、枳实，加郁金、黑山栀。(《临证指南医案·卷五》)

黄。脉数，目眦黄，舌心干白黄胎，口中黏腻，脘中痞闷，不思纳谷。由于途次暑风客邪内侵募原，营卫不和，致发疟疾。夫暑必兼湿也热也，皆气也。气与邪搏，则清浊交混，升降自阻，古称湿遏必热自生矣。圣帝论病，本乎四气。其论药方，推气味，理必苦降辛通，斯热气痞结可开。消导攻滞，香燥泄气，置暑热致病之因于不治，不识何解？

川连、黄芩、花粉、桔梗、白蔻仁、郁金、橘红，六一散。

又：苦降能驱热除湿，辛通能开气宣浊。已经见效，当减其制，仍祖其意。

川连、桔梗、白蔻仁、厚朴、茵陈、茯苓皮、银花、白通草。(《临证指南医案·卷六》)

饥饱不调，中气已困，暑邪外侵，法宜和之。

鲜丝瓜叶、杏仁、藿香、浙江茯苓、半夏、橘白。(《未刻本叶氏医案·方案》)

今年七月，秋暑未除，初病头痛身热，是暑由上窍伤及清阳，医药当辛凉取气，同气相求。中上之轻邪自散，无如辛温、苦寒、清滋之类杂然并投。水谷内蒸，氤氲不解，见症仍在身半以上，躯壳之间，非关脏腑大病，第能蔬食十日，可解上焦之郁。

川芎、薄荷、荆芥炭、炒白芷、蔓荆子、菊花蒂、元茶三钱，煎汤代水。(《叶氏医案存真·卷一》)

金，六十五岁。热伤气分，水谷不化之湿，留着胃络。已入秋凉，衰年气弱，夏令伏邪未去，议东垣清暑益气，减去滞药。

人参、茯苓、神曲、升麻、葛根、泽泻、广皮、木瓜、川连。（《叶天士晚年方案真本·杂症》）

金女。温邪深入营络，热止，膝骨痛甚。盖血液伤极，内风欲沸，所谓剧则瘛疭，痉厥至矣。总是消导苦寒，冀其热止，独不虑胃汁竭、肝风动乎？拟柔药缓络热息风。

复脉汤去参、姜、麻仁，生鳖甲汤煎药。（《临证指南医案·卷一》）

胸闷妨食，战栗肢寒，气弱，伏暑之候，且以和法。

茯苓、煨姜、杏仁、半曲、橘白、藿梗。（《未刻本叶氏医案·保元方案》）

金匮，十七。夏伏暑湿，秋季如疟，邪不尽解。能食不化，腹中气滞有形，脾胃不和，用东垣清暑益气法。

人参、黄芪、白术、青皮、陈皮、神曲、炙草、麦冬、五味、黄柏、泽泻、当归、升麻、葛根、苍术，姜枣煎。（《叶氏医案存真·卷三》）

久虚之体，客气易于乘袭。近因湿热秽气所触，中宫不和，升降失节，宜先进六和汤。（《眉寿堂方案选存·卷上》）

劳伤夹暑。

归身、半曲、扁豆叶、木瓜、茯苓、炙甘草。（《未刻本叶氏医案·保元方案》）

劳倦夹暑热不解，鼻煤，舌灰白，咳逆痰喘，潮热自汗，神识不清，语言错谬。此邪结在里，病属险途，拟万氏清心牛黄丸，以驱蕴伏之邪。冀其神气清，再商去其他病。上焦之病都属气，气窒则上下不通，而中宫遂胀。热病蒸灼，喉舌疳蚀，清气之中，

17

必佐解毒。

连翘、金银花、马兜铃、水芦根、川贝、白金汁、川通草。（《眉寿堂方案选存·卷上》）

李，四三。长夏时令温热，内阻气分，宗《内经》湿淫于内，治以淡渗，佐以苦温。

飞滑石、川通草、淡竹叶、杏仁、厚朴。（《种福堂公选医案》）

吕，北濠，二十八岁。暑邪先受，饮瓜汁水寒，胃口再为冷湿凝着，此症是脾胃病，舌白背寒，从里症治。

杏仁、荜茇、广皮、厚朴、草果、白蔻仁、桔梗、枳壳。（《叶天士晚年方案真本·杂症》）

施。发热身痛，咳喘。暑湿外因，内阻气分，有似寒栗，皆肺病也。

竹叶、连翘、薄荷、杏仁、滑石、郁金汁。

又：微寒多热，舌心干，渴饮，脘不爽。此属瘅疟，治在肺经。

杏仁、石膏、竹叶、连翘、半夏、橘红。（《临证指南医案·卷六》）

马，三五。风温热灼之后，津液未复，阳明脉络不旺，骨酸背楚。治以和补。

生黄芪、鲜生地、北沙参、玉竹、麦冬、归身，蜜丸。（《临证指南医案·卷五》）

脉缓舌色灰黄，头疼，周身掣痛，发热不止，乃时疫湿温之症。最忌辛温重药，拟进渗湿之法。

竹心、连翘心、厚朴、木通、杏仁、飞滑石、茵陈、猪苓。（《叶氏医案存真·卷二》）

脉细舌灰白，渴不能多饮，膨闷不知饥。湿温半月有余，病邪虽解，余湿未尽，良由中宫阳气郁遏，失宣畅机关，故舌喜得香味。理宜护持胃阳，佐以宣浊驱湿，未可再作有余攻伐，虽取快一时，贻祸非轻小也。

半夏、人参、厚朴、橘红、枳实、茯苓。（《叶氏医案存真·卷二》）

李。温湿热蒸伤脾胃，身热泄泻。

黄芩、生白芍、滑石、猪苓。（《种福堂公选医案》）

脉弦缓，面目肌肤皆黄，舌白滑腻，胸脘膈间胀闭，病名湿温。由濒海潮湿，气入口鼻至募原，分布三焦，此为外因。仍食水谷腥物，与外入秽浊之邪，两相交混，湿甚热郁，三焦隧道气血不通，遂变黄色。发汗不愈者，湿家本有汗也。清热消导不愈者，热从湿中而起，湿不去则热不除也。夫湿邪无形质，攻滞乃有形治法，其不效宜矣。昔河间治湿热，必取乎苦辛气寒。盖苦降以逐湿，辛香以祛秽，寒取乎气，借气行不闭寒于内也。当世医者，混以伤寒表里为治，殊不知秽湿气入口鼻，游走三焦，不与伤寒同治。

绵茵陈、白豆蔻、厚朴、川通草、广皮白（炒）、茯苓皮、半夏曲、块滑石。（《叶氏医案存真·卷一》）

脉左动是阴虚。温邪深入，但大苦直降，恐化燥劫津阴，议以甘咸寒之属。

鲜生地、竹叶心、生甘草、元参心、麦门冬。（《眉寿堂方案选存·卷上》）

某。风温衄血。

丹皮、元参、连翘、赤芍、茅花、黑栀皮。（《临证指南医案·卷八》）

某。风温热伏，更劫其阴，日轻夜重，烦扰不宁。

生地、阿胶、麦冬、白芍、炙草、蔗浆。(《临证指南医案·卷五》)

某。风温阳疟。

杏仁、滑石、连翘、黄芩、青蒿、淡竹叶。(《临证指南医案·卷六》)

背寒复热，发于晡时，暮夜寐多惊惕，食入欲呕。此肝阴久虚，阳独上炽。风温乃是客气，多延渐为本虚矣。

泡淡黄芩、生牡蛎、乌梅肉、生白芍、桂枝木、大枣。

又：人参、炒阿胶、煅牡蛎、茯神、炒白芍、炒乌梅。(《眉寿堂方案选存·卷上》)

风温发热。

薄荷、花粉、杏仁、枳壳、桔梗、连翘。(《未刻本叶氏医案·方案》)

风温袭于上焦，发热颐肿。

薄荷、牛蒡子、马勃、桔梗、鲜芦根、连翘。(《未刻本叶氏医案·方案》)

冬温，热气深入少阴，舌赤心黄，潮热不渴，大旨当存阴为要，勿令昏愦。

鲜生地、知母、生白芍、竹叶心、麦冬、丹皮。(《眉寿堂方案选存·卷上》)

冬温伏邪，先厥后热，热深从里而发，汗出烦躁，当救胃汁。

竹叶心、乌梅肉、川石斛、麦门冬、生甘草、生谷芽。(《眉寿堂方案选存·卷上》)

某。脉虚，伤暑，头重脘闷，跗酸。

丝瓜叶三钱，大杏仁三钱，六一散三钱，茯苓皮三钱，汉防

己一钱半，绵茵陈一钱，细木通一钱，白蔻仁五分。（《临证指南医案·卷五》）

某。湿为渐热之气，迷雾隔间，神机不发，三焦皆被邪侵，岂是小恙？视其舌，伸缩如强，痰涎黏着，内闭之象已见。宣通膻中，望其少苏，无暇清至阴之热。

至宝丹四分，石菖蒲、金银花汤送下。（《临证指南医案·卷五》）

某。阴虚风温，气从左升。

桂枝汤加花粉、杏仁。（《临证指南医案·卷五》）

某。中恶暑厥。

苍术白虎汤加滑石。（《临证指南医案·卷五》）

目赤唇焦，齿燥舌黑，嬉笑错语，发哕发斑，温毒遏伏之象。

绿豆壳、银花露、方诸水、犀角、川贝母、人中黄、芦根汁，徐徐温服。

又方：金汁拌浸人参、银花露、鲜菖蒲、元参、鲜生地、羚羊角、真金箔。（《叶氏医案存真·卷二》）

脾胃久虚不复，泄泻呕逆，不欲食，喘促，腹膨，烦渴，无寐，是虚中夹暑，最虑慢惊。宜和补中土，兼清暑热，必得呕止泻缓，寝食得宜，庶不致变。

人参、广皮、木瓜、大腹皮、川连、泡姜、乌梅、茯神。（《叶氏医案存真·卷一》）

秦，六三。体质血虚，风温上受。滋清不应，气分燥也。议清其上。

石膏、生甘草、薄荷、桑叶、杏仁、连翘。

又：照前方去连翘、薄荷，加陈蒌皮、郁金、栀皮。（《临证指南医案·卷五》）

热久伤阴，津液不承。呛咳，舌红罩黑，不饥不食，肌肤甲错，渴饮不休。法当滋救胃液以供肺，惟甘寒为宜。

麦冬、南花粉、白沙参、冬桑叶、蔗浆。（《叶氏医案存真·卷一》）

僧，五二。近日风温上受，寸口脉独大，肺受热灼，声出不扬。先与辛凉清上，当薄味调养旬日。

牛蒡子、薄荷、象贝母、杏仁、冬桑叶、大沙参、南花粉、黑山栀皮。（《临证指南医案·卷五》）

晡热，右脉弦大，阴弱伏温，且养阴和阳。

新鲜地骨皮、麦冬肉、茯神、青皮、甘蔗汁、川石斛、知母。（《未刻本叶氏医案·方案》）

伏邪寒热，身痛，舌白。

花粉、桂枝、白芍、炙草、生姜、大枣。（《未刻本叶氏医案·保元方案》）

伏邪未清，寒热不罢，法宜和之。

当归、柴胡、半曲、橘白、鳖甲、赤芍、茯苓、黄芩。（《未刻本叶氏医案·保元方案》）

舌苔尚白，伏暑未肃，仍宜开泄。

鲜藿香、橘白、半夏、枇杷叶、杏仁、茯苓。（《未刻本叶氏医案·保元方案》）

伏暑，发热，脘痞。

藿香、半夏、广皮白、杏仁、厚朴、莱菔汁。（《未刻本叶氏医案·保元方案》）

伏暑得新凉，身热咳嗽，治在肺，舌白不渴，囊肿。暑必兼湿，湿滞为肿。

芦根、茯苓、淡竹叶、杏仁、通草。（《眉寿堂方案选存·卷

上》）

伏暑发热，经旬不解，暮夜神识不清，少腹胀痛，大便不通。秽浊蕴结，虑其内闭痉厥之患。

清心牛黄丸。（《眉寿堂方案选存·卷上》）

伏暑发热，脘闷。

杏仁、半夏、藿梗、厚朴、橘白、茯苓。（《未刻本叶氏医案·保元方案》）

暑风入肺为瘅热，《金匮》谓阳气独发。嘉言云：体阴素虚，而所伏暑气，日久混入血分，阴虚阳冒，上焦清窍皆蒙；胃阳失和，不纳易痞。究竟伏邪未去，凡苦辛疏滞，都属禁例。夫上实下虚，有客邪留着，镇降决不应病，仿之才轻可去实之例，分别气血，以宣之逐之。

青大竹叶、连翘、犀角、鲜荷叶汁、元参、通草。（《眉寿堂方案选存·卷上》）

暑风入肺，咳痰发热，四肢无力，微冷，气喘，神倦。恐邪犯心包，有慢脾惊搐之虑。拟进局方至宝丹，芳香逐暑，使喘缓神安，再商进和脾胃药。

又案：有汗出热缓，神识昏愦，邪热内闭，未得外越，易变痉厥。进芳香开闭，以逐秽邪。

牛黄丸。

又方：生地、甘草、知母、淡竹叶、滑石、银花。

又方：人参、生草、知母、南枣肉、麦冬、茯神、广皮。（《叶氏医案存真·卷二》）

暑伏上焦，身热似疟。

灯心、竹叶心、连翘、白蔻仁、川通草。

加辰砂益元散。（《未刻本叶氏医案·保元方案》）

23

暑湿内伏，发热，脘闷，势欲成疟。

藿香、滑石、厚朴、杏仁、半夏、橘白。（《未刻本叶氏医案·保元方案》）

暑邪发热，脘闷。

丝瓜叶、藿香、滑石、连翘、白蔻仁、杏仁、厚朴、橘白。（《未刻本叶氏医案·保元方案》）

暑邪上阻，身热头胀。

丝瓜叶、飞滑石、连翘、白豆蔻、天花粉、杏仁。（《未刻本叶氏医案·方案》）

阴弱，温邪上侵，发热咽痛，治以轻剂。

薄荷、象贝、桔梗、连翘、花粉、生草。（《未刻本叶氏医案·方案》）

阴弱伏暑，发热，鼻衄，汗多。慎加调理，勿忽视之。

赤麦冬、鲜莲子、霍斛、木瓜、茯神。（《未刻本叶氏医案·保元方案》）

阴虚暑邪未尽，痒热汗解，用景岳玉女煎。

石膏、竹叶心、生地、知母、麦冬、白芍。（《眉寿堂方案选存·卷上》）

伏邪发热，舌白。

桑皮、杏仁、通草、浙苓、米仁、芦根。（《未刻本叶氏医案·保元方案》）

伏邪发热。

苏梗、橘红、杏仁、厚朴、花粉、连翘。（《未刻本叶氏医案·保元方案》）

伏邪发热。

杏仁、橘红、桑白皮、连翘、桔梗、川通草。（《未刻本叶氏

医案·保元方案》）

杨。伏邪发热，烦渴，知饥无寐，乃胃津受伤所致。拟进竹叶石膏汤加花粉。（《临证指南医案·卷五》）

伏邪发热头痛。

淡豉、杏仁、枳壳、桔梗、橘红、连翘。（《未刻本叶氏医案·保元方案》）

先寒后热，是属伏邪，体质阴弱，未宜发表。伏邪者，乘虚伏于里也。当从里越之，"春温篇"中有黄芩汤可用。

黄芩汤。（《未刻本叶氏医案·方案》）

湿浊内蒸，瘀热发黄，三焦壅遏，浊气迷漫，又非有形质滞。此辛香逐秽，宣通是一定法。日期既多，恐浊闭神昏，另以银花汤，化至宝丹二粒。

绵茵陈、白豆蔻、茯苓皮、厚朴、草果、滑石、杏仁、木通、鲜菖蒲根汁。

复诊：绵茵陈、厚朴、江枳实、草果仁、细木通、黑山栀、云茯苓、黄柏。（《叶氏医案存真·卷一》）

劳伤伏邪，发热身痛。

当归、炙草、广皮、青蒿、白芍、茯苓、半曲、黄芩。（《未刻本叶氏医案·保元方案》）

暑必夹湿，且宿有痰饮，湿痰交蒸，身热为冤，当治以苦辛宣通。

人参、川连、广白、茯苓、藿梗、半曲。（《未刻本叶氏医案·方案》）

暑风外袭。

鲜丝瓜叶、香薷、桑白皮、杏仁、飞净滑石、橘红、川通草、连翘。（《未刻本叶氏医案·方案》）

暑疟，先清上焦。

竹叶心、杏仁、连翘、白蔻仁、飞滑石、花粉。（《未刻本叶氏医案·方案》）

暑侵上焦。

杏仁、通草、橘红、桑皮、芦根、桔梗。（《未刻本叶氏医案·保元方案》）

暑热内郁，战汗始解，否则昏闭狂乱。

川连、厚朴、飞滑石、藿梗、半夏、广皮白。（《未刻本叶氏医案·方案》）

暑热上阻。

丝瓜叶、连翘、橘红、飞滑石、杏仁、桑皮。（《未刻本叶氏医案·方案》）

暑热未肃。

丝瓜叶、连翘、象贝、桑白皮、杏仁、桔梗。（《未刻本叶氏医案·保元方案》）

暑热消烁胃汁，口渴不饥，以制木和胃。

醒头草、生白芍、橘红、麦门冬、乌梅肉、半曲。（《眉寿堂方案选存·卷上》）

暑热由中而受，不可表散。

藿香梗、杏仁、黄芩、木瓜、丝瓜叶、蔻仁、橘红。（《眉寿堂方案选存·卷上》）

暑热郁于上焦。

苦丁茶、薄荷、赤芍药、鲜荷蒂、连翘、黑栀皮。（《未刻本叶氏医案·保元方案》）

暑热阻于三焦。

飞滑石、厚朴、木通、淡竹叶、桑皮、苓皮。（《未刻本叶氏

医案·保元方案》）

暑热阻于三焦。

竹叶、飞滑石、杏仁、橘红、连翘、通草。（《未刻本叶氏医案·保元方案》）

暑热阻于中焦。

藿梗、橘白、厚朴、川连、半夏、茯苓。（《未刻本叶氏医案·保元方案》）

暑湿乃夏秋时令之病，其邪先着气分，氤氲蒙昧，有形无质，医投攻夺，乃有形治法。气伤阳损，至今肢冷溏泄，何一非阳微肿胀之征？此宜温补下中，莫治眼前。

人参、白术、木瓜、淡附子、益智仁、炒广皮、厚朴。（《叶氏医案存真·卷一》）

暑湿上入，气分先受，非风寒停滞，用发散消导者。治之不法，邪入血分矣。

犀角、竹叶、绿豆皮、连翘、花粉、益元散。（《眉寿堂方案选存·卷上》）

暑湿虽去，胃气未复，务宜薄味静养，勿令客邪再扰。

川石斛、广皮、半夏曲、煨益智仁、茯苓、青皮。（《眉寿堂方案选存·卷上》）

王，四十五岁。暑风能蒸热，不能解热，即是热伤气分。粗工以血药之滋，未读暑病诸集。

绿豆皮、灯草心、鲜骨皮、竹叶心、经霜桑叶。（《叶天士晚年方案真本·杂症》）

脉洪大，烦渴，汗出，阳明中暍，的系白虎汤候也。

石膏、甘草、麦冬、知母、粳米。（《叶氏医案存真·卷二》）

脉濡数，中暑。暑为阳邪，昼属阳分，故张其势而烦渴。夜静属阴，邪逼于内，则多言呓语，皆由体虚邪甚致此。经谓：暑伤气。原属虚症，未敢以凝寒苦清，侵伐元气。

丝瓜叶三片，金石斛三钱，白知母四钱，飞滑石一钱，水煎滤清，候冷，冲入西瓜汁一大茶杯。（《叶氏医案存真·卷二》）

少阴中暑，阴液已涸，舌痿形缩，齿板燥，烦躁多日。食瓜肠滞大下，此阴不主收摄矣。证属大危，难以图治，勉拟竹叶地黄汤。

生地炭、山药、白芍、麦冬、泽泻、茯苓、丹皮、竹叶。（《眉寿堂方案选存·卷上》）

王氏。头胀，喜冷饮，咳呕，心中胀，泄泻不爽。此为中暑，故止涩血药更甚。舌色白。议清上焦气分。

石膏、淡黄芩、炒半夏、橘红、厚朴、杏仁。（《临证指南医案·卷六》）

吴子纯。连朝骤热，必有暑气内侵，头热目瞑，吸短神迷。此正虚邪痹，清补两难，先与益元散三四钱，用嫩竹叶心二钱煎汤，凉用二三小杯，常用绿豆清汤服。

第二案：温邪中伤之后，脾胃不醒，不饥，口渴，议清养胃津为稳。

鲜佩兰叶、川斛、知母、大麦仁、炒麦冬。（《叶氏医案存真·卷二》）

王。风温上肿，气窒壅不饥，仍从上治。

活水芦根、兜铃、白蔻仁、杏仁、大豆黄卷、生苡仁，干蟾丸五丸。（《种福堂公选医案》）

王廷佑。寒包郁热，亦属温邪。

桔梗、大力、连翘、苏子、滑石、枳壳、赤芍、木通。（《叶氏医案存真·卷二》）

脉微形瘁，正气已亏，温邪未净，症势不轻。

玉竹、白沙参、北梨肉、川贝、南花粉、霍石斛。（《未刻本叶氏医案·方案》）

脉弦，身热从汗泄而解，此属伏湿，恐其转疟。

杏仁、半夏、橘白、厚朴、茯苓、煨姜。（《未刻本叶氏医案·方案》）

望色萎瘁晦黯，闻声呼吸不利，语音若在瓮中，诊脉右缓左急。问初病，忽热忽温，头中如裹，腰痛欲拊扪，神识呆钝，昏昏欲寐，肢节瘛疭，咳痰映红，溺溲短缩，便溏带血，不饥不渴，环口微肿，唇干不红，舌白糜腐。此水谷酒腥，湿热相并郁蒸，阻挠清气之游行，致周身气机皆令痹塞。夫热邪、湿邪，皆气也。由募原分布三焦，营卫不主循环，升降清浊失司。邪属无形，先着气分。时师横议表邪宜汗，里滞宜消，见热投凉，殊不知热由湿郁，气行热走。仲景痉喝从湿化，忌汗、忌下，明示后人，勿伤阴阳耳！但无形之邪，久延必致有形，由气入血，一定理也。据色脉症参之，未见或可采用。

羚羊角、茵陈、银花、连翘、通草、大腹皮、茯苓皮、猪苓、泽泻、至宝丹。（《叶氏医案存真·卷一》）

温邪伏于肺卫。

桑叶、川贝、南参、花粉、杏仁、橘红。（《未刻本叶氏医案·方案》）

温邪十四日，舌绛渴饮，面带油亮。此水亏热入营分，最防昏厥。当清其血中之邪，以存阴液。

鲜生地、知母、生白芍、竹叶心、麦冬、丹皮。（《眉寿堂方

案选存·卷上》）

某。秋暑秽浊，气从吸入。寒热如疟，上咳痰，下洞泄，三焦蔓延，小水短赤。议芳香辟秽，分利渗湿。

藿香、厚朴、广皮、茯苓块、甘草、猪苓、泽泻、木瓜、滑石、檀香汁。

又：进药稍缓，所言秽浊，非臆说矣。其阴茎囊肿，是湿热甚而下坠入腑，与方书茎款症有间。议河间法。

厚朴、杏仁、滑石、寒水石、石膏、猪苓、泽泻、丝瓜叶。（《临证指南医案·卷六》）

温邪水亏热入，脉细数，口渴舌绛，不知饥饿，皮肤干涸甲错。热劫津液，务以存阴为先，不当以苦寒反令化热。

复脉汤。（《眉寿堂方案选存·卷上》）

温邪有升无降，经肺气机交逆，营卫失其常度为寒热。胃津日耗，渴饮不饥。阳气独行，则头痛面赤。是皆冬春骤暖，天地失藏，人身应之，患此者最多。考古人温病忌表散，误投即谓邪热逆传心包，最怕神昏谵语。治法以辛甘凉泄肺胃，盖伤寒入足经，温邪入手经也。土润则肺降，不致膹郁，胃热下移，知饥渴解矣。

嫩青竹叶、白糖炒石膏、杏仁、甘蔗汁、经霜桑叶、麦门冬、生甘草。（《眉寿堂方案选存·卷上》）

病已十余日，身尚躁热，舌苔黏腻，神呆目定，脉刚而数，烦躁呓语。此暑湿久伏，与时气之秽邪凝合，酿成胶腻之痰，闭塞清明之府，神情迷昧，胃家浊液，蒸遏不宣。药食甘味，必蛔厥上冒。然《内经》有：湿位之下，燥气乘之，是以从之，湿转为燥。若无湿痰之潮气上蒸，舌苔早已燥刺矣。今先滋液，以洁烈焰之燔。

鲜生地、麦冬、乌梅、蔗浆、银花露、羚羊角、蚌水。

再诊：面垢，色白，渴饮，气短如喘，自利。是秽浊气入口鼻，与水谷之气互相混扰。湿气阻窒，氤氲内蒸，三焦皆受。胸背肢节有晦暗斑纹。秽与气血胶固心络，为邪熏灼。神昏呓语。手经蔓延。疫邪不与伤寒同例，法当芳香辟邪，参以解毒，必得不为湿秽蒙闭，可免痉厥之害。

石菖蒲汁、白蔻仁、犀尖、小青皮、连翘心、金银花、六一散、金汁、至宝丹。

三诊：邪陷复利，伤及厥阴。症见气上撞心，饥不能食，干呕腹痛，全是肝病见端。肝为至阴之藏，相火内寄。仲圣治法，不用纯刚之剂，以肝为刚脏也。今正交土旺之时，木火为仇。五日内未为稳当，宜慎之。

人参、淡吴萸、当归、白芍、秦皮、炒乌梅。（《叶天士医案》）

陈。温邪逆传膻中，热痰蔽阻空窍，所进寒凉消导，徒攻肠胃，毫无一效。痰乃热熏津液所化，膻中乃空灵之所，是用药之最难。至宝丹芳香，通其神明之窍，以驱热痰之结极是。但稚年受温邪，最易阴亏津耗，必兼滋清以理久伏温邪为正。

犀角、鲜生地、元参、连翘心、丹皮、石菖蒲。

化服至宝丹。（《临证指南医案·卷五》）

顾。饮酒又能纳谷，是内风主乎消烁。当春尽夏初，阳气弛张，遂致偏中于右。诊脉左弦且坚。肌腠隐约斑点，面色光亮而赤，舌胎灰黄，其中必夹伏温邪，所怕内闭神昏。治法以清络宣窍，勿以攻风劫痰，扶助温邪。平定廓清，冀其带病久延而已。

犀角、生地、元参、连翘心、郁金、小青叶、竹叶心、石菖蒲。

又：目瞑舌缩，神昏如醉，邪入心胞络中，心神为蒙，谓之内闭。前案已经论及，温邪郁蒸，乃无形质，而医药都是形质气味，正如隔靴搔痒。近代喻嘉言，议谓芳香逐秽宣窍，颇为合理。绝症难挽天机，用意聊尽人工。

至宝丹，四丸，匀四服，凉开水调化。（《临证指南医案·卷五》）

施。温邪如疟，阴气先伤。苦辛再伤阳及胃，内风肆横，肢掣瘛疭。邪闭心胞络中，痰潮神昏。乃热气蒸灼，无形无质。此消痰，消食，清火，竟走肠胃，与病情隔靴搔痒。速速与至宝丹三分，冷开水调服。若得神清，再商治法。（《临证指南医案·卷五》）

暑由上受，先入肺络。日期渐多，气分热邪逆传入营，遂逼入心胞络中，神迷欲躁，舌音短缩，手定牵引。乃暑热流陷，势将发痉。热闭在里，肢体反不发热，热邪内闭，外脱岂非至危至急？考古人方法，清络热必兼芳香开里窍，以清神识。若重药攻邪，直走肠胃，与胞络无干涉也。

犀角、鲜生地、元参、银花、石菖蒲。

化至宝丹。（《叶天士医案》）

温邪已入心营，神烦欲昏，质系阴亏，怕其液涸，不必以斑疹为虑，清神斯邪不结蔽矣。

连翘心、石菖蒲、鲜生地、元参心、金银花、天竺黄、至宝丹一粒。（《叶氏医案存真·卷二》）

周，五五。阴虚质弱，风温湿温，皆邪在气分，汗散伤液，邪入心营，神识昏昧，肢节微痉，仲景痉湿喝萃于一门，小溲不利，有三焦阻闭之危。

飞滑石、鲜菖蒲根、茯苓皮、川通草、寒水石、广皮。

煎药化服牛黄丸。（《种福堂公选医案》）

朱。疫疠秽邪，从口鼻吸受，分布三焦，弥漫神识。不是风寒客邪，亦非停滞里症。故发散消导，即犯劫津之戒，与伤寒六经大不相同。今喉痛丹疹，舌如朱，神躁暮昏。上受秽邪，逆走膻中。当清血络，以防结闭。然必大用解毒，以驱其秽。必九日外不致昏愦，冀其邪去正复。

犀角、连翘、生地、玄参、菖蒲、郁金、银花、金汁。

邹滋九按：疫疠一症，都从口鼻而入，直行中道，流布三焦，非比伤寒六经，可表可下。夫疫为秽浊之气，古人所以饮芳香，采兰草，以袭芬芳之气者，重涤秽也。及其传变，上行极而下，下行极而上。是以邪在上焦者，为喉哑，为口糜。若逆传膻中者，为神昏舌绛，为喉痛丹疹。今观先生立方，清解之中，必佐芳香宣窍逐秽，如犀角、菖蒲、银花、郁金等类，兼进至宝丹，从表透里，以有灵之物，内通心窍，搜剔幽隐，通者通，镇者镇。若邪入营中，三焦相混，热愈结，邪愈深者，理宜咸苦大制之法，仍恐性速直走在下，故用玄参、金银花露、金汁、瓜蒌皮，轻扬理上，所谓仿古法而不泥其法者也。考是症，惟张景岳、喻嘉言、吴又可论之最详。然宗张、喻二氏，恐有遗邪留患。若宗吴氏，又恐邪去正伤。惟在临症权衡，无盛盛，无虚虚，而遗人夭殃，方不愧为司命矣。（《临证指南医案·卷五》）

王。清明谷雨气候已暖，所感温邪，从口鼻吸受，自上及中为三焦病，羌、防乃散足太阳风寒表邪。温病篇云：误用辛温表散，即为重劫津液。今头身痛，咽痛，心胸烦闷，视其舌心灰黄，边紫绛，渴饮不能下咽，斑疹隐隐，津涸，呼吸渐闭，所谓一逆尚引日，再逆促命期矣。重症之尤，勿与目下时行客邪同视。

玄参、连翘、银花、白金汁（冲）、大豆黄卷、飞滑石、象

贝、川通草。(《种福堂公选医案》)

项，二一。风温，脉虚，嗽。

桑叶、薄荷、杏仁、象贝、大沙参、连翘。(《临证指南医案·卷二》)

项。初病舌赤神烦，产后阴亏，暑热易深入。此亟清营热，所谓瘦人虑虚其阴。

竹叶、细生地、银花、麦冬、玄参、连翘。(《临证指南医案·卷九》)

肖，廿一岁。伏暑上郁。

连翘、飞滑石、大竹叶、白杏仁、象贝。(《叶天士晚年方案真本·杂症》)

热势减半，脉犹劲数。夏季久伏之邪，由里而发，汗泄不能解彻。稚年阳盛阴虚，病当夜甚，从河间三焦并清法。

甘露饮。(《眉寿堂方案选存·卷上》)

辛凉以肃余暑。

西瓜翠衣、川通草、橘红、水飞滑石、桑白皮、杏仁。(《未刻本叶氏医案·方案》)

疫邪三焦兼受，营卫失度，体虚防厥。

犀角、连翘、川贝母、元参、银花、鲜菖蒲。(《眉寿堂方案选存·卷上》)

张，五五。劳倦内伤，温邪外受，两月不愈。心中温温液液，津液无以上供，夜卧喉干燥。与复脉汤去姜、桂、参，三服后可加参。(《临证指南医案·卷五》)

中气素虚，形寒饮冷，遏伏暑湿之火，蕴于膻中，劫津耗液，尽从燥化，肺气不能下输，肠胃燥满不行。下之遂逼血下行，血既下夺，亦云竭矣。阴不配阳，汗从外泄，即为上厥。上厥下竭，

肺经独受燥累，急进清燥救肺汤以回阴液。

枇杷叶、人参、麦冬、桑叶、阿胶、杏仁、生石膏、竹叶。

继进方：羚羊角、枣仁、茯神、山栀皮、黑豆皮、枇杷叶、麦冬、蔗汁、鲜菖蒲。

再进方：小生地、人参、阿胶、茯苓、黑豆皮、枇杷叶、青蒿、麻仁、麦冬。（《叶氏医案存真·卷二》）

朱。舌黄烦渴，身痛，心腹中热躁，暑热不解为疟。经言：暑脉自虚，皆受从前疲药之累瘁。

石膏、知母、生甘草、炒粳米、麦冬、竹叶。（《临证指南医案·卷六》）

张。病几一月，犹然耳聋，神识不慧，嗽甚痰黏，呼吸喉间有音。此非伤寒暴感，皆夏秋间暑湿热气内郁，新凉引动内伏之邪，当以轻剂清解三焦。奈何医者不晓伏气为病，但以发散消食，寒凉清火为事，致胃汁消亡，真阴尽烁。舌边赤，齿板燥裂血，邪留营中，有内闭瘛疭厥逆之变。况右脉小数，左脉涩弱，热固在里。当此阴伤日久，下之再犯亡阴之戒。从来头面都是清窍，既为邪蒙，精华气血不肯流行，诸窍失司聪明矣。此轻清清解，断断然也。议清上焦气血之壅为先，不投重剂苦寒，正仿古人肥人之病，虑虚其阳耳。

连翘心、元参、犀角、郁金、橘红（蜜水炒）、黑栀皮、川贝、鲜菖蒲根。

加竹沥。

又：昨进清上焦法，诸症虽然略减，而神识犹未清爽。总由病久阴液内耗，阳津外伤。聪明智慧之气俱被浊气蒙蔽，所以子后午前稍清，他时皆不清明。以阳盛时，人身应之也。拟进局方至宝丹，借其芳香，足以护阳逐邪，庶无内闭外脱之虞。

至宝丹。每服三分，灯心、嫩竹叶汤送。

又：脉右缓大，左弱，面垢色已减，痰嗽不爽，良由胃中津液为辛散温燥所伤。心营肺卫，悉受热焰蒸迫，致神呆喘急，耳聋。清阳阻痹，九窍不利，首方宣解气血，继方芳香通窍。无形令其转旋，三焦自有专司，岂与俗医但晓邪滞攻击而已。今已获效，当与清养胃阴肺气。体素丰盛，阳弱不耐沉寒。然深秋冬交，天气降则上焦先受。试观霜露下垂，草木皆改容色。人在气交，法乎天地，兼参体质施治。

枇杷叶、炒黄川贝、橘红、郁金、茯苓、苡仁。（《临证指南医案·卷五》）

暑热郁于上焦，涕流气腥，主以辛凉。

薄荷梗、丝瓜叶、黑山栀皮、连翘壳、飞滑石、大豆黄卷。（《未刻本叶氏医案·保元方案》）

陆氏。经来，暑秽痧胀，心烦，自利黑瘀。

淡黄芩、枳实、川连、石菖蒲、郁金、橘红。（《临证指南医案·卷七》）

卞。夏热秋燥致伤，都因阴分不足。

冬桑叶、玉竹、生甘草、白沙参、生扁豆、地骨皮、麦冬、花粉。（《临证指南医案·卷五》）

陈。秋燥复伤，宿恙再发。未可补涩，姑与甘药养胃。

麦冬、玉竹、北沙参、生甘草、茯神、糯稻根须。（《临证指南医案·卷五》）

◆ 感冒

烦劳遇冷，营卫交窒，虚人夹邪，只宜轻剂疏解。

桂枝、炙草、杏仁、白芍、大枣、茯苓。（《眉寿堂方案选

存·卷上》）

风痰郁于肺卫，咳嗽，鼻塞不利。

杏仁、桑皮、橘红、前胡、桔梗、姜皮。（《未刻本叶氏医案·保元方案》）

某，二八。劳伤阳气，形寒身热，头疼，脘闷，身痛。

杏仁三钱，川桂枝八分，生姜一钱，厚朴一钱，广皮一钱，茯苓皮三钱。

华岫云按：伤寒症，仲景立法于前，诸贤注释于后。先生虽天资颖敏，若拟其治法，恐亦不能出仲景范围。其所以异于庸医者，在乎能辨症耳。不以冬温、春温、风温、温热、湿温、伏暑、内伤劳倦、瘟疫等症误认为伤寒。其治温热、暑湿诸症，专辨邪之在卫在营，或伤气分，或伤血分，更专究三焦，故能述前人温邪忌汗，湿家忌汗，当用手经之方，不必用足经之药等明训，垂示后人，此乃先生独擅见长之处也。若夫伤寒之书，自成无己批注以后，凡注疏者不啻数百家。其尤著者，如嘉言三书，景岳书，伤寒三注、四注等篇，近有柯韵伯《来苏集》《伤寒论翼、方翼》，王晋三《古方选注》中所解一百十三方。诸家析疑辨义处，虽稍有异同，然皆或登仲景之堂，或造仲景之室者。业医者当日置案头，潜心参究，庶乎临症可无误矣。

华玉堂按：伤寒一症，《内经》云：热病者，皆伤寒之类也。又曰：凡病伤寒而成温者，先夏至日者为病温，后夏至日者为病暑。又曰：冬伤于寒，春必病温。其症有六经相传、并病、合病、两感、直中。《难经》又言：伤寒有五，有中风，有伤寒，有湿温，有热病，有温病，其所苦各不同。再加以六淫之邪，有随时互相兼感而发之病，且其一切现症，则又皆有头痛发热，或有汗无汗，或恶风恶寒，不食倦卧，烦渴等，则又大略相同。故其症愈多，

37

其理愈晦，毋怪乎医者临症时，不能灼然分辨。即其所读之书，前人亦并无至当不易之论，将《灵》《素》《难经》之言及一切外感之症逐一分晰辨明，使人有所遵循。故千百年来，欲求一鉴垣之士（指医技高超的人，编者注），察六淫之邪毫不紊乱者，竟未见其人。幸赖有仲景之书，以六经分症，治以汗、吐、下、和、寒、温诸法。故古人云：仲景之法，不但治伤寒，苟能悉明其理，即治一切六气之病与诸杂症，皆可融会贯通，无所不宜。此诚属高论，固深知仲景者也。然余谓六淫之邪，头绪甚繁，其理甚奥，即汇集河间、东垣、丹溪及前贤辈诸法而治之，犹虑未能兼括尽善。若沾沾焉，必欲但拘仲景之法而施治，此乃见闻不广，胶柱鼓瑟，不知变通者矣。今观叶氏之书，伤寒之法固属无多，然其辨明冬温、春温、风温、温热、湿温之治，实超越前人，以此羽翼仲景，差可（即尚可之意，编者注）嘉惠后学，观者幸毋忽诸。（《临证指南医案·卷五》）

某，二七。风伤卫，寒热头痛，脘闷。

苏梗一钱，淡豆豉一钱，杏仁三钱，桔梗一钱，厚朴一钱半，连翘一钱半，通草一钱，滑石三钱。（《临证指南医案·卷五》）

某，二一。风邪外袭肺卫，畏风发热，咳嗽脘闷。当用两和表里。

淡豆豉一钱半，苏梗一钱，杏仁三钱，桔梗一钱半，连翘一钱半，通草一钱。（《临证指南医案·卷五》）

沈。虚人得感，微寒热。

参归桂枝汤加广皮。

华岫云按：经云，风为百病之长。盖六气之中，惟风能全兼五气，如兼寒则曰风寒，兼暑则曰暑风，兼湿曰风湿，兼燥曰风燥，兼火曰风火。盖因风能鼓荡此五气而伤人，故曰百病之长也。

其余五气，则不能互相全兼，如寒不能兼暑与火，暑亦不兼寒，湿不兼燥，燥不兼湿，火不兼寒。由此观之，病之因乎风而起者自多也。然风能兼寒，寒不兼风，何以辨？如隆冬严寒之时，即密室重帏之中，人若裸体而卧，必犯伤寒之病，此本无风气侵入，乃但伤于寒，而不兼风者也。风能兼寒者，因风中本有寒气，盖巽为风，风之性本寒，即巽卦之初爻属阴是也。因风能流动鼓荡，其用属阳，是合乎巽之二爻、三爻，皆阳爻也。如炎歊溽暑之时，若使数人扇一人，其人必致汗孔闭，头痛、恶寒、骨节疼等，伤寒之病作矣。斯时天地间固毫无一些寒气，实因所扇之风，风中却有寒气，故令人受之，寒疾顿作，此乃因伤风而兼伤寒者也。故有但伤寒而不伤风之症，亦有因伤风而致兼伤寒之症，又有但伤风而不伤寒之症，有因伤风而或兼风温、风湿、风燥、风火等症。更有暑、湿、燥、火四气各自致伤，而绝不兼风之症。故柯韵伯所注《伤寒》云：伤风之重者，即属伤寒，亦有无汗脉紧，骨节疼诸症。此柯氏之书，所以能独开仲景生面也。至仲景所著《伤寒》书，本以寒为主，因风能兼寒，故以风陪说，互相发明耳。学者看书，不可不知此理。若夫脏腑一切内外诸风，各有现症，具载《内经》，尤当详考。（《临证指南医案·卷五》）

　　吴，三十五岁。遭逢数奇，情志郁勃，劳伤客感兼有。病实体虚，照顾勿犯二气，是攻邪宜轻。

　　连翘、飞滑石、花粉、白蔻仁、桔梗、杏仁、橘红、枳壳。（《叶天士晚年方案真本·杂症》）

　　先清风热。

　　薄荷、川贝、桔梗、连翘、杏仁、甘草。（《未刻本叶氏医案·保元方案》）

　　风热上侵，身热作咳。

杏仁、花粉、桔梗、连翘、桑皮、薄荷。(《未刻本叶氏医案·保元方案》)

风湿相搏，发热身痛。

杏仁、桂枝、木防己、米仁、茯苓、大豆卷。(《未刻本叶氏医案·方案》)

风湿相搏，发热头重，肌肤搔痒。

茵陈、桑皮、豆卷、杏仁、浙苓、米仁。(《未刻本叶氏医案·保元方案》)

客邪发热，作咳，脉来细小无力，则为淹缠之候。

桂枝汤加玉竹。(《未刻本叶氏医案·保元方案》)

劳伤夹邪，发热形凛。

杏仁桂枝汤。(《未刻本叶氏医案·方案》)

劳伤夹邪，形凛发热。

瓜蒌桂枝汤。(《未刻本叶氏医案·方案》)

脉浮，身热头痛。

桂枝汤加杏仁、花粉、黄芩。(《未刻本叶氏医案·保元方案》)

脉弦紧，形凛发热，头胀恶心。

藿香、半夏、生姜、杏仁、橘白、厚朴。(《未刻本叶氏医案·保元方案》)

某，二二。身热，头胀脘闷，咳呛，此暑邪外袭于肺卫，当清上焦。

丝瓜叶三钱，大杏仁三钱，香薷七分，通草一钱半，飞滑石三钱，白蔻仁五分。(《临证指南医案·卷五》)

身热，头痛，渴饮，脉浮弦。

芦根、连翘、杏仁、桑皮、花粉、通草。(《未刻本叶氏医

案·保元方案》）

身热二载，咳嗽咽干。

玉女煎去牛膝。（《未刻本叶氏医案·保元方案》）

身热头痛，身疼无汗，脉弦。

小柴胡汤去人参。（《未刻本叶氏医案·保元方案》）

身热头胀。

杏仁、半夏、橘白、厚朴、苏梗、茯苓。（《未刻本叶氏医案·保元方案》）

夏月感冒，头重，壮热无汗，烦渴。伏暑新凉外束，治以辛香开表。

陈香薷、新会皮、厚朴、藿香、甘草、知母。（《叶氏医案存真·卷二》）

高年气血皆虚，新凉上受，经络不和，脑后筋掣牵痛，阴气安静，乃阳风之邪，议用清散轻剂。

新荷叶、青菊叶、连翘壳、藁本、苦丁茶。（《叶氏医案存真·卷一》）

◆ 发热

发热，舌黄脘闷。

淡豆豉、黑山栀、枳壳、土蒌皮、扁杏仁、桔梗。（《未刻本叶氏医案·保元方案》）

肝虚内热。

制首乌、茯苓、女贞实、酒炙鳖甲、归身、酒炒白芍、香附（酒炒），青蒿子熬膏略加蜜捣丸。（《叶氏医案存真·卷二》）

汗止内热。

生地、阿胶、川石斛、麦冬、炙草、火麻仁。（《未刻本叶氏

医案·保元方案》）

洪，吴江，二十七岁。肌肉日瘦，竟夜内热，是内损阴虚，渐挨劳怯，安逸可久，天暖气泄病加。

早服乳酪一杯，另服补阴丸。（《叶天士晚年方案真本·杂症》）

火郁发热，齿痛。

薄荷、花粉、黑栀、生草、赤芍。（《未刻本叶氏医案·方案》）

酒客夹湿发热，疹未宣达，湿温内郁，蒸黄脘痹，法宜和之。

茵陈、广白、连皮、豆卷、桔梗、生草。（《未刻本叶氏医案·方案》）

劳伤致身热，阴耗甚矣，夏暑炎蒸可虑。

北沙参、熟地、阿胶、川石斛、麦冬、茯神。（《未刻本叶氏医案·方案》）

留热未清，营液已耗，但论清邪，恐神索气夺，腻滞阴药，防余热痈疡，议理心之用，亦清补之意。

人参、麦冬、竹心、淮小麦。（《叶氏医案存真·卷三》）

陆，六九。高年热病，八九日，舌燥烦渴，谵语，邪入心胞络中，深怕液涸神昏。当滋清去邪，兼进牛黄丸，驱热利窍。

竹叶心、鲜生地、连翘心、元参、犀角、石菖蒲。（《临证指南医案·卷五》）

脉数无序，里热甚矣，勿忽视之。

薄荷、黄芩、山栀、滑石、连翘、花粉、木通、桔梗。（《未刻本叶氏医案·保元方案》）

脉数无序，色萎，形瘦身热，脏阴损矣，急急防维，勿忽视之。

人参固本汤。(《未刻本叶氏医案·方案》)

某。脉缓,身痛,汗出热解,继而复热。此水谷之气不运,湿复阻气,郁而成病。仍议宣通气分。热自湿中而来,徒进清热不应。

黄芩、滑石、茯苓皮、大腹皮、白蔻仁、通草、猪苓。(《临证指南医案·卷五》)

某。脉弱无力,发热汗出,久咳形冷,减食过半。显然内损成劳,大忌寒凉清热治嗽。姑与建中法,冀得加谷经行,犹可调摄。

桂枝五分,生白芍一钱半,炙草五分,枣肉三钱,饴糖二钱,归身一钱半。(《临证指南医案·卷九》)

某。脉虚细,夜热晨寒,烦倦口渴,汗出。脏液已亏,当春气外泄。宗《内经》凡元气有伤,当与甘药之例,阴虚者用复脉汤。

炙甘草七分,人参一钱,阿胶二钱,火麻仁一钱,生地二钱,麦冬一钱,桂枝三分,生白芍一钱半。(《临证指南医案·卷一》)

某。痧后热不止,阴伤。

生白芍、炙甘草、生扁豆、炒麦冬、川斛、谷芽。(《临证指南医案·卷五》)

某。右脉未和,热多口渴,若再劫胃汁,怕有脘痞不饥之事。当清热生津,仍佐理痰,俟邪减便可再商。

麦冬、人参、石膏、知母、粳米、竹叶、半夏。(《临证指南医案·卷五》)

某氏。心中烦热,正值经来,而热渴不已。若清肺气大谬,用复脉法。

炙甘草、生地、阿胶、麦冬、枣仁、蔗浆。(《临证指南医

案·卷五》）

疟止，瘅热渴饮，头痛，脘闷。

丝瓜叶、飞滑石、连翘、杏仁、白通草、橘皮红、厚朴、花粉。（《未刻本叶氏医案·保元方案》）

气阻脘痹，发热。

枇杷叶、半夏、茯苓、生姜汁、杏仁、橘白。（《未刻本叶氏医案·保元方案》）

钱，五十。据说热自左升，直至耳前后胀。视面色油亮，足心灼热，每午后入暮皆然。上年用茶调散宣通上焦郁热不应，此肝肾阴火乘窍，却因男子精亏，阳不下交。经言以滋填阴药，必佐介属重镇。试以安寝竟夜乃安，参阳动阴静至理。

熟地、龟板、萸肉、五味、茯苓、磁石、黄柏、知母，猪脊髓丸。（《临证指南医案·卷一》）

舌白，身热头胀。

杏仁、连翘、桔梗、苏梗、枳壳、橘红。（《未刻本叶氏医案·保元方案》）

舌黄，渴饮，身热。

桑叶、竹茹、橘白、黑栀、枳实、半夏。（《未刻本叶氏医案·保元方案》）

湿伏，蒸热，下利。

木瓜、茯苓、陈皮、半曲、藿香、荷边、炙草、谷芽。（《未刻本叶氏医案·保元方案》）

湿热内蒸，瘅热渴饮。

茆术炭、泽泻、赤苓、寒水石、黄柏、木瓜。（《未刻本叶氏医案·保元方案》）

外寒势缓，热渴势甚，此少阳木火迫劫胃汁，脘中津衰。热蒸痰饮，倘饮水过多，中焦不运，恐为水结。仿白虎之意，不泥其方，以示勿太过耳。

鲜竹叶、飞滑石、乌梅肉、麦门冬、知母、生白芍。(《眉寿堂方案选存·卷上》)

王，十八。夜热早凉，热退无汗。其热从阴而来，故能食形瘦，脉数左盛，两月不解。治在血分。

生鳖甲、青蒿、细生地、知母、丹皮、淡竹叶。(《临证指南医案·卷五》)

翁。脉左弦，暮热早凉，汗解渴饮。治在少阳。

青蒿、桑叶、丹皮、花粉、鳖甲、知母。(《临证指南医案·卷六》)

吴。肝血久空，阳明胃脉亦虚，肌肉肤胀，气聚热流着，自觉热炽，不可作实热治。通经脉之壅，仍佐和血息风，使内风稍宁。望其稍逸。

杞子、白蒺藜、虎骨、牛膝、天冬、生地、归身、柏子仁。(《叶天士晚年方案真本·杂症》)

先清气分之热，续商培元。

桑叶、青蒿、川贝、南参、骨皮、川斛。(《未刻本叶氏医案·方案》)

许，三二。阴伤及阳，畏风外冷，午后潮热，舌绛渴饮，刚峻难进。腰脊坠，音哑心嘈。姑与柔阳滋液。

首乌、枸杞、天冬、黑穭豆皮、茯神、建莲。(《临证指南医案·卷一》)

阳伤夹邪，形凛发热咳嗽，脉带歇，恐喘急。

杏仁、粗桂枝、生姜、茯苓、炙甘草、大枣。(《未刻本叶氏医案·方案》)

阳郁形凛，发热，脘痛。

杏仁、生姜、桂枝、厚朴、花粉、橘白。（《未刻本叶氏医案·方案》）

伊。因惊而得，邪遂入肝，故厥后热，神识昏狂。视得面青舌白，微呕渴饮，胸次按之而痛。此属痞结，乃在里之症。宗仲景以泻心汤为法。

川连、半夏、干姜、黄芩、人参、枳实。（《临证指南医案·卷四》）

俞。发热五六日来，神烦不宁，腹膨咳逆。询知二三日前，眉间见点数粒，状如麸痞，随即隐伏不见，乃毒重壅遏闷伏景象。设或发出，亦属重险。且甫生六月，胃乏谷气，难进汤药。拟进紫雪须少，搜其蕴蓄之邪，使其神安再商。

紫雪丹一分。（《临证指南医案·卷十》）

原属三疟，今转瘅热，阴弱邪郁耳。

鳖甲、当归、细黄芩、青蒿、知母、制首乌。（《未刻本叶氏医案·保元方案》）

左脉弦，瘅热，知饥，色黄。

青蒿、知母、丹皮、白芍、银柴胡、鳖甲。（《未刻本叶氏医案·保元方案》）

晡热月余，阴分渐伤，恐延劳怯。

贞元饮。（《未刻本叶氏医案·保元方案》）

产后崩过多，阴伤阳损，致畏冷倏热，急宜温养营气，勿杂治也。

人参、归身、桂心、桂圆、茯神、炒芍、炙草、枸杞。（《眉寿堂方案选存·卷下》）

李，五十。少阳木火犯太阴之土，持斋淡薄，中虚热灼，以补脾和肝为久长调理。

四君子加芩、芍、桑叶、丹皮。（《临证指南医案·卷三》）

脉数，内热，背痛。

熟地、茯神、女贞子、川斛、龟板、旱莲草。（《未刻本叶氏医案·方案》）

某女。交夏潮热口渴，肌肤甲错，此属骨蒸潮热。

生鳖甲、银柴胡、青蒿、黄芩、丹皮、知母。（《临证指南医案·卷一》）

未病形容先瘦，既病夜热早凉。犹然行动安舒，未必真重病伤寒也。但八九日病来小愈，骤食粉团腥面。当宗食谷发热，损谷则愈，仲景先未尝立方。此腹痛洞泄，食滞阻其肠胃，火腑不司变化。究其病根，论幼科体具纯阳，瘦损于病前，亦阳亢为消烁。仲景谓：瘅疟者但热不寒。本条之阴气先伤，阳气独发，热烁烦冤，令人消烁肌肉，亦不设方，但曰以饮食消息主之。嘉言主以甘寒生津可愈，重后天胃气耳。洞泻既频，津液更伤，苦寒多饵，热仍不已。暮夜昏谵，自知胸膈拒痛，腹中不和。此皆病轻药重，致阴阳二气之残惫。法当停药与谷，谅进甘酸，解其烦渴，方有斟酌。（《眉寿堂方案选存·卷上》）

哮止，阴亏内热，气逆。

都气丸。（《未刻本叶氏医案·保元方案》）

阳虚外寒，阴虚内热。

熟地、当归、炙草、茯神、白芍、麦冬。（《未刻本叶氏医案·方案》）

阴亏内热，左脉弦数，乙癸同治。

熟地、川斛、茯神、天冬、牡蛎、女贞。（《未刻本叶氏医案·保元方案》）

阴亏气热。

生地、粉丹皮、白芍药、泽兰、稽豆皮、柏子仁。（《未刻本叶氏医案·保元方案》）

诸，十六岁。夜热不止，舌绛形干，前议伏暑伤阴，用竹叶地黄汤不应，是先天禀薄，夏至一阴不生，阴虚生热，成痨之象。

三才加丹皮、骨皮。（《叶天士晚年方案真本·杂症》）

病后营卫不谐，不时寒热。

小建中汤。（《未刻本叶氏医案·保元方案》）

陈，二八。寒热时作，经岁不痊。且产后病起，阳维为病明矣。

当归桂枝汤。（《临证指南医案·卷九》）

顾氏。进护阳方法，诸疟已减，寒热未止。乃久病阳虚，脉络未充，尚宜通补为法。

人参、生鹿茸、当归、紫石英、茯苓、炙草、煨姜、大枣。

又：经邪不尽，寒热未止。缘疟久营卫气伤，脉络中空乏。屡进补法，仅能填塞络中空隙，不能驱除蕴伏之邪。拟进养营法，取其养正邪自却之意。

人参、当归、杞子、生白芍、茯神、桂心、炙草、远志、煨姜、南枣。（《临证指南医案·卷六》）

劳伤营卫，寒热。

茯苓桂枝汤。（《未刻本叶氏医案·保元方案》）

脉大，寒热渴饮，舌渐黄，气分热胜，血弱已久，恐邪漫劫津，清气热即以和阳，议用张氏玉女煎。

石膏、竹叶心、鲜生地、知母、生甘草、生白芍。（《眉寿堂方案选存·卷上》）

脉左盛，邪留在血。寒热颇减未已，滋清里热，以俟廓清，不必过治。

鲜生地、生鳖甲、知母、天冬、丹皮、花粉。（《眉寿堂方案选存·卷上》）

阳气发泄，寒热脉大。

蜀漆、龙骨、人参、桂木、牡蛎、生芍。（《眉寿堂方案选存·卷上》）

阳维为病，苦寒热，治以调和营卫。

桂枝汤加玉竹。（《未刻本叶氏医案·保元方案》）

浴后寒热，卫阳损也，用建中汤。

人参、归身、桂枝木、蜜姜、黄芪、炙草、白芍、大枣。（《眉寿堂方案选存·卷上》）

程。寒热经月不止，属气弱留邪。以益气升阳。

补中益气汤。

又：生鹿茸、鹿角霜、人参、归身、茯苓、炙草、生姜。（《临证指南医案·卷六》）

脉涩小数，质弱，平昔喜饮。酒性先入肝胆，故易生嗔怒，且涂次侍亲（指旅途伺候亲人劳累，编者注），烦劳郁热，自情怀而升。病属郁劳，惟怡悦为上，用药不易奏功。

桑叶、川贝母、粉丹皮、山栀壳、天花粉、蜜炒广皮。（《叶氏医案存真·卷一》）

◆ **咳嗽**

伤寒病，发汗后表不解，干咳呕逆，夜不得卧，遵古人小青龙法。

杏仁、桂枝、干姜、白芍、米仁、石膏、五味、甘草。（《眉寿堂方案选存·卷上》）

身复发热，咳嗽转盛。

桑叶、川贝、杏仁、南参、橘红、花粉。(《未刻本叶氏医案·方案》)

脉黄发热，咳呛，脘闷，其开上焦。

杏仁、桑叶、花粉、黄芩、川贝、连翘。(《未刻本叶氏医案·保元方案》)

半产后，咳逆不得卧，腹膨。

肾气丸一两，用沙囊悬起煎汤，早上服。(《眉寿堂方案选存·卷下》)

半产后，失血咳逆不得卧。

小青龙法。(《眉寿堂方案选存·卷下》)

鲍。舌白，渴欲冷饮，气促，呛咳而呃，胸闷昏谵。此暑风湿热秽浊痹塞，宿垢尚在小肠。旬日间渐变痉厥，是为险机。议逐秽结，以冀稍清。

大杏仁、连翘心、竹叶心、川贝母、菖蒲根汁、辰砂、益元散，煎药化牛黄丸一服。(《临证指南医案·卷七》)

病久反复，精气损伤，遂成虚怯。据说脐下闪闪升触，逆干咳嗽，兼痰多咽痹。明明元海无根，冲脉气震，无以把握，阴精内枯，阳乏眷恋。非静处山林，屏绝世扰，望其生生复聚。问医便投草木汤液，恐难久持。

鲜紫河车胶、秋石拌人参、云茯神、盐水炒紫衣胡桃肉。(《叶天士医案》)

蔡。久嗽气浮，至于减食泄泻，显然元气损伤。若清降消痰，益损真气。大旨培脾胃以资运纳，暖肾脏以助冬藏，不失带病延年之算。

异功散，兼服熟地炭、茯神、炒黑枸杞、五味、建莲肉、炒

黑远志，山药粉丸，早上服。（《临证指南医案·卷一》）

曹，二一。精气内夺，冬乏收藏，入夜气冲呛逆，不得安寝。皆劳怯之末传，难治。

人参、鲜紫河车、茯苓、茯神、五味、紫衣胡桃肉（《临证指南医案·卷一》）

曹，三十一岁。肾虚水液变痰，下部溃疡成漏，血后嗽呛不止，精血内夺，龙雷闪烁，阴损及阳，症非渺小。庸医见痰血及嗽，辄投凉剂，不知肾藏生气宜温，若胃倒便泻，坐视凶危矣。

人参、胡桃肉、五味子、茯神、鲜河车胶、湖莲子、芡实。（《叶天士晚年方案真本·杂症》）

曹。水谷不运，湿聚气阻。先见喘咳，必延漫肿胀。治在气分。

杏仁、厚朴、苡仁、广皮白、苏梗、白通草。（《临证指南医案·卷二》）

产后真阴下虚，真气不主收纳，咳逆汗泄，肉膌刺痛。未至半月，恶露已尽，大便不实，断非清润治嗽可疗，此摄固敛液，一定治法。

熟地、山药、枸杞、五味、建莲、芡实。（《眉寿堂方案选存·卷下》）

陈，二七。脉细促，久嗽寒热，身痛汗出，由精伤及胃。

黄芪建中汤去姜。（《临证指南医案·卷二》）

陈，十六岁。秋燥咳嗽。

桑叶、川贝母、南沙参、南花粉、玉竹。（《叶天士晚年方案真本·杂症》）

陈。秋冬形体日损，咳嗽吐痰，诊脉两寸促数，大便通而不爽。此有年烦劳动阳，不得天地收藏之令，日就其消，乃虚症也。

因少纳胃衰，未可重进滋腻。议用甘味养胃阴一法。

金匮麦门冬汤。（《临证指南医案·卷二》）

陈。秋燥，痰嗽气促。

桑叶、玉竹、沙参、嘉定花粉、苡仁、甘草、蔗浆。

又：用清燥法。

桑叶、玉竹、沙参、苡仁、甘草、石膏、杏仁。（《临证指南医案·卷二》）

陈妪。老年痰火咳逆，痰有秽气。

芦根、苡仁、桃仁、丝瓜子、葶苈、大枣。

又：下虚不纳，浊泛呕逆，痰秽气。

熟地炭、紫衣胡桃肉、炒杞子、炒牛膝、川斛、茯神。（《临证指南医案·卷五》）

冲气嗽逆，宜治少阴。

茯苓桂枝五味甘草汤。（《未刻本叶氏医案·保元方案》）

此非肺邪，乃下焦阳气浇漓，浊阴僭逆，为之浮肿咳嗽也。女科致此，当以阴中求阳。

济生肾气丸。（《未刻本叶氏医案·方案》）

此肺痹为嗽，音嘶，莫作损怯治。

补肺阿胶汤加桔梗。（《未刻本叶氏医案·方案》）

此劳伤为嗽，脉来弦大，食减则剧。

小建中汤去姜易茯神。（《未刻本叶氏医案·保元方案》）

丁，常熟，二十四岁。劳嗽寒热，是百脉空隙，二气久虚所致，纯用填精益髓，犹虑弗能充养，肌肉日见干瘪，病人说医用沉香，声音逐哑。大凡香气如烟云，先升后降，况诸香皆泄气，沉香入少阴肾，疏之泄之，尤为劳怯忌用。

萸肉、山药、建莲、五味、茯神、熟地炭、芡实、川斛。

（《叶天士晚年方案真本·杂症》）

丁，六三。秋令天气下降，上焦先受燥化，其咳症最多，屡进肺药无功。按经云久咳不已，则三焦受之，是不专于理肺可知矣。六旬又三，形体虽充，而真气渐衰。古人于有年久嗽，都从脾肾子母相生主治。更有咳久气多发泄，亦必益气，甘补敛摄，实至理也。兹议摄纳下焦于早服，而纯甘清燥暮进，填实在下，清肃在上。凡药味苦辛宜忌，为伤胃泄气预防也。

早服：水制熟地八两，白云苓（乳蒸）四两，五味子（去核蒸、烘）三两，建莲（去心、衣）三两，怀山药（乳蒸）四两，车前子三两，怀牛膝（盐水拌，蒸，烘）三两，紫衣胡桃肉霜（连紫皮研）三两。上为末，用蒸熟猪脊髓去膜捣丸。服二三钱，开水送。

晚用益胃土以生金方法：真北沙参（有根有须者）四两，生黄芪（薄皮）三两，麦冬（去心）二两，生白扁豆（囫囵连皮）四两，生细甘草一两，南枣肉四两。淡水煎汁，滤清收膏，临成加真柿霜二两收，晚上开水化服五钱。（《临证指南医案·卷二》）

冬温咳嗽，忽值暴冷，外寒内热，引动宿痰伏饮，夜卧气冲欲坐，喉咽气息有声。宜暖护安居，从痰饮门越婢法。

麻黄、甘草、石膏、生姜、大枣。（《叶氏医案存真·卷一》）

动怒气逆，作咳脘闷。

枇杷叶、苏子、钩藤、广橘红、茯苓、桑叶。（《未刻本叶氏医案·方案》）

凡忧愁思虑之内伤不足，必先上损心肺。心主营，肺主卫，二气既亏，不耐烦劳，易于受邪。惟养正则邪自除，无麻、桂大劫散之理，故内伤必取法乎东垣。今血止脉软，形倦不食，仍呛咳不已，痰若黏涎，皆土败金枯之象，急与甘缓补法。

生黄芪、炒白芍、炙草、饴糖、南枣。(《叶氏医案存真·卷一》)

范，三十七岁。穷乏之客，身心劳瘁。少壮失血，尚能支持，中年未老先衰，久嗽失音，非是肺热，乃脏阴内损，不能充复。得纳谷安逸，可望延久。

早服六味加阿胶、秋石，晚用黄精、米仁膏。(《叶天士晚年方案真本·杂症》)

范，四十。脉左弱，右寸独搏，久咳音嘶，寐则成噎阻咽。平昔嗜饮，胃热遗肺。酒客忌甜，微苦微辛之属能开上痹。

山栀、香淡豉、杏仁、瓜蒌皮、郁金、石膏。(《临证指南医案·卷二》)

范氏。两寸脉大，咳甚，脘闷头胀，耳鼻窍闭。此少阳郁热，上逆犯肺，肺燥喉痒。先拟解木火之郁。

羚羊角、连翘、栀皮、薄荷梗、苦丁茶、杏仁、蒌皮、菊花叶。(《临证指南医案·卷二》)

范妪。久咳涎沫，欲呕，长夏反加寒热，不思食。病起嗔怒，气塞上冲，不能着枕，显然肝逆犯胃冲肺。此皆疏泄失司，为郁劳之症，故滋腻甘药下咽欲呕矣。

小青龙去麻、辛、甘，加石膏。(《临证指南医案·卷二》)

方。烦劳卫疏，风邪上受，痰气交阻，清窍失和，鼻塞音低，咳嗽甚，皆是肺病。辛以散邪，佐微苦以降气为治。

杏仁、苏梗、辛夷、牛蒡子、苡仁、橘红、桔梗、枳壳。(《临证指南医案·卷二》)

肺家留热，频年呛发，据说痘后有此。长夏诸阳升腾，而霉天反燥。当清肺之急迫，润肺之燥烈。

清阿胶、枯黄芩、南花粉、地骨皮、绿豆皮。(《叶氏医案存

真·卷二》）

肺疟咳逆欲吐。

芦根汁、花粉、杏仁、半夏曲、橘红。（《眉寿堂方案选存·卷上》）

肺热作咳，鼻衄。

黄芩泻白散。（《未刻本叶氏医案·方案》）

肺胃不降，咳嗽，呕恶。

枇杷叶、橘红、桔梗、杜苏子、杏仁、桑皮。（《未刻本叶氏医案·保元方案》）

肺阴已伤，热邪尚炽，咳嗽音哑。

补肺阿胶汤。（《未刻本叶氏医案·保元方案》）

肺饮嗽逆，胸闷不爽。

枇杷叶、苏子、薏苡仁、旋覆花、橘红。（《未刻本叶氏医案·方案》）

风侵于肺络，咳嗽不已，渐延劳嗽。

白旋覆花、杜苏子、扁杏仁、瓜蒌仁霜、广橘红、海浮石。（《未刻本叶氏医案·方案》）

风侵作咳，身热。

杏仁、橘红、桑皮、苏梗、通草、桔梗。（《未刻本叶氏医案·保元方案》）

风热上阻，咳嗽，头胀，宜治肺卫。

杏仁、桔梗、通草、桑皮、橘红、芦根。（《未刻本叶氏医案·保元方案》）

风热壅于肺卫，咳嗽鼻塞。

桑皮、芦根、象贝、桔梗、通草、花粉。（《未刻本叶氏医案·保元方案》）

风热作咳。

杏仁、桑皮、芦根、橘红、桔梗、通草。(《未刻本叶氏医案·保元方案》)

风湿相搏，形浮咳嗽。

杏仁、米仁、木防己、桂枝、茯苓、生姜皮。(《未刻本叶氏医案·方案》)

风邪作咳。

杏仁、南沙参、花粉、桑叶、川贝母、橘红。(《未刻本叶氏医案·保元方案》)

风邪作咳。

旋覆、苏子、川贝母、杏仁、橘红、蒌仁霜。(《未刻本叶氏医案·保元方案》)

冯。脉右弦大而缓，形瘦目黄，久嗽声嘶而浊。水谷气蕴之湿，再加时序之湿热，壅阻气分，咳不能已，久成老年痰火咳嗽。无性命之忧，有终年之累。

芦根、马勃、苡仁、浙茯苓、川斛、通草。(《临证指南医案·卷二》)

伏热作咳。

桑叶、川贝母、杏仁、南参、天花粉、梨汁。(《未刻本叶氏医案·保元方案》)

复受风邪，嗽反甚，头反胀，暂以轻药肃其上焦。

经霜桑叶、南沙参、生甘草、葳蕤、大川贝母，白元米四合泡汤代水。(《未刻本叶氏医案·保元方案》)

肝阴内耗，不时寒热，咳嗽失血。

生地、炙黑甘草、生白芍、麦冬、上清阿胶、白茯神。(《未刻本叶氏医案·保元方案》)

龚。咳嗽继以失血，经言三焦皆伤。喉痛失音，乃阴液无以上承，厥阳燔燎不已，病深难于奏功。凭理而论，镇胃制肝，乃和阳息风之义。

淮小麦、南枣、阿胶、茯苓、北沙参、天冬。（《临证指南医案·卷二》）

顾，二八。脉左坚，阴伤失血致咳。

复脉去参、桂、姜，加白芍。（《临证指南医案·卷二》）

顾，廿二岁。少壮冬不藏精，仲春内热召风，谓风温咳嗽。内伤略兼外邪，治邪必兼养正。昔人有温邪忌汗下者，谓阴阳二气不可再伤也。一逆再逆，病日深矣。视面色黄白少泽，按脉形致虚，下垂入尺。问咳频气不舒展，必有呕恶之状，显然肾虚少纳。肝阳阴火冲起，犯胃为呕，熏肺喉痒。其不致骤凶，赖水谷未减安受。考血必聚络，气攻热灼，络血上涌，精血有形损伤，草木无情，不能生续，血脱益气，乃急固其暴。治法以潜心宁静，必情念不萌，绝欲肾安，斯精血生聚。若频发不已，虽安养不能却病。

人参、熟地、川斛、五味、女贞子、茯神、漂淡天冬、紫衣胡桃肉。（《叶天士晚年方案真本·杂症》）

顾，二四。咳嗽数月，呕出涎沫。建中不应，已非营卫损伤。视其面色鲜明，饮食仍进。仿饮邪主治。

小半夏汤加桂枝、杏仁、姜汁。（《临证指南医案·卷五》）

顾，南京，三十二岁。频年发失血症，嗽甚痰多，必有呕哕，日晡寒热，夜深汗泄。据述见血，医投郁金、姜黄、韭汁、制大黄，逐瘀下走，希图血止为效。此有余治法。凡人禀阴阳，造偏致损，由内损伤即是不足，脉左动数，尺不附骨，明明肾精肝血内夺，弱阴无能交恋其阳，冲阳上逆，吸气不入，咳嗽气并失旋，必呕哕浊涎黏沫。《内经》谓五脏六腑皆令人咳，奈今医以咳治肺，见痰降气清热，损者更损，殆不能复。不知脏腑阴阳消长之机，杂药徒伐胃口，经年累月，已非暴病，填实下隙须藉有形之属。

人参、紫衣胡桃肉、紫石英、茯神、五味子、萸肉、河车胶一钱，秋石二分。（《叶天士晚年方案真本·杂症》）

顾，三十二岁。气候渐冷，冬至收藏，阳浮气泛，嗽甚哕多。前议柔药固肾方不谬，早上仍用，不宜更张，佐以镇胃安脾，中流有砥柱，溃决逆行之势，可望安澜。晚餐宜早，逾时用冬白术三钱，大黄精五钱煎服。（《叶天士晚年方案真本·杂症》）

郭，二八。形瘦，脉垂尺泽，久嗽呕逆，半年不愈，是肾虚厥气上干。医药清寒治肺者不少，误人匪浅。

坎气、人乳粉、杞子、五味、胡桃肉、茯神、巴戟肉、萸肉，山药浆丸。（《临证指南医案·卷二》）

郭。热伤元气，血后咳逆，舌赤，脉寸大。

鲜生地、麦冬、玉竹、地骨皮、川斛、竹叶心。

又：心眩不饥，热灼气升。

鲜生地、玄参、丹参、郁金汁、银花、竹叶心、绿豆皮。（《临证指南医案·卷二》）

过暖气泄，失冬藏之用。此病后烦倦，痰嗽带血，高年上实下虚。即如冬温客气，无辛散之理，甘凉润剂，与胃无损为宜。

桑叶、杏仁、黑栀、玉竹、白沙参、象贝。（《眉寿堂方案选存·卷上》）

寒热，咳嗽，身痛。

瓜蒌桂枝去芍加杏仁。（《未刻本叶氏医案·方案》）

寒热咳嗽，初起必有外邪，邪陷入里，则阳气伤，阴浊扰乱，延为肿胀。述腹胀大，上实下坚，浊自下起，逆气夹痰上冲，暮则阴邪用事，着枕咳呛更甚。本草云：诸药皮皆凉，子皆降。降肺气，疏胃滞，暂时通泄，昧于阴邪盛，为肿为胀，大旨形寒吐沫，阳气已寂，汤药以通太阳，续进摄纳少阴，考诸前哲，不越此范。

早服济生肾气丸，晚进桂苓甘味姜附汤。（《叶氏医案存真·卷二》）

寒热咳嗽。

桂枝汤加花粉。（《未刻本叶氏医案·保元方案》）

韩，新开湖，四十五岁。臭气入喉，呛咳失血，缘肾脉上循咽喉舌下，是肾虚气逆也。风药治表，清寒降气，无识者皆然。病人说病来必先寒冷，阴中阳虚不收摄。

人参、枸杞、茯苓、沉香汁、坎气、建莲肉、人乳粉。（《叶天士晚年方案真本·杂症》）

何，三一。脐流秽水，咳嗽，腹痛欲泻。询知劳动太过，阳气受伤。三年久恙，大忌清寒治嗽，法当甘温以治之。

黄芪建中汤去姜。（《种福堂公选医案》）

何，王家巷，廿七岁。色夺脉促，寒露霜降嗽甚。风冷形肌凛凛，卫阳空疏气泄，群医不识，是为瞽医。

小建中汤。（《叶天士晚年方案真本·杂症》）

何。晨未进饮食，咳逆自下焦上冲，有欲呕之象。虚里左胁，呼吸牵引震动，背部四肢寒冷。入暮心腹热灼，而舌上干辣。夫阳虚生外寒，阴虚生内热。阳属腑气，主乎外卫；阴属脏真，主乎内营。由络血大去，新血未充，谷味精华不得四布。知味容纳，而健运未能自然，胁右少舒，全系胃络、下焦阴精损伤，中焦胃阳不振。夏至初，阴不主来复，交节络血再动，总是既损难以骤复之征。大意下焦阴阳宜潜宜固，中焦营卫宜守宜行，用药大旨如此。至于潜心涤虑，勿扰情志，再于子午参以静功，俾水火交，阴阳偶，是药饵已外工夫，皆培植生气之助。

养营汤去黄芪、远志。

又：自服养营汤，温补足三阴脏法，半月来诸症皆减，惟午余心腹中热未罢。凡精血久损，理必质重味厚填纳空隙。只因中焦运纳不旺，况长夏时令，热最耗气。议早进通阳守阴，晚用益中消暑。冀其生旺，非攻病也。

午服生脉散。

早服：人参、熟地、杞子、当归、苁蓉、肉桂、茯神、五味。（《临证指南医案·卷二》）

侯，十九。胃脘当心，肝经交络所过，上布于肺。咳嗽胃旁作酸，腹膜胀，络气逆也，当虑失血。脉数能食，宜和络气。

生地、桃仁、桑叶、丹皮、麦冬、茯神。（《临证指南医案·卷二》）

胡，六六。脉右劲。因疥疮，频以热汤沐浴，卫疏易伤冷热。皮毛内应乎肺，咳嗽气塞痰多。久则食不甘，便燥结，胃津日耗，不司供肺。况秋冬天降，燥气上加，渐至老年痰火之象。此清气热以润燥，理势宜然。倘畏虚日投滞补，益就枯燥矣。

霜桑叶、甜杏仁、麦冬、玉竹、白沙参、天花粉、甘蔗浆、甜梨汁，熬膏。（《临证指南医案·卷二》）

胡，三十四岁。不量自己，每事争先，此非伤于一时。春夏天暖，地中阳升，失血咳嗽，声音渐哑，填实真阴以和阳。

熟地、萸肉、怀山药、茯苓、天冬、麦冬、龟甲心、女贞、芡实、建莲肉。（《叶天士晚年方案真本·杂症》）

湖州，廿四。少壮病不复元，失于保养，延为劳嗽，胃气尚好，可与填精固下。

都气丸去丹、泽，加胡桃肉、二仙胶。(《叶氏医案存真·卷三》)

江。诊脉数，涕有血，嗽痰，冷热外因动肺。缘素患肝痹，左胁不耐卧着。恐阳升血溢，微用苦辛泄降，不宜通剂。

黑山栀、桑叶、花粉、知母、瓜蒌皮、降香。(《临证指南医案·卷二》)

江。镇冲任，温养下焦颇效。所议治嗽肺药，寒凉清火，背谬显然。

炒黑杞子、淡苁蓉、小茴香拌炒当归、沙苑、石壳建莲、茯神。紫石英煎汤煎药。

又：动怒脘下痛，不饮食，是肝厥犯脾胃。病外生枝，最非善调之理，理气皆破泄难用。议进制肝木益胃土一法。

人参一钱，炒焦白芍一钱半，真伽南香汁（冲）五小匙，炒焦乌梅三分酸泄肝阳，茯苓（切小块）五钱甘淡益胃，化橘红五分宣通缓痛。

又：人参、嫩钩藤、明天麻、化橘红、炒乌梅肉、茯苓、伽南香。(《临证指南医案·卷三》)

金，运漕，四十四岁。冬藏失司，嗽吐涎沫，是肾病也。医见嗽咸以肺药治之，年余无效。

桂苓甘味汤。(《叶天士晚年方案真本·杂症》)

久嗽，恶风，寒热。

小建中汤。(《未刻本叶氏医案·保元方案》)

久嗽，肺气燥劫，食下不降，得饮则适，有年致此，恐噎格之患。

枇杷叶膏。(《未刻本叶氏医案·方案》)

久嗽，脉数。

都气丸。(《未刻本叶氏医案·保元方案》)

久嗽，失血。

熟地、扁豆、甜北沙参、川斛、茯神、炒松麦冬。(《未刻本叶氏医案·保元方案》)

久嗽，形寒身痛，脉浮弦。

茯苓桂枝五味甘草汤。(《未刻本叶氏医案·方案》)

久嗽，左脉弦。

生地、川贝母、麦门冬、霍斛、南沙参、真阿胶。(《未刻本叶氏医案·方案》)

久嗽鼻塞，究属邪郁于肺。

泻白散。(《未刻本叶氏医案·保元方案》)

久嗽腹膨，宜理少阴。

六味汤加车前、牛膝。(《未刻本叶氏医案·方案》)

久嗽气逆。

茯苓桂枝甘草大枣汤。(《未刻本叶氏医案·方案》)

久嗽气逆。

茯苓桂枝五味甘草汤。(《未刻本叶氏医案·方案》)

久嗽伤营，形瘦，食减。

小建中汤。(《未刻本叶氏医案·保元方案》)

久嗽失音，脉小，痰冷，冲气，入暮为重。此肺虚气馁，不易骤愈，酒家有饮邪。

桂苓甘味汤。(《叶氏医案存真·卷三》)

久嗽失音，岁暮用参芪益气得效。春令风温，燥熏其汗，亦如火劫逼阳同例。但仲景救逆，在太阳少阴。此证气泄肺伤互异，从风温汗出不解，葳蕤汤主之。(《眉寿堂方案选存·卷上》)

久嗽失音，咽痛火升，足冷，属少阴不潜耳。

熟地、萸肉、北五味、丹皮、山药、茯苓、苦黄柏、知母、桂心、泽泻、青盐、牛膝。（《未刻本叶氏医案·方案》）

久嗽食减。

北沙参、麦冬、扁豆、茯神、霍斛。（《未刻本叶氏医案·方案》）

久嗽痰浓，胃中伏湿耳。但形神憔悴，脉微，最不易治。

生白扁豆、真川贝、燕窝、霍山石斛、白茯神、米仁。（《未刻本叶氏医案·保元方案》）

久嗽形寒，行走喘急，是下焦先损。入冬阳不潜伏，喘甚失音，胃纳颇安。温养元海，佐其摄纳。若以清肺散邪，食减胃伤，必致败坏。

炒熟地、云茯苓、胡桃肉、牛膝、鹿鞭、淡苁蓉、炒黄枸杞。（《叶氏医案存真·卷一》）

久嗽腰痛，行动气逆，脉细失血。

熟地、山药、麦冬、川斛、茯神、北参。（《未刻本叶氏医案·方案》）

久嗽阴伤晡热，此属虚损。

贞元饮。（《未刻本叶氏医案·保元方案》）

久嗽音嘶，失血。

糯稻根须、元参、鸡子白、金钗川斛、川贝、南沙参。（《未刻本叶氏医案·方案》）

久嗽音哑，咽痛。脏阴损矣，恐不易复。

熟地、元参、霍山石斛、人中白、天冬、糯稻根须。（《未刻本叶氏医案·保元方案》）

久嗽用肺药不应，脉数，金水同治。

熟地、生地、北沙参、天冬、麦冬。(《未刻本叶氏医案·方案》)

咳而呕逆，脉虚弦，宜益肝胃。

人参、旋覆花、淮小麦、茯苓、代赭石、大南枣。(《未刻本叶氏医案·方案》)

咳呛频多，必呕吐涎沫。明理者，当知咳呛自冲脉气冲，不司收摄，为肝肾阴气不足。咽喉久痛者，缘少阴、厥阴脉循喉，阳气刻刻扰动无制，多属阴亏。脉形细动，不受温补肺药，久进必伤胃口。

熟地炭、女贞子、湘莲肉、茯苓、芡实、川石斛、炒山药。(《叶氏医案存真·卷二》)

咳伤肺络失血。

旋覆花、桃仁、苏子、冬瓜子、橘红、杏仁。(《未刻本叶氏医案·保元方案》)

阴亏气燥咳嗽。

玉竹、桑叶、南沙参、川贝、花粉、扁杏仁。(《未刻本叶氏医案·保元方案》)

咳嗽，盗汗，鼻衄，脉数。阴亏气浮使然，葆真为要，否则延怯。

熟地、石斛、白扁豆、茯神、北参、麦门冬。(《未刻本叶氏医案·保元方案》)

咳嗽，梦泄，内热，金水同治。

熟地、川石斛、扁豆、茯神、北沙参、麦冬。(《未刻本叶氏医案·方案》)

咳嗽，音嘶，脉细，宜摄少阴。贞元饮。(《未刻本叶氏医案·方案》)

咳嗽，音嘶，痰多。

熟地、牡蛎、丹皮、山药、茯苓、川斛、泽泻、牛膝。（《未刻本叶氏医案·方案》）

咳嗽从肺治者，以外邪必由皮毛而入，内合乎肺。然六气皆令火化，散之未解，清之润之即愈。若内因之嗽，由别经干连及肺，当明其因，徒治肺无益。夫肾为先天，坎中真阳内藏，而主封蛰。奇经得司其间，冲阳由前直起，且少阴脉循喉咙，夹舌本，阴乏上承，阳独自灼，故阴上阳下则寿，反则死。八味丸阴中之阳，似乎有理。然肉消形瘦，桂、附仍属刚燥。宜温养柔剂，取乎血肉有形之品。议用斑龙，峻补玉堂关下，但鹿角入督升顶，有过升之弊，加以青盐，引入下元，斯为合法。

鹿角胶、鹿角霜、熟地、菟饼、白茯苓、青盐、补骨脂、柏子仁。（《叶天士医案》）

咳嗽二年，形瘦减谷。冬季喉垂渐痛，已见水亏，阳气不藏。春月气升日盛，皆阴乏上承，阳结于上，为喉痹矣。近日寒热，风温客气，脉小数，为阴伤，忌用辛散。

桑叶、玉竹、川贝母、大沙参、麦冬、生甘草。（《眉寿堂方案选存·卷上》）

咳嗽肉消，老弱肾病，食入腹胀，大便稍利，势减兼之，昼甚夜轻。据是气分阳府失宣，徒执虚治不效。经云：二虚一实者，偏治其实。开一面文也，据经以疏方。

米仁、茯苓、泽泻、杏仁、寒水石。（《叶氏医案存真·卷二》）

咳嗽少寐，阴亏气燥所致。

玉竹、南沙参、茯神、川贝、霍山石斛、骨皮。（《未刻本叶氏医案·保元方案》）

咳嗽身热，脉弦数，阴虚夹邪，勿轻视之。

玉竹、麦门冬、霍山石斛、川贝、南沙参、鲜地骨皮。（《未刻本叶氏医案·保元方案》）

咳嗽失血，脉大而数．由湿邪未净，延及少阴之损，将来有音哑之变。

熟地、麦冬、鲜莲肉、川斛、茯神。（《未刻本叶氏医案·保元方案》）

咳嗽失血，脉涩，下焦不纳，春深气泄使然。

生地黄、白茯神、穭豆皮、真阿胶、天冬肉、鲜藕汁。（《未刻本叶氏医案·方案》）

咳嗽失血，右胁痛引，阴先亏，而先宜理其络痹。

紫苏子、桃仁、枇杷叶、冬瓜子、茜草、薏苡仁。（《未刻本叶氏医案·保元方案》）

咳嗽失血，左脉弦数，少阴颇亏，厥阳不潜使然。

熟地、茯神、山药、牡蛎、川斛、湘莲。（《未刻本叶氏医案·方案》）

咳嗽失血，左脉犹弦，此努力络伤为病。

生地、牛膝、穭豆皮、珠菜、茜草、鲜嫩藕。（《未刻本叶氏医案·方案》）

咳嗽音嘶。

桑叶、南参、杏仁、川贝、花粉、橘红。（《未刻本叶氏医案·方案》）

咳引胁痛。

旋覆花、苡仁、桃仁、冬瓜子、橘红、青葱。（《未刻本叶氏医案·保元方案》）

客邪咳嗽，今脉右弦数，嗽盛汗泄，上病延及下焦矣，是以音渐失也。

都气丸。（《未刻本叶氏医案·保元方案》）

口鼻吸入，上焦先受。因阴虚内热体质，咳嗽震动络中，遂致血上而头胀，烦渴寒热。究是客邪，先以清暑方法。

杏仁、竹叶心、黑栀皮、连翘心、石膏、荷叶汁。（《眉寿堂方案选存·卷上》）

劳伤失血后，咳嗽气逆。

都气丸。（《未刻本叶氏医案·方案》）

劳嗽气逆，胃气不减，带病延年，不必见嗽见血，用药治之。

都气丸。（《未刻本叶氏医案·保元方案》）

劳嗽音哑，咽痛，胃强能纳，庶几带病撑持。

熟地、茯神、元稻根须、天冬、麦冬、川金石斛。（《未刻本叶氏医案·保元方案》）

劳损，嗽逆，呕恶。养胃阴固属正治，然难奏绩。

人参、麦冬肉、茯苓、茯神、炙草、白粳米、南枣。（《未刻本叶氏医案·保元方案》）

劳损嗽甚，气急。

都气丸。（《未刻本叶氏医案·保元方案》）

老人久嗽，古人但以温养脾肾，未必以肺药，见病治病贻害。但身小质薄，络脉单弱，桂附雄猛，液枯必犯肺疡。此温剂通纳为无弊耳。

姜汁制熟地四两，补骨脂一两五钱，枸杞子二两，怀牛膝一两五钱，茯苓四两，五味子一两五钱，胡桃肉霜三两，淡苁蓉一两，车前子一两五钱，角沉五钱，蜜丸，淡盐汤送下。（《叶氏医案存真·卷三》）

乐，二九。热病两三反复，真阴必伤。当戌亥时厥昏汗出者，乃虚阳上冒，肝肾根蒂不牢，冲脉震动则诸脉俱逆，阳泄为汗耳。此咳嗽乃下焦阴不上承，非肺病也，急当收摄固纳。阅医苏子、钩藤，皆泄气锋芒之药，施于阴阳两损之体，最宜斟酌。

都气加青铅。(《临证指南医案·卷二》)

李，廿八岁。暑湿气痹，咳逆微呕，有发疟之象。

杏仁、白蔻仁、厚朴、丝瓜叶、连翘、象贝、射干。(《叶天士晚年方案真本·杂症》)

李，三十二岁。喜寒为实，喜暖为虚。冲气逆干则呛，黏涎着于喉间，是肾精内怯，气不摄固于下元矣。肾脏水中有火，是为生气，当此壮年，脉细不附骨，其禀质之薄显然。

紫河车、紫衣胡桃、五味子、云茯苓、枸杞、人参、沙苑、黄柏（盐水炒）、秋石，捣丸。(《叶天士晚年方案真本·杂症》)

李，三四。久嗽经年，背寒，足跗常冷，汗多，色白，嗽甚不得卧。此阳微卫薄，外邪易触，而浊阴夹饮上犯。议和营卫，兼护其阳。

黄芪建中汤去饴糖，加附子、茯苓。(《临证指南医案·卷二》)

李，无锡，三十三岁。呛呕，下焦寒冷。

薛氏八味丸。(《叶天士晚年方案真本·杂症》)

利止嗽发，气逆火升，中脘尚痛。阴亏于下，气阻于中。先和其中，续摄其阴，是其治也。

桂枝、淡干姜、茯苓、炙草。(《未刻本叶氏医案·保元方案》)

痢止咳频，脉虚形寒，多悸。进甘缓法。

小建中去姜，加玉竹。(《叶氏医案存真·卷二》)

两尺空大，嗽逆，行动气急，当摄下焦。

都气丸。(《未刻本叶氏医案·方案》)

林氏。宿病营卫两虚，兹当燥气上犯，暴凉外侮，气馁卫怯，肺先受邪。脉浮数，咳喘欲呕，上热下冷。宜先清化上气，有取微辛微苦之属。

桑叶、杏仁、苏梗、山栀、象贝、苡仁，糯米汤煎。(《临证指南医案·卷二》)

卢，四四。脉大色苍，冬月嗽血，纳谷减半，迄今干咳无痰，春夏间有吐血。夫冬少藏聚，阳升少制，安闲静养，五志气火自平，可望病愈。形瘦谷减，当养胃土之津以生金。

甜北参、麦冬、玉竹、木瓜、生扁豆、生甘草。(《临证指南医案·卷二》)

陆，二二。湿必化热，熏蒸为嗽。气隧未清，纳谷不旺。必薄味静养，壮盛不致延损。

飞滑石、南花粉、象贝、苡仁、绿豆皮、通草。(《临证指南医案·卷二》)

陆，女。燥风外侵，肺卫不宣。咳嗽痰多，不时身热。当用轻药，以清上焦。

桑叶、杏仁、花粉、大沙参、川贝、绿豆皮。(《临证指南医案·卷二》)

陆，水关桥，廿三岁。久嗽，入夜气冲，失血。肾逆必开太阳。

桂苓甘味汤。(《叶天士晚年方案真本·杂症》)

陆。脉数，血后咳甚，痰腥，肢肿。阳升内风鼓动，最属难治。

生地、阿胶、天冬、麦冬、生白芍、茯神。(《临证指南医案·卷二》)

陆。脉细形瘦，血后久咳不已，复加喘促，缘内损不肯充复。所投药饵，肺药理嗽居多。当此天令收肃，根蒂力怯，无以摄纳。阴乏恋阳，多升少降。静坐勉可支撑，身动勃勃气泛。所纳食物，仅得其悍气，未能充养精神矣。是本身精气暗损为病，非草木攻涤可却。山林寂静，兼用元功，经年按法，使阴阳渐交，而生生自振。徒求诸医药，恐未必有当。

建中汤去姜，加茯苓。（《临证指南医案·卷二》）

陆。秋暑燥气上受，先干于肺，令人咳热。此为清邪中上，当以辛凉清润，不可表汗以伤津液。

青竹叶、连翘、花粉、杏仁、象贝、六一散。

又：脉右大，瘅热无寒，暑郁在肺。当清气热，佐以宣通营卫。

桂枝白虎汤加麦冬。

又：热止，脉右数，咳不已。

知母、生甘草、麦冬、沙参、炒川贝、竹叶。（《临证指南医案·卷二》）

陆，二三。阴虚体质，风温咳嗽，苦辛开泄肺气加病。今舌咽干燥，思得凉饮，药劫胃津，无以上供。先以甘凉，令其胃喜。仿经义虚则补其母。

桑叶、玉竹、生甘草、麦冬（元米炒）、白沙参、蔗浆。（《临证指南医案·卷二》）

陆妪。脉小久咳，背寒骨热，知饥不食，厌恶食物气味。此忧思悒郁，皆属内损。阅方药都以清寒治肺，不应。议益土泄木法。

炙甘草、茯神、冬桑叶、炒丹皮、炒白芍、南枣。（《临证指南医案·卷二》）

吕。脉左细，右空搏，久咳，吸短如喘，肌热日瘦，为内损怯症。但食纳已少，大便亦溏。寒凉滋润，未能治嗽，徒令伤脾妨胃。昔越人谓上损过脾，下损及胃，皆属难治之例。自云背寒忽热，且理心营肺卫，仲景所云元气受损，甘药调之，二十日议建中法。

黄芪建中去姜。（《临证指南医案·卷二》）

罗。上年胁痹，已属络伤。今夏四月，阳气升发，络中血沸上溢，阴分热蒸，下午乃甚，喉痒而呛，心中嘈杂。肝风内震显然。

鲜生地、阿胶、丹参、盐水炒牛膝、女贞子、川斛、童便。（《临证指南医案·卷二》）

马，四十。甘缓颇安，辛泄不受。此阳分气衰，将来饮邪日聚。然卧着咳多，清气失旋。先用苓桂术甘汤，继进外台茯苓饮。（《临证指南医案·卷五》）

马，五六。脉左坚右弱，木火易燃，营液久耗。中年春季失血嗽痰，由情志郁勃致伤，抑且少食尪羸。古语谓：瘦人之病，虑虚其阴。

生地、阿胶、北沙参、麦冬、茯神、川斛。（《临证指南医案·卷二》）

马。虚损脉弦，久嗽食减。

小建中去姜。（《临证指南医案·卷二》）

脉软，咳痰欲呕，饥时甚。虽是时邪未清，高年正虚，理宜养胃阴，金匮麦冬汤。

麦冬、人参、半夏、甘草、粳米、大枣（《叶氏医案存真·卷二》）

脉弱带数，真元颇亏，内热咳呛。

熟地、天冬、稽豆皮、茯神、北参、霍石斛。(《未刻本叶氏医案·方案》)

脉数，阴液内耗，气燥化热，舌红苔黑，咳嗽渴饮。

生地、麦冬、甘蔗汁、阿胶、知母、霍石斛。(《未刻本叶氏医案·保元方案》)

脉数，左促右小，咳嗽已一年，喉痒火升食减，经水仍来，从未生育。凡女人以肝为先天，肝阴不充，相火上燔莫制，嗽久痰带红丝，皆劳怯势成，日见消烁，清肺凉药不效，根本先亏也。急养肝肾之阴，不失延久之计。

乌骨鸡、大熟地、麦门冬、炒白芍、清阿胶、当归身、川贝母、炙甘草、地骨皮、北沙参、白茯苓、焦黄柏。

鸡去毛、肠、头、足、翅，入药在肚内，酒煮烂，去骨，用其药肉，捣晒重磨，余汁打糊丸。(《叶氏医案存真·卷一》)

脉数而软，嗽逆暮盛。

贞元饮加茯神、葳蕤。(《未刻本叶氏医案·方案》)

脉数咳嗽，盗汗形寒，营卫交虚矣。

小建中汤。(《未刻本叶氏医案·方案》)

脉数阴亏，气燥作咳。

桑叶、川贝、白沙参、葳蕤、花粉、地骨皮。(《未刻本叶氏医案·保元方案》)

脉微，按之数，咳嗽，食下便溏。此阴损及阳，殊不易复。须胃强能纳，庶可撑持。

六君子汤去半夏加白芍。(《未刻本叶氏医案·方案》)

脉微数，脏阴伤矣。冲气不纳，作为劳嗽。

都气丸。(《未刻本叶氏医案·保元方案》)

脉细涩，咳嗽三月不愈，温邪伏于肺卫使然，渐延阴损劳怯。

玉竹、桑叶、花粉、川贝、南参、梨肉。(《未刻本叶氏医案·方案》)

脉细数，咳呛脘闷，宜清暑邪。

鲜丝瓜叶、厚朴、桑皮、杏仁、飞净滑石、橘红、通草、连翘。(《未刻本叶氏医案·方案》)

脉细数，咳嗽音哑，此属阴损，金水同治。

固本汤加北沙参。(《未刻本叶氏医案·方案》)

脉细有遗症，是阴虚不主收纳。因冲气上激为咳嗽，肺药无益。今胃纳颇好，急宜填下绝欲，安养尚可图愈。

熟地、枸杞、建连、茯苓、山药、芡实。

胃病治法：小川连（盐水炒）三钱，鹿角霜一两，炒当归一两，淡姜五钱，生香附二两，生晒茯苓二两，炒黑小茴一两，山楂肉（炒）二两，生川楝子肉一两，水泛为丸。(《叶氏医案存真·卷三》)

脉弦，嗽逆不得卧，属下虚不纳，乃虚症也。

都气丸。(《未刻本叶氏医案·保元方案》)

脉弦，饮逆作咳。

桂苓五味甘草汤。(《未刻本叶氏医案·保元方案》)

脉弦劲，咳嗽，宜摄脏阴。

北沙参、阿胶、熟地、天门冬、麦冬、茯神。(《未刻本叶氏医案·方案》)

脉弦涩，嗽逆。此阴亏气浮使然，非客邪可散，先以胃药。

北沙参、霍斛、扁豆、麦冬、茯神。(《未刻本叶氏医案·保元方案》)

脉弦涩，体质阴亏，阳易外浮，不时寒热，咳嗽失血，宜益阴和阳。

虎潜丸。(《未刻本叶氏医案·保元方案》)

脉弦涩，体质阴伤，阳浮不潜，咳嗽内热，法宜填摄脏真。

熟地四两，川石斛八两，牡蛎二两，旱莲草二两，山药二两，真阿胶一两五钱，天冬二两，北五味一两，茯神二两，女贞子二两，湘莲二两，麦门冬一两五钱。(《未刻本叶氏医案·保元方案》)

脉弦数，咳呛失血。

淡黄芩、桑叶、川贝母、真阿胶、南参、细生地。(《未刻本叶氏医案·保元方案》)

脉弦数，咳嗽，头胀。

青蒿、南沙参、苦参、川贝、白花粉、橘红。(《未刻本叶氏医案·方案》)

脉弦数，咳嗽虽缓，尚宜谨慎调摄。

生地、川石斛、知母、阿胶、川贝母、麦冬。(《未刻本叶氏医案·保元方案》)

脉弦数，利后发热，咳嗽，头胀。

香薷、桑皮、杏仁、桔梗、橘红、连翘。(《未刻本叶氏医案·保元方案》)

脉小，咳嗽，背冷。

杏仁桂枝汤去芍加米仁。(《未刻本叶氏医案·保元方案》)

脉歇，饮邪内阻，咳嗽气逆。

真武汤。(《未刻本叶氏医案·保元方案》)

脉虚数，形寒，心中烦热，五更后气升咳呛。当秋分节燥金司令，大热发泄之余，皆能化燥。肺为娇脏，最处上焦，先受其冲，宜润燥以滋其化源。

冬桑叶、南花粉、生米仁、大沙参、玉竹、蜜炙橘红。

用白糯米三合，淘净，滚水泡，取极清汤代水煎服。(《眉寿堂方案选存·卷上》)

脉右弦左濡，秋凉宿饮，上泛咳呛，入夜着枕欲寐，气冲胃脘，心悸震动，必欲起坐。仲景"论脉篇"，弦为饮，背寒为饮，当治饮，不当治咳。饮属阴邪，乘暮夜窃发。《金匮》法中，每以通阳涤饮，与世俗仅以肺药疏降迥异，用小青龙减麻、辛法。

桂枝、五味子、干姜、茯苓、白芍、炙草、半夏。

丸方：八味去附，加沉香。(《叶天士医案》)

毛。上年夏秋病伤，冬季不得复元，是春令地气阳升，寒热咳嗽。乃阴弱体质，不耐升泄所致。徒谓风伤，是不知阴阳之义。

北参、炒麦冬、炙甘草、白粳米、南枣。(《临证指南医案·卷二》)

缪，二八。劳伤，血后咳，夜热食少。

清骨散加生地。(《临证指南医案·卷二》)

某。老弱虚咳，失血。

生黄芪皮、归身、煨姜、大枣。(《临证指南医案·卷二》)

某，二八。风邪阻于肺卫，咳嗽面浮，当辛散之。

麻黄（先煎去沫）五分，杏仁三钱，生甘草三分，生石膏三钱。(《临证指南医案·卷二》)

某，二九。咳嗽，头胀口渴。此暑风袭于肺卫。

杏仁三钱，香薷五分，桔梗一钱，桑皮一钱，飞滑石三钱，丝瓜叶三钱。(《临证指南医案·卷二》)

某，二六。病后咳呛，当清养肺胃之阴。

生扁豆、麦冬、玉竹、炒黄川贝、川斛，白粳米汤煎。(《临证指南医案·卷二》)

某，二六。咳嗽痰黄，咽喉不利。此温邪上侵，肺气不清故耳。

桑叶、川贝母、白沙参、杏仁、兜铃、鲜枇杷叶。(《临证指南医案·卷二》)

某，二七。脉数，冲气咳逆。当用摄纳肾阴，滋养柔金，为金水同治之法。

熟地四钱，白扁豆五钱，北沙参三钱，麦冬二钱，川斛三钱，茯神三钱。(《临证指南医案·卷二》)

某，二七。气冲咳逆，行动头胀，下体自汗。

都气丸。(《临证指南医案·卷二》)

某，二七。温邪郁肺，气痹咳嗽，寒热头痛。开上焦为主。

活水芦根一两，大杏仁三钱，连翘一钱半，通草一钱半，桑皮一钱，桔梗一钱。(《临证指南医案·卷四》)

某，二七。劳力血复来，冲气咳逆。当用摄纳为要。

熟地四钱，参三七一钱，大淡菜一两，牛膝炭一钱半，川斛三钱，茯神三钱。(《临证指南医案·卷二》)

某，二三。以毒药熏疮，火气逼射肺金，遂令咳呛痰血，咽干胸闷，诊脉尺浮。下焦阴气不藏，最虑病延及下，即有虚损之患。姑以轻药，暂清上焦，以解火气。

杏仁三钱，绿豆皮三钱，冬瓜子三钱，苡仁三钱，川贝一钱半，兜铃七分。(《临证指南医案·卷二》)

某，二四。脉弦右大，久嗽，背寒，盗汗。

小建中去姜，加茯神。(《临证指南医案·卷二》)

某，二四。鼻渊三载，药投辛散，如水投石，未能却除辛辣炙煿耳。近复咳嗽音嘶，燥气上逼肺卫使然。

杏仁、连翘、象贝、白沙参、桑皮、兜铃。(《临证指南医案·卷二》)

某，二五。邪烁肺阴，咳嗽咽痛，晡甚。

玉竹、南沙参、冬桑叶、川斛、元参、青蔗浆。（《临证指南医案·卷二》）

某，二一。咳逆欲呕，是胃咳也。当用甘药。

生扁豆一两，北沙参一钱半，麦冬（米拌炒）一钱半，茯神三钱，南枣三钱，糯稻根须五钱。（《临证指南医案·卷二》）

某，六二。冬季咳嗽吐痰，渐至卧则气冲，喘急起坐，今三载矣。经以肺肾为俯仰之脏，是肺主出气，肾主纳气。老年患此，按脉右弦左沉，为肾气不收主治，不必因痔患而畏辛热。

肾气丸去牛膝、肉桂，加沉香，蜜丸。（《临证指南医案·卷二》）

某，六一。高年卫阳式微，寒邪外侵，引动饮邪，上逆咳嗽，形寒。仲景云：治饮不治咳，当以温药通和之。

杏仁三钱，粗桂枝一钱，淡干姜一钱半，茯苓三钱，苡仁三钱，炙草四分。（《临证指南医案·卷五》）

某，七一。高年久嗽，脉象弦大，寤不成寐。乃阳气微漓，浊饮上泛。仲景云进温药和之。

杏仁三钱，茯苓三钱，川桂枝一钱，生姜一钱，苡仁三钱，炙草四分，大枣二枚。（《临证指南医案·卷五》）

某，三二。诊脉数涩，咳血气逆，晨起必嗽，得食渐缓。的是阴损及阳，而非六气客邪可通可泄。法当养胃之阴，必得多纳谷食，乃治此损之要着。

生扁豆五钱，北沙参一钱半，麦冬一钱半，川斛三钱，生甘草三分，茯神三钱，南枣肉一钱半，糯稻根须五钱。（《临证指南医案·卷二》）

某，三九。劳伤阳气，形寒咳嗽。

桂枝汤加杏仁。（《临证指南医案·卷二》）

某，三十。风袭肺卫，咳嗽鼻塞，当以辛凉解散。

杏仁、嫩苏梗、桑皮、象贝、桔梗、苡仁。（《临证指南医案·卷二》）

某，三四。咳缓痰少，脘中不爽，肌腠瘙痒。皆湿邪未尽，痰饮窃踞之象。当用六安法。

杏仁、白芥子、炒半夏、茯苓、淡干姜、橘红。（《临证指南医案·卷五》）

某，三四。舌白，咳逆不渴，非饮象而何？宜温药和之。

杏仁、苡仁、半夏、干姜、粗桂枝、茯苓、厚朴、炙草。（《临证指南医案·卷五》）

某，十九。舌白咳嗽，耳胀口干。此燥热上郁，肺气不宣使然。当用辛凉，宜薄滋味。

鲜荷叶三钱，连翘壳一钱半，大杏仁三钱，白沙参一钱，飞滑石三钱，冬桑叶一钱。（《临证指南医案·卷二》）

某，四七。失血后，咳嗽，咽痛音哑。少阴已亏耗，药不易治。

糯稻根须一两，生扁豆五钱，麦冬三钱，川斛一钱半，北沙参一钱半，茯神一钱半。

早服都气丸，淡盐汤下。（《临证指南医案·卷二》）

某，四七。风暑湿浑杂，气不主宣，咳嗽头胀，不饥，右肢若废。法当通阳驱邪。

杏仁三钱，苡仁三钱，桂枝五分，生姜七分，厚朴一钱，半夏一钱半，汉防己一钱半，白蒺藜二钱。（《临证指南医案·卷五》）

某，四三。舌白渴饮，咳嗽，寒从背起。此属肺疟。

桂枝白虎汤加杏仁。（《临证指南医案·卷六》）

某，四四。寒热咳嗽，当以辛温治之。

桂枝汤去芍，加杏仁。（《临证指南医案·卷二》）

某，五九。失血后，咳嗽不饥。此属胃虚，宜治阳明。

甜北参、生扁豆、麦冬、茯神、川斛。（《临证指南医案·卷二》）

某，五三。寒伤卫阳，咳痰。

川桂枝五分，杏仁三钱，苡仁三钱，炙草四分，生姜一钱，大枣二枚。（《临证指南医案·卷二》）

某，五十。背寒咳逆，此属饮象。先当辛通饮邪，以降肺气。

鲜枇杷叶、杏仁、茯苓、橘红、生姜、半夏。（《临证指南医案·卷五》）

某，五十。形寒咳嗽，头痛口渴。

桂枝汤去芍，加杏仁、花粉。（《临证指南医案·卷二》）

某，五一。脘痹咳嗽。

鲜枇杷叶三钱，叭哒杏仁三钱，桔梗一钱，川贝二钱，冬瓜子三钱，蜜炙橘红一钱。（《临证指南医案·卷二》）

某。喉痹咳呛，脉右大而长。

生扁豆、麦冬、北沙参、川斛、青蔗浆。（《临证指南医案·卷二》）

某。色白肌柔，气分不足，风温上受而咳。病固轻浅，无如羌、防辛温，膏、知沉寒，药重已过病所。阳伤背寒，胃伤减谷，病恙仍若，身体先惫，问谁之过欤？

小建中汤。

又：苦辛泄肺损胃，进建中得安，宗《内经》辛走气，以甘缓其急。然风温客气，皆从火化，是清养胃阴，使津液得以上供，斯燥痒咳呛自缓。土旺生金，虚则补母，古有然矣。

金匮麦门冬汤。（《临证指南医案·卷二》）

某。春温嗽痰，固属时邪。然气质有厚薄，不可概以辛散。且正在知识发动之年，阴分自不足，以至咳呛失血。当以甘寒润降，以肃肺金。

鲜枇杷叶、甜杏仁、南沙参、川贝、甜水梨、甘蔗浆。（《临证指南医案·卷二》）

某。风温咳嗽，多劳，气分不充。

戊己汤。

人参、茯苓、於术、炙草、广皮、炒白芍。（《临证指南医案·卷二》）

某。风温客邪化热，劫烁胃津，喉间燥痒呛咳。用清养胃阴，是土旺生金意。

金匮麦门冬汤。（《临证指南医案·卷二》）

某。伏邪久咳，胃虚呕食，殆《内经》所谓胃咳之状耶。

麻黄、杏仁、甘草、石膏、半夏、苡仁。（《临证指南医案·卷二》）

某。积劳更受风温，咽干热咳，形脉不充。与甘缓柔方。

桑叶一钱，玉竹五钱，南沙参一钱，生甘草五分，甜水梨皮二两。

又：风邪郁蒸化燥，发热后，咳嗽口干，喉痒。先进清肺。

杏仁、花粉、苏子、象贝、山栀、橘红。（《临证指南医案·卷二》）

某。经热津消，咳痰痹痛。

桂枝、桑枝、木防己、生石膏、杏仁、苡仁、花粉。

又：渴饮咳甚，大便不爽，余热壅于气分。

紫菀、通草、石膏、花粉、木防己、苡仁、杏仁。（《临证指南医案·卷四》）

某。久咳，神衰肉消，是因劳内伤。医投苦寒沉降，致气泄汗淋，液耗夜热，胃口伤残，食物顿减。

黄芪建中去姜。（《临证指南医案·卷二》）

某。久咳损及中州，脾失输化，食减神倦。肺无所资，至咳不已。诊得两手脉弦细数。精气内损，非泛常治咳消痰所可投。

熟地、阿胶、燕窝、海参、天冬、茯苓、紫石英、紫衣胡桃肉。（《临证指南医案·卷二》）

某。久嗽咽痛，入暮形寒，虽属阴亏，形瘦脉软，未宜夯补。

麦冬、南沙参、川斛、生甘草、糯稻根须。（《临证指南医案·卷二》）

某。咳逆失音，衄血。

生地、龟板、丹皮、牛膝、山药、茯苓。（《临证指南医案·卷八》）

某。咳嗽寒热。

杏仁三钱，嫩苏梗一钱，桔梗一钱，桑皮一钱，象贝母一钱，生甘草三分。（《临证指南医案·卷二》）

某。咳嗽喉痛，溺涩。

西瓜翠衣三钱，杏仁三钱，六一散三钱，桔梗一钱，通草一钱半，桑叶一钱，川贝一钱半，连翘一钱半。（《临证指南医案·卷二》）

某。渴饮咳甚，大便不爽。

石膏、花粉、通草、紫菀、木防己、杏仁、苡仁。（《临证指南医案·卷二》）

某。劳嗽，喜得辛暖之物。

异功加煨姜、南枣。(《临证指南医案·卷二》)

某。老人久嗽妨食。议以外饮治脾。

苓桂术甘汤。(《临证指南医案·卷五》)

某。脉搏数，舌心灰，咳痰有血。频呕络伤，致血随热气上出。仍理气分。

桑叶、花粉、苡仁、川贝、黄芩、茯苓。(《临证指南医案·卷二》)

某。脉沉弦，饮泛呛咳，乃下虚无以制上。议早服肾气丸，摄纳下焦散失，以治水泛之饮。午服外台茯苓饮，转旋中焦，使食不致酿痰。

茯苓饮去术。(《临证指南医案·卷五》)

某。脉涩，咳嗽痰血，不时寒热，此邪阻肺卫所致。

苇茎汤加杏仁、通草。(《临证指南医案·卷二》)

某。脉细数，咳嗽痰黄，咽痛。当清温邪。

桑叶、杏仁、川贝、苡仁、兜铃、鲜芦根。

又：照前方加白沙参、冬瓜子。(《临证指南医案·卷二》)

某。脉弦右甚，嗽，午潮热，便溏畏风。以大肠嗽治之。

生於术一钱半，茯苓三钱，赤石脂一钱，禹粮石二钱，姜汁四分，大枣三枚。

又：照前方加白芍、炙甘草。

又：脉数，右长左弦，上咳下溏。

生於术一钱半，茯苓三钱，炙草五分，木瓜一钱，姜汁四分，大枣肉四钱。(《临证指南医案·卷二》)

某。脉小而劲，少年体丰，真气易泄。经月咳呛，自非外感。因冬温失藏，咳频震络，痰带血出。当薄味以和上焦，气热得清，病患可却。

桑叶、山栀、杏仁、郁金、象贝、花粉，糯米汤代水。（《临证指南医案·卷二》）

某。脉小左弦，咳逆脘闷，小便不利，大便溏泻，不思纳谷，嗳气臭秽。此皆胎前气上逆冲，浊得盘踞膈间，肺失清肃降令，上窍痹，致下窍不利，汤食聚湿，气不宣行。怕延出浮肿腹满、喘急不卧诸款，不独以产后通瘀为事。

郁金汁、杏仁、通草、桔梗、茯苓皮、苡仁。（《临证指南医案·卷九》）

某。脉虚，久嗽减食。

四君子加南枣。（《临证指南医案·卷二》）

某。脉右大，寤咳寐安，病在气分。

桑叶、川贝、知母、地骨皮、梨汁、蔗浆，熬膏。（《临证指南医案·卷二》）

某。内损虚症，经年不复。色消夺，畏风怯冷。营卫二气已乏，纳谷不肯充长肌肉。法当创建中宫，大忌清寒理肺。希冀止嗽，嗽不能止，必致胃败减食致剧。

黄芪建中汤去姜。（《临证指南医案·卷二》）

某。气急，咳频欲呕，下午火升，此上有燥热，下焦阴亏也。

早都气丸，晚威喜丸。（《临证指南医案·卷二》）

某。气逆，咳呛，喘急。

淡干姜、人参、半夏、五味、茯苓、细辛。（《临证指南医案·卷四》）

某。气逆，咳呛，喘促。

小青龙去桂枝、芍、草，加杏仁、人参。（《临证指南医案·卷四》）

某。气弱，久嗽痰多，午前为甚。

早服都气丸三钱，午服异功散。(《临证指南医案·卷二》)

某。舌黄不渴饮，久嗽欲呕吐。前用金匮麦门冬汤养胃小效。自述背寒，口吐清痰。暑湿客邪未尽，虚体，当辅正醒脾却暑。

人参、茯苓、广皮、半夏、姜汁。(《临证指南医案·卷四》)

某。嗽已百日，脉右数大。从夏季伏暑内郁，治在气分。

桑叶、生甘草、石膏、苡仁、杏仁、苏梗。(《临证指南医案·卷二》)

某。外受风温郁遏，内因肝胆阳升莫制，斯皆肺失清肃，咳痰不解。经月来犹觉气壅不降，进食颇少，大便不爽。津液久已乏上供，腑中之气亦不宣畅。议养胃阴以杜阳逆，不得泛泛治咳。

麦冬、沙参、玉竹、生白芍、扁豆、茯苓。(《临证指南医案·卷二》)

某。温邪外袭，咳嗽头胀。当清上焦。

杏仁、桑皮、桔梗、象贝、通草、芦根。(《临证指南医案·卷二》)

某。夏季阳气大升，痰多呛咳，甚至夜不得卧，谷味皆变，大便或溏或秘，诊脉右大而弦。议以悬饮流入胃络，用开阖导饮法。

人参、茯苓、桂枝、炙草、煨姜、南枣。

又：早诊脉，两手皆弦，右偏大。凡痰气上涌，咳逆愈甚，日来小溲少，下焦微肿。议通太阳以撤饮邪。

人参、茯苓、桂枝、炙草、五味子、干姜。

又：脉弦略数，不渴不思饮，此饮浊未去，清阳不主运行。前方甘温，主乎开阖，能令胃喜。次法开太阳以撤饮邪，亦主阳通。据自述心下胃口若物阻呆滞，其浊锢阳微大着。其治咳滋阴，适为阴浊横帜矣。议用大半夏汤法。

大半夏汤加炒黑川椒。

邹滋九按：《内经》止有积饮之说，本无痰饮之名。两汉以前，谓之淡饮。仲景始分痰饮，因有痰饮、悬饮、溢饮、支饮之义，而立大小青龙，半夏苓桂术甘、肾气等汤，以及内饮、外饮诸法，可谓阐发前贤，独超千古。与后人所立风痰、湿痰、热痰、酒痰、食痰之法迥异。总之痰饮之作，必由元气亏乏，及阴盛阳衰而起，以致津液凝滞，不能输布，留于胸中，水之清者悉变为浊，水积阴则为饮，饮凝阳则为痰。若果真元充足，胃强脾健，则饮食不失其度，运行不停其机，何痰饮之有？故仲景云：病痰饮者，当以温药和之。乃后人不知痰饮之义，妄用滚痰丸、茯苓丸消痰破气，或滋填腻补等法，大伤脾胃，堆砌助浊，其于仲景痰饮之法，岂不大相乖谬乎？然痰与饮，虽为同类，而实有阴阳之别。阳盛阴虚，则水气凝而为痰；阴盛阳虚，则水气溢而为饮。故王晋三先生取仲景之小半夏、茯苓及外台饮三汤，从脾胃二经分痰饮立治法。而先生又取仲景之苓桂术甘、外台茯苓饮、肾气丸、真武汤，分内饮、外饮治法，而于痰饮之症，无遗蕴矣。愚历考先生治痰饮之法，则又有不止于此者。然而病变有不同，治法亦有异。如脾肾阳虚，膀胱气化不通者，取仲景之苓桂术甘汤、茯苓饮、肾气、真武等法，以理阳通阳，及固下益肾，转旋运脾为主。如外寒引动宿饮上逆，及膀胱气化不通，饮逆肺气不降者，以小青龙合越婢等法，开太阳膀胱为主。如饮邪伏于经络，及中虚湿热成痰者，则有川乌、蜀漆之温经通络，外台茯苓饮去甘草，少佐苦辛清渗理湿之法。其饮邪上冲膻中，及悬饮流入胃中而为病者，又有姜、附、南星、菖蒲、旋覆、川椒等，驱饮开浊，辛通阳气等法。丝丝入扣，一以贯之，病情治法，胸有成竹矣。非深于得道者，其孰能之？（《临证指南医案·卷五》）

某。雨湿，寒热汗出，痰多咳嗽，大小便不爽，胸脘不饥，脐左窒塞。

杏仁、莱菔子、白芥子、苏子、郁金、蒌皮、通草、橘红。（《临证指南医案·卷二》）

某。昨议上焦肺病，百日未瘥。形肌消烁，悉由热化，久热无有不伤阴液。拟咸补如阿胶、鸡子黄，复入芩、连苦寒，自上清气热以补下。虽为暂服之方，原非峻克之剂。细思手经之病，原无遽入足经之理。但人身气机，合乎天地自然，肺气从右而降，肝气由左而升，肺病主降日迟，肝横司升日速，咳呛未已，乃肝胆木反刑金之兆。试言及久寐寤醒，左常似闪烁，嘈杂如饥，及至进食，未觉胃中安适。此肝阳化风，旋扰不息，致呛无平期。即候热之来，升至左颊，其左升太过，足为明验。倘升之不已，入春肝木司权，防有失血之累。故左右为阴阳之道路，阴阳既造其偏以致病，所以清寒滋阴不能骤其速功。

阿胶、鸡子黄、生地、天冬、女贞实、糯稻根须。（《临证指南医案·卷二》）

某二八。阴亏，夹受温邪，咳嗽头胀，当以轻药。

桑叶、杏仁、川贝、白沙参、生甘草、甜水梨皮。（《临证指南医案·卷二》）

某女。风温发热，咳。

薄荷、连翘、杏仁、桑皮、地骨皮、木通、黄芩、炒楂。（《临证指南医案·卷二》）

某女。脉左数，侧眠嗽血。

生地、阿胶、麦冬、淡菜、生白芍、炙草。（《临证指南医案·卷二》）

某女。风热上痹，痰多咳嗽。

杏仁、嫩苏梗、橘红、桑叶、白沙参、通草。（《临证指南医案·卷二》）

某，四一。脉右弦大，咳嗽痰多黄，此属温邪上伏之故。

桑叶、杏仁、白沙参、南花粉、兜铃、甜水梨肉。（《临证指南医案·卷二》）

近交秋令，燥气加临，先伤于上，是为肺燥之咳。然下焦久虚，厥阴绕咽，少阴循喉，往常口燥舌糜，是下虚阴火泛越。先治时病燥气化火，暂以清润上焦，其本病再议。

白扁豆（勿研）三钱，玉竹三钱，白沙参二钱，麦冬（去心）三钱，甜杏仁（去皮尖，勿研）二钱，象贝母（去心，勿研）二钱，冬桑叶一钱，卷心竹叶一钱。

洗白糯米七合，清汤煎。

又：暂服煎方。

北沙参三钱，生白扁豆二钱，麦冬三钱，干百合一钱半，白茯神一钱半，甜杏仁（去皮尖）一钱半。

又：痰火上实，清窍为蒙。于暮夜兼进清上方法。

麦冬八两，天冬四两，苡米八两，柿霜四两，长条白沙参八两，生白扁豆皮八两，甜梨汁二斤，甘蔗浆二斤。

水熬膏，真柿霜收。每服五钱，开水送下。（《临证指南医案·卷一》）

久热风动，津液日损。舌刺，咳嗽。议以甘药养其胃阴，老年纳谷为宝。

生扁豆四两，麦冬四两，北沙参三两，天花粉二两，甘蔗浆十二两，柿霜二两，白花百合四两，熬膏。加饴糖两许。每服时滚水调服三四钱，晚上服。（《临证指南医案·卷一》）

南浔，廿三。凡外热入肺而咳嗽者，可用表散药。若内伤累及于肺而致咳者，必从内伤治。汗之则泄阳气，肺痿音低，显然药误。

黄芪、黄精、枣仁、白及。（《叶氏医案存真·卷三》）

倪，二七。肛疡溃脓虽愈，阴气已经走泄，当阳气弛张发泄。今加嗽血痰多，胃纳减于平昔，脉数促。喘逆脘闷。姑清肃上焦气分。

苏子、杏仁、香豉、黑栀皮、郁金、蒌皮、降香、桔梗。（《临证指南医案·卷二》）

倪，二三。两寸脉皆大，冷热上受，咳嗽无痰。是为清邪中上，从暑风法。

竹叶、蒌皮、橘红、滑石、杏仁、沙参。（《临证指南医案·卷二》）

努力络伤，身痛，痰嗽失血，最宜降气通瘀，最忌沉寒呆补。

紫降香末、郁金、茯苓、米仁、苏子、桃仁。

入韭白汁十五匙。（《叶氏医案存真·卷一》）

疟止，脘痹不饥，咳嗽痰多，此阳伤湿未净，治以温泄。

半夏、姜渣、橘白、茯苓、厚朴、杏仁。（《未刻本叶氏医案·保元方案》）

潘，廿八岁。咳嗽在先，肺病。近日凉风外受，气闭声音不出。视舌边绛赤有黄苔，寒已变为热。

越婢法加米仁、茯苓。（《叶天士晚年方案真本·杂症》）

潘，三八。远客路途，风寒外受，热气内蒸，痰饮日聚于脏之外，络脉之中。凡遇风冷，或曝烈日，或劳碌形体，心事不宁，扰动络中宿饮，饮泛气逆咳嗽，气塞喉底胸膈，不思食物，着枕呛吐稠痰，气降自愈，病名哮喘伏饮。治之得宜，除根不速，到老年岁，仍受其累耳。

小青龙汤去细辛。(《临证指南医案·卷五》)

潘氏。久咳不已，则三焦受之，是病不独在肺矣。况乎咳甚呕吐涎沫，喉痒咽痛。致咳之由，必冲脉之伤，犯胃扰肺，气蒸熏灼，凄凄燥痒，咳不能忍。近日昼暖夜凉，秋暑风，潮热溏泄，客气加临，营卫不和，经阻有诸。但食姜气味过辛致病，辛则泄肺气，助肝之用。医者知此理否耶？夫诊脉右弦数，微寒热，渴饮。拟从温治上焦气分，以表暑风之邪。

用桂枝白虎汤。(《临证指南医案·卷二》)

气痹，咳嗽，脘闷。

枇杷叶、杏仁、枳壳、白桔梗、橘红、桑皮。(《未刻本叶氏医案·保元方案》)

气痹，脘闷，咳嗽。

杏仁、枇杷叶、化橘红、枳壳、白桔梗、白茯苓。(《未刻本叶氏医案·方案》)

气逆作咳。

杏仁、桔梗、白芦根、桑皮、通草、枇杷叶。(《未刻本叶氏医案·保元方案》)

气热咳嗽，痰血。

苇茎汤。(《未刻本叶氏医案·保元方案》)

钱，二七。形瘦，脉左数，是阴分精夺。自述谈笑或多，或胃中饥虚，必冲气咳逆，前年已失血盈碗。此下损精血，有形难复。以略精饮食，气反不趋。急以甘药益胃，中流砥柱，病至中不可缓矣。

人参、茯神、炙草、山药。(《临证指南医案·卷二》)

钱，廿四岁。上秋产蓐，自乳伤血，夏热泄气，一阴不复。入秋咳嗽，震动失血，饮食不少，经年不致凶。既已断乳，必在冬前经转可卜，春深不致反复。

茯神、炒白芍、钩藤、炒楂、炒麦芽、焦丹皮、新会皮。（《叶天士晚年方案真本·杂症》）

钱，娄门，十七岁。少年面色青黄，脉小无神，自幼频有呕吐，是后天饮食寒暄，致中气不足。咳嗽非外感，不宜散泄。小建中汤法主之。（《叶天士晚年方案真本·杂症》）

钱，四十七岁。瘦人暑热入营，疟来咳痰盈碗。平日饮酒之热蓄于肝胃，舌黄，渴饮。议用玉女煎。（《叶天士晚年方案真本·杂症》）

钱，五十四岁。外邪窒闭肺窍，用轻剂治上，食可下咽，水入必呛。此喉气有阻，仍以辛润。

杏仁、桑叶、米仁、紫菀、浙茯苓、川通草。（《叶天士晚年方案真本·杂症》）

钱氏。脉右数，咳两月，咽中干，鼻气热，早暮甚。此右降不及，胃津虚，厥阳来扰。

金匮麦门冬汤去半夏，加北沙参。（《临证指南医案·卷二》）

秦，三十九岁。劳心力办事，气怯神耗致病。医咳嗽失血，多以清凉为药，视其形色脉象，凡劳伤治嗽药不惟无效，必胃口日疲。

小建中汤。（《叶天士晚年方案真本·杂症》）

清气热，通营卫，果得咳热皆缓。前论温邪犯肺是矣。但稚年易实易虚，寒暄食物之调，最宜谨慎，勿致反复为上。

鲜地骨皮、大沙参、生甘草、嘉定天花粉、炒川贝、金银花。（《眉寿堂方案选存·卷上》）

邱。向来阳气不充，得温补每每奏效。近因劳烦，令阳气弛张，致风温过肺卫以扰心营。欲咳心中先痒，痰中偶带血点。不必过投沉降清散，以辛甘凉理上燥，清络热。蔬食安闲，旬日可安。

冬桑叶、玉竹、大沙参、甜杏仁、生甘草、苡仁，糯米汤煎。（《临证指南医案·卷二》）

热久阴伤，津液不承，咳呛，舌红罩黑，不饥不食，肌肤甲错，渴饮不休，当滋胃汁以供肺，惟甘寒为宜。

麦冬、桑叶、蔗汁、花粉、梨汁。（《眉寿堂方案选存·卷上》）

热伤气，作之咳。

桑叶、川贝母、青蒿、南参、天花粉、骨皮。（《未刻本叶氏医案·保元方案》）

热郁于肺，咳而咽干。

桑叶、杏仁、生草、花粉、桔梗、川贝。（《未刻本叶氏医案·保元方案》）

热郁作咳，溺赤口渴，辛凉泄之。

薄荷叶、象贝、黑山栀、天花粉、连翘、苦杏仁。（《未刻本叶氏医案·方案》）

热止嗽盛。

熟地、茯神、北沙参、川斛、麦冬、鲜芡实。（《未刻本叶氏医案·保元方案》）

戎。咽阻咳呛，两月来声音渐低，按脉右坚，是冷热伤肺。

生鸡子白、桑叶、玉竹、沙参、麦冬、甜杏仁。（《临证指南医案·卷二》）

蓐劳，下虚溏泄，近有风温，咳嗽发热。暂用手太阴上焦药四五日。

桑叶、沙参、麦冬、玉竹、甘草、扁豆。（《叶氏医案存

真·卷三》)

蓐劳下损，咳逆不得卧。

乌骨鸡丸。(《眉寿堂方案选存·卷下》)

色苍肉瘦，形象尖长，木火之质，阴液最难充旺，春间咳嗽，虽系风温外邪，但既属阴亏，冬藏先已不固，因咳逆震动，浮阳上冒，清空自阻。用药宜取沉静质重，填阴镇阳方是，阅方辛气居半，与磁石相阻，苁蓉阴中之阳，亦非收摄，不效宜矣。

大熟地、灵磁石、萸肉、五味子、牡丹皮、云茯苓、阿胶、怀山药、泽泻、龟板。(《叶氏医案存真·卷一》)

色亮，脉弦涩，此饮阻于肺络，咳嗽不已，如以虚论，饮愈阻矣。

旋覆花、苏子、莱菔子、橘红、白芥子、杏仁、薏苡仁、蒌仁霜。(《未刻本叶氏医案·保元方案》)

僧，三十。脉右寸独大，气分咳，有一月。

桑叶、杏仁、玉竹、苡仁、沙参、茯苓，糯米汤煎。(《临证指南医案·卷二》)

沙，三六。阴虚，血后痰嗽。必胃强加谷者，阴药可以效灵。形羸食少，滋腻久用，必更反胃。静养望其渐复。

熟地炭、萸肉、五味、川斛、茯神、芡实、建莲、山药。(《临证指南医案·卷二》)

山塘，七十五。立冬未冷，温热之气外入，引动宿饮。始而状如伤风，稀痰数日，继则痰浓咽干，是少阴脉中乏津上承，五液尽化痰涎。皆因下虚易受冷热，是以饮邪上泛。老年咳嗽，大要宜调脾肾，最忌发散泄肺理嗽，暂用越婢法。

麻黄、石膏、甘草、芍药、生姜、大枣。(《叶氏医案存真·卷三》)

少阴不纳，冲气咳嗽，咽干。

都气丸。（《未刻本叶氏医案·方案》）

少阴空虚，冲气上逆，卧则咳呛，咽干隐隐燥痛。少阴之脉循喉咙，阴少上承，阳乃亢耳。

熟地、女贞子、金钗川斛、天冬、人中白、糯稻根须。（《未刻本叶氏医案·方案》）

少阴肾真下损，冲气不纳为嗽，扰络痰血，全赖胃强纳谷。

熟地、参三七、霍石斛、五味、白茯神、鲜莲子。（《未刻本叶氏医案·保元方案》）

邵，六八。脉坚，形瘦久咳，失血有年。食物厌恶，夜寝不适，固以培本为要。所服七味、八味汤丸，乃肝肾从阴引阳法，服之不效，此液亏不受桂、附之刚。当温养摄纳其下，兼与益胃津以供肺。

晨服：熟地、苁蓉、杞子、五味、胡桃肉、牛膝、柏子仁、茯苓。

蜜丸。

晚服：人参、麦冬、五味、炙草、茯苓、鲜莲子、山药。（《临证指南医案·卷二》）

邵，三十三岁。五液变痰涎，皆肾液之化。阴不承载，咳痹痛甚，乃劳怯之未传。能勉强纳谷，可望久延。

阿胶、鸡子黄、黑豆皮、川石斛、戎盐（《叶天士晚年方案真本·杂症》）

舌白腻，咳嗽，入暮寒热，复感新邪耳。

杏仁、桔梗、桑白皮、藿香、橘白、老姜皮。（《未刻本叶氏医案·保元方案》）

沈，湖州，廿九岁。病伤不复元，壮失保养，延为劳嗽，胃

气颇好，可与填精固下，

都气法去丹、泽，加水陆二仙、胡桃肉。(《叶天士晚年方案真本·杂症》)

沈，南浔，三十三岁。凡外邪入肺而咳嗽者，可用表散肺气。若内伤累及于肺致咳者，必从内伤治。汗之则泄阳气，肺痿食减音低，显然药误。

黄芪、米仁、黄精、白及。(《叶天士晚年方案真本·杂症》)

沈，三十三岁。初春时候尚冷，水涸开湖，挑脚劳力，居于寒湿冷处，是脱力内伤，气弱嗽加，寒热，大忌发散清肺。

小建中汤。(《叶天士晚年方案真本·杂症》)

沈，三十五岁。此嗽是支脉结饮，治肺无益，近日嗔怒忤气，寒热一月，汗多不渴，舌淡白，身痛偏左，咽痒必咳。

玉竹、大沙参、米仁、生草、扁豆、茯苓。(《叶天士晚年方案真本·杂症》)

沈，十九。劳嗽，食减便泻，汗出，阴损已及阳腑。中宜扶胃，下固肾阴为治。大忌清肺寒凉希冀治嗽。

熟地、熟冬术、五味、芡实、湖莲、山药。(《临证指南医案·卷二》)

沈，四十岁。几年失血，继而久咳，乃内损之咳，痰多治嗽无用，已失音嘶响，损象何疑？

黄精、白及、米仁、茯苓。

四味熬膏，早服牛乳一杯。(《叶天士晚年方案真本·杂症》)

沈。脉右搏数，风温呛咳。

桑叶、杏仁、象贝、苡仁、瓜蒌皮、白沙参。(《临证指南医案·卷二》)

沈。味进辛辣，助热之用，致肺伤嗽甚。其血震动不息，阳少潜伏，而夜分为甚。清气热而不妨胃口，甘寒是投，与《内经》辛苦急，急食甘以缓之恰符。

生甘草、玉竹、麦冬、川贝、沙参、桑叶。

又：肝阳易逆，内风欲怫，不得着左卧，恶辛气，喜甘润。治肝体用，润剂和阳。

生地、阿胶、天冬、茯神、牡蛎、小麦。（《临证指南医案·卷二》）

沈氏。血后久咳，脘痛食减，经闭便溏。拟进疏泄肝气。

苏子、炒丹皮、桃仁、郁金、钩藤、白芍。（《临证指南医案·卷二》）

肾精下损乏阴，气上乘，浮阳上灼，咽喉痛痹，有喉宣发现，咳嗽喘促，是下焦元海不司收纳，冲脉之气上冲所致。故日进润剂，望其咳减，为庸医之良法，实酿病之祸阶，现在胃弱便溏，则非治嗽可疗矣。劳怯不复，当以固真纳气，培扶胃口，希冀加谷则吉。

人参、茯苓、芡实、坎气、湘莲子、秋石、五味子、胡桃。（《叶氏医案存真·卷一》）

失血后，脉涩咳呛，宜养肺胃之阴。

北沙参、茯神、麦门冬、白扁豆、百合、霍石斛。（《未刻本叶氏医案·方案》）

失血气逆，咳呛能食，宜乙癸同治。

熟地、川石斛、牡蛎、天冬、茯神、牛膝。（《未刻本叶氏医案·方案》）

施。脉沉弦为饮，近加秋燥，上咳气逆，中焦似痞。姑以辛泄凉剂，暂解上燥。

瓜蒌皮、郁金、香豉、杏仁、苡仁、橘红、北沙参、山栀。

（《临证指南医案·卷二》）

施氏。脉细数，干咳咽燥，脊酸痿弱，此本病欲损。

阿胶、鸡子黄、北沙参、麦冬、茯神、小黑稽豆皮。（《临证指南医案·卷二》）

湿痰上阻，咳逆不得卧，痰降嗽始却。

杏仁、旋覆花、白茯苓、姜汁、半夏、瓜蒌霜、白芥子、竹沥。（《未刻本叶氏医案·保元方案》）

湿饮内阻，焉得不咳！

杏仁、大半夏、粗桂枝、米仁、块茯苓、木防己。（《未刻本叶氏医案·方案》）

湿郁阳痹，形凛咳嗽。

玉竹桂枝汤。（《未刻本叶氏医案·方案》）

湿阻化热，咳嗽渴饮。

芦根、白通草、浙苓、杏仁、桑白皮、米仁。（《未刻本叶氏医案·方案》）

石，四三。咳嗽十月，医从肺治无效。而巅胀，喉痹，脘痞，显是厥阳肝风。议镇补和阳息风。

生牡蛎、阿胶、青黛、淡菜。（《临证指南医案·卷二》）

石。气左升，腹膨，呕吐涎沫黄水，吞酸，暴咳不已。是肝逆乘胃射肺，致坐不得卧。

安胃丸三钱。（《临证指南医案·卷二》）

史，四十。湿郁温邪，总是阻遏肺气。呕咳脘痞，即"病形篇"中诸呕喘满，皆属于肺。不明口鼻受侵阻气之理，清中疏导，乃过病所，伐其无病之地矣。

鲜枇杷叶、杏仁、象贝、黑山栀、兜铃、马勃。

又：轻浮苦辛治肺，咳呛颇减。咽痛红肿，皆邪窒既久，壅而成毒。嗌干不喜饮，舌色淡不红。仍清气分，佐以解毒。

鸡子白、麦冬、大沙参、金银花、绿豆皮、蔗浆。(《临证指南医案·卷二》)

暑风作咳。

丝瓜叶、桑皮、杏仁、薏苡仁、橘红、芦根。(《未刻本叶氏医案·保元方案》)

暑风作咳。

杏仁、芦根、通草、桑皮、象贝、米仁。(《未刻本叶氏医案·保元方案》)

暑热侵于上焦，咳嗽身热，主以辛凉，肃其肺卫。

鲜丝瓜叶、杏仁、桔梗、活水芦根、桑皮、花粉。(《未刻本叶氏医案·保元方案》)

暑热吸受，先伤于上。初病咳逆，震动血络，暑热仍在。见血治血，已属不法，参入重剂，伤及无病之地。哺时头胀，潮热咳呕，邪在气分，当推上病治下之旨。

西瓜翠、白通草、六一散、白芦根、生薏仁。(《眉寿堂方案选存·卷上》)

暑伤气，作之咳。

杏仁、天花粉片、桑皮、芦根、西瓜翠衣、川贝。(《未刻本叶氏医案·保元方案》)

暑邪在上，清空诸窍热疮，咳痰气促，肺热急清。

竹叶、杏仁、黄芩、连翘、川贝、郁金。(《眉寿堂方案选存·卷上》)

暑邪阻于上焦，作之肺疟，咳嗽渴饮。

桂枝白虎汤。(《未刻本叶氏医案·保元方案》)

水液上泛，形浮嗽逆，无如不独阳微，阴亦为之亏矣。用药之难以图功在斯。

茯苓桂枝五味甘草汤。(《未刻本叶氏医案·方案》)

嗽不减，左脉弦。

玉竹、川贝、南沙参、地骨皮、生草。

白糯米泡汤代水。(《未刻本叶氏医案·方案》)

嗽而脉数，脏阴亏矣，金水同治。第参之色脉，恐延损怯。

熟地、甜北参、麦冬、茯神、川石斛、天冬。(《未刻本叶氏医案·方案》)

嗽而呕恶，肺胃不降耳。

枇杷叶、橘红、茯苓、旋覆花、杏仁、竹茹。(《未刻本叶氏医案·保元方案》)

嗽而呕恶，胃气弱也。

白扁豆、北沙参、霍石斛、川贝母、麦冬肉、块茯苓。(《未刻本叶氏医案·保元方案》)

嗽减痰多，交雨水节，血复溢。

旋覆花、扁杏仁、米仁、蒌仁霜、冬瓜子、浙苓。(《未刻本叶氏医案·方案》)

嗽久不已，病不在肺，而在少阴矣，且左脉弦数，法宜摄阴。

熟地、鲜莲肉、茯神、川斛、左牡蛎、天冬。(《未刻本叶氏医案·保元方案》)

嗽久失血，音哑，由外邪伤阴，阴枯则阳浮上亢，为少阴损也。

细生地、元稻根须、人中白、元参、鸡子白、粗旱莲草、白桔梗、生草。(《未刻本叶氏医案·保元方案》)

嗽咳胸引痹痛，小溲频数，肺阴渐涸矣。

麦冬、甘草、地骨皮、北参、玉竹、川贝母。

白元米煎汤代水。(《未刻本叶氏医案·保元方案》)

嗽逆，冲气不纳，形浮。

茯苓、桂枝、北五味、炙甘草。(《未刻本叶氏医案·方案》)

嗽逆，呕逆不得卧，经谓：嗽而呕者属胃咳也，此由嗽伤阳明之气，厥阴肝邪顺乘使然。凡女科杂症，偏于肝者居半，即如是病，经一阻则遂剧矣，非泛泛咳嗽之比。

人参、旋覆花、白芍、茯苓、代赭石、南枣。(《未刻本叶氏医案·方案》)

嗽逆不得卧，短气脉涩。

杏仁、粗桂枝、半夏、生白芍、茯苓、淡干姜、炙草、五味子。(《未刻本叶氏医案·方案》)

嗽逆冲气不得卧，此属下焦不纳，水饮上泛使然。

桂苓五味甘草汤。(《未刻本叶氏医案·方案》)

嗽逆脉数，肺阴耗耳，恐延肺痿。

北参、霍斛、茯神、麦冬、白扁豆皮。(《未刻本叶氏医案·方案》)

嗽甚喉痒。

经霜桑叶、生地、霍斛、天冬肉、上清阿胶、南沙参、麦冬、大麻仁。(《未刻本叶氏医案·保元方案》)

嗽痰胸痹。

苇茎汤。(《未刻本叶氏医案·保元方案》)

宋，二一。脉右浮数，风温干肺化燥。喉间痒，咳不爽。用辛甘凉润剂。

桑叶、玉竹、大沙参、甜杏仁、生甘草，糯米汤煎。(《临证指南医案·卷二》)

孙。脉搏大，阳不下伏，咳频喉痹，暮夜为甚。先从上治。

生鸡子白、生扁豆皮、玉竹、白沙参、麦冬、地骨皮。(《临证指南医案·卷二》)

董，二四。风温湿上受，痹阻气分，上则咳呛不得卧息，下则溺少便溏。夫肺主一身之气化，邪壅则升降不得自如。仿经旨湿淫于内，主以淡渗，佐以苦温为治。

飞滑石、茯苓皮、白蔻仁、竹叶、厚朴、杏仁、芦根。(《种福堂公选医案》)

汤，二三。脉细促，右空大，爪甲灰枯，久嗽入春夏见红，食减身痛，形容日瘁。是内损难复，与养营法。

人参、炒白芍、归身、炙草、桂枝木、广皮、煨姜、南枣。(《临证指南医案·卷二》)

汤，二四。脉左坚数促，冬温咳嗽，是水亏热升。治不中窾，胃阴受伤，秽浊气味直上咽喉。即清肺冀缓其嗽，亦致气泄，而嗽仍未罢。先议甘凉益胃阴以制龙相，胃阴自立，可商填下。

生扁豆、米炒麦冬、北沙参、生甘草、冬桑叶、青蔗浆水。(《临证指南医案·卷二》)

汤，三三。脉左弱右搏，久有虚损，交春不复。夜卧着枕，气冲咳甚，即行走亦气短喘促。此乃下元根蒂已薄，冬藏不固，春升生气浅少，急当固纳摄下。世俗每以辛凉理嗽，每致不救矣。

水制熟地、五味、湖莲、芡实、茯神、青盐、羊内肾。(《临证指南医案·卷二》)

汤。肺气不降，咳痰呕逆。

鲜芦根、桃仁、丝瓜子、苡仁。(《临证指南医案·卷二》)

唐，四十七岁。肾虚不纳，久嗽。

附子七味丸三钱。(《叶天士晚年方案真本·杂症》)

陶，十六。色黄，脉小数，右空大。咳呕血溢，饮食渐减，用建中旬日颇安。沐浴气动，血咳复至。当以静药养胃阴方。

金匮麦门冬汤去半夏。（《临证指南医案·卷二》）

体弱夹邪，咳嗽头胀，怕其络松失血。

桑叶、川贝母、南沙参、玉竹、北梨肉、天花粉。（《未刻本叶氏医案·保元方案》）

体质阴亏，燥侵作咳。

桑叶、白沙参、玉竹、川贝、天花粉、生草。（《未刻本叶氏医案·保元方案》）

天癸从未至，肉瘦色瘁，咳呛着枕更甚，暮夜内外皆热，天明汗出热减，痰出或稠或稀，咽中总不爽利。此先天最薄，真阴不旺，勿攻针黹，务安闲怡悦，俾经来可以热除，不然，世称干血劳矣。

复脉汤去麻仁。（《眉寿堂方案选存·卷下》）

同里，廿。夏令热气伤阴失血，冬藏气降，血症必然不来。肉瘦精亏，嗽不肯已，但宜滋培脏阴，预防春深升泄。不可以药理嗽，固本法加五味子。

人参、熟地、生地、麦冬、天冬、五味子。（《叶氏医案存真·卷三》）

同里，廿七。幼年成婚太早，精气未充先泄，上年泄泻，继加痰嗽，纳食较少，形肌日瘦。今秋深喉痛，是肾精内乏，阴中龙雷闪烁无制。当此秋令肃降，藏职失司，明岁谷雨，万化开遍，此病危矣。

秋石拌人参、生紫石英、紫衣胡桃肉、茯神、女贞实、五味子。（《叶氏医案存真·卷三》）

汪，七十。天明至午，嗽甚痰血。春暖阳浮，是肾虚不藏。闻咳音重浊不爽。先议轻清治气分之热。

桑叶、南花粉、黑栀皮、桔梗、甘草、橘红。(《临证指南医案·卷二》)

汪。初咳不得卧，今左眠咳甚，并不口渴欲饮，周身絷絷汗出。此积劳内伤，木反乘金。不饥不纳，滋腻难投。惟以培中土，制木生金，合乎内伤治法。

川桂枝、茯苓、淡干姜、五味子、生甘草、大枣。(《临证指南医案·卷二》)

汪。肾虚，当春阳升动咳嗽，嗽止声音未震，粪有血。阴难充复，不肯上承。用阴药固摄。

熟地、白芍、茯神、黑穭豆皮、炒焦乌梅肉。(《临证指南医案·卷七》)

汪女。暑热入肺为咳。

花粉、六一散、杏仁、橘红、大沙参、黑山栀皮。(《临证指南医案·卷二》)

汪裕当。喉痒呛甚，形寒忽热，今早便溏，卧醒咽干，不为口渴。议养胃阴以供肺。

扁豆、北沙参、南枣，元米汤煎。(《叶氏医案存真·卷二》)

王。禀质阳亢阴虚，频年客途粤土。南方地薄，阳气升泄，失血咳嗽形寒，火升盗汗，皆是阴损阳不内入交偶。医见嗽治肺，必延绵入凶。

熟地、芡实、五味、茯神、建莲、炒山药。(《叶天士晚年方案真本·杂症》)

王，二八。见红两年，冬月加嗽，入春声音渐嘶，喉舌干燥。诊脉小坚，厚味不纳，胃口有日减之虞。此甘缓益胃阴主治。

麦冬、鸡子黄、生扁豆、北沙参、地骨皮、生甘草。(《临证指南医案·卷二》)

王，二六。脉小数，能食，干咳暮甚。冬藏失纳，水亏温伏。防其失血，用复脉法。

复脉汤去参、姜、桂。（《临证指南医案·卷二》）

王，二七。脉沉，短气咳甚，呕吐饮食，便溏泄。乃寒湿郁痹渍阳明胃，营卫不利。胸痹如闷，无非阳不旋运，夜阴用事，浊泛呕吐矣。庸医治痰顺气，治肺论咳，不思《内经》胃咳之状，咳逆而呕耶？

小半夏汤加姜汁。（《临证指南医案·卷二》）

王，二五。气分热炽，头胀痰嗽。

连翘、石膏、杏仁、郁金、薄荷、山栀。

又：照前方去山栀，加蒌皮、桔梗。（《临证指南医案·卷二》）

王，三八。脉左尺坚，久嗽失音，入夏见红，天明咳甚，而纳谷减损。此劳损之症，急宜静养者。

麦冬、大沙参、玉竹、川斛、生白扁豆、鸡子白。（《临证指南医案·卷二》）

王，三九。虽是咳痰失血，然强能食，不知饥，目黄晡热，舌心黄，已现暑热客邪症象。此先宜清理肺胃，莫因久恙而投腻补。

杏仁、象贝母、郁金、川通草、桑叶、石膏、橘红、苡仁。

又：晚服枇杷叶膏。早，六味加阿胶、麦冬。

又：阿胶、鸡子黄、小生地、麦冬、桑叶、炒黑丹皮。（《临证指南医案·卷五》）

王，三五。脉右大，温邪震络，咳痰带血。

桑皮、杏仁、山栀皮、花粉、大沙参、石膏。（《临证指南医案·卷二》）

王，三一。脉沉细，形寒，咳。

103

桂枝一钱，杏仁三钱，苡仁三钱，炙草五分，生姜一钱，大枣二枚（《临证指南医案·卷二》）

王，十八岁。真阴未充，冬失藏聚，春阳初动，阴火内灼成疡，溃脓更伤血液，此咳乃浮阳上熏之气。日晡及暮，神烦不宁，治在少阴。

乌胶、龟腹板心、黄柏、天冬、川石斛、生地。（《叶天士晚年方案真本·杂症》）

王，唯亭，十八岁。读书身静心劳，夜坐浮阳易升，少年人虽未完姻，然偶起情欲之念，人皆有诸。致阴中龙雷夹木中相火，震动而沸，失血咳嗽，乃脏阴不宁。暂缓书卷，早眠晏起，百日中勿加杂念，扰乱神志，可以全愈。服草木图愈，非要领也。（《叶天士晚年方案真本·杂症》）

王，五十。气急嗽逆，足冷。当用摄纳，水中藏火法。

薛氏加减八味丸三钱，淡盐汤送下。（《临证指南医案·卷二》）

王，五十三岁。问有女无男，呛咳甚于日晡黄昏，肌肉消瘦。夏季失血，天令暴暖，阳浮热灼，弱阴无从制伏。夫精损阴火上铄，必绝欲可以生聚，半百未生育，当自谅情保节。

熟地、龟甲、鱼胶、牛膝、茯神、远志、萸肉、青盐、沙苑、五味、柏子仁。（《叶天士晚年方案真本·杂症》）

王。面色㿠白，脉来细促，久嗽不已，减食，腹痛，便溏，经闭半截。此三焦脏真皆损，干血劳怯之疴，极难调治。俗医见嗽见热，多投清肺寒凉，生气断尽，何以挽回？

归建中汤去姜。（《临证指南医案·卷九》）

王公美。脉沉而咳，不能着枕而卧，此老年下元虚，气不摄纳。浊气痰饮，皆为阴象，乘暮夜阴时寐发。发散清润皆非，当以小青龙法，开太阳经，撤饮下趋。

小青龙去麻、辛、草。（《叶氏医案存真·卷二》）

卫阳怫郁，形冷咳嗽。

苦杏仁、大桂枝、生姜、炙甘草、天花粉、大枣。（《未刻本叶氏医案·方案》）

温侵嗽盛，清之是适，而脉微涩，形瘦食少，真元颇亏。年未及五，乃未老先衰之象。

玉竹、桑叶、白沙参、川贝、霍斛、甘蔗汁。（《未刻本叶氏医案·方案》）

温侵作咳。

玉竹、南沙参、竹茹、桑叶、川贝母、杏仁。（《未刻本叶氏医案·方案》）

温邪怫郁，咳嗽，形凛，发热。

瓜蒌桂枝汤去芍加杏仁。（《未刻本叶氏医案·方案》）

温邪咳嗽，头胀鼻塞。

薄荷、象贝、桑白皮、桔梗、杏仁、生甘草。（《未刻本叶氏医案·方案》）

温邪咳嗽。

薄荷、连翘、黑栀、花粉、桔梗、生草。（《未刻本叶氏医案·方案》）

温邪侵于肺卫，作之咳嗽。

杏仁、桑叶、川贝母、花粉、黄芩、南沙参。（《未刻本叶氏医案·方案》）

温邪侵于上焦，咳嗽舌干。

桑叶、川贝、桔梗、花粉、杏仁、连翘。（《未刻本叶氏医案·方案》）

温邪上郁，咳嗽头重。

杏仁、米仁、橘红、白旋覆花、蒌霜、桑皮。（《未刻本叶氏医案·方案》）

温邪上郁，咳嗽音哑。

薄荷、射干、连翘、桔梗、杏仁、象贝。（《未刻本叶氏医案·方案》）

温邪郁于肺卫，咳嗽音嘶，脉微。

泻白散。（《未刻本叶氏医案·方案》）

温邪郁于肺卫，咳嗽音嘶。

射干、花粉、生草、桔梗、玄参、象贝。（《未刻本叶氏医案·方案》）

温邪作咳，脉弦数，恐咳伤阳络失血。

桑叶、杏仁、花粉、川贝、生草、南参。（《未刻本叶氏医案·方案》）

温邪作咳，痰血。

桑叶、花粉、南沙参、川贝、杏仁、生甘草。（《未刻本叶氏医案·方案》）

温邪作咳，误以辛温表散，音失咽痒。

补肺阿胶汤。（《未刻本叶氏医案·方案》）

温邪作咳。

玉竹、南沙参、生草、桑叶、川贝母、花粉。（《未刻本叶氏医案·方案》）

温邪作咳形寒，曾失血，宜用轻药。

杏仁、桑叶、川贝、桔梗、橘红。（《未刻本叶氏医案·方案》）

无形暑热袭于肺卫，咳嗽脘闷。

鲜芦根、橘红、桑皮、枇杷叶、杏仁、滑石。（《未刻本叶氏医案·保元方案》）

吴，二八。失血在五年前，咳频呕哕，气自上冲逆。乃下元精血之虚，非外邪寒热之咳。痰出腥气，亦从下出。节欲勿劳力，胃壮可免劳怯。

都气丸。（《临证指南医案·卷二》）

吴，二七。壮年下元久虚，收纳气泄。每交秋冬受冷，冷气深入，伏饮夹气上冲，为咳喘呕吐。疏肺降气不效者，病在肾络中也。盖精血少壮不旺，难以搜逐，病根不去谓此。绝欲一年，小暑艾灸，静养一百二十天可愈。

附都气加车前。（《临证指南医案·卷五》）

吴，关上。气泄用阳药固气，庸医治嗽滋阴，引入劳病一途。

黄芪建中加人参。（《叶天士晚年方案真本·杂症》）

吴，三十五岁。据述咽中气冲，即起咳嗽。经年调治，渐致食减力乏，此皆不分外因，徒受治痰治嗽之累。凡久恙当问寝食，参视形色脉象。越人谓下损及胃是已。

建中法。（《叶天士晚年方案真本·杂症》）

吴，三六。劳力神疲，遇风则咳，此乃卫阳受伤。宜和经脉之气，勿用逐瘀攻伤之药。

当归桂枝汤合玉屏风散。（《临证指南医案·卷二》）

吴，四一。咳嗽，声音渐窒，诊脉右寸独坚。此寒热客气包裹肺俞，郁则热。先以麻杏石甘汤。

又：苇茎汤。（《临证指南医案·卷二》）

吴。风温上受，饮邪上泛，卧枕则咳甚。饮，阴类也。先以轻扬肃上，再议理饮。

桔梗、兜铃、米仁、茯苓、通草、象贝，急火煎服一次。

又案：轻可去实，恰当上受风温，但左胁引动而咳甚。经言：左升太过，右降不及。然非肝木之有余，雨水春木萌动，气升上冲，皆血液之少，不主配偶之义。

甜杏仁、玉竹、甘草、桃仁、炒麻仁。(《叶氏医案存真·卷二》)

吴。久嗽，因劳乏致伤，络血易瘀，长夜热灼。议养胃阴。

北沙参、黄芪皮、炒麦冬、生甘草、炒粳米、南枣。(《临证指南医案·卷二》)

吴妪。病去五六，当调寝食于医药之先。此平素体质，不可不论，自来纳谷恒少，大便三日一行，胃气最薄，而滋腻味厚药慎商。从来久病，后天脾胃为要。咳嗽久，非客症。治脾胃者，土旺以生金，不必穷究其嗽。

人参、鲜莲子、新会皮、茯神、炒麦冬、生谷芽。(《临证指南医案·卷二》)

下焦不纳，冲逆咳嗽，烦劳则精浊。

茯苓、炙草、胡桃肉、桂枝、北五味。(《未刻本叶氏医案·方案》)

下焦不纳，咳嗽气逆。

都气汤加牛膝、川斛、青铅。(《未刻本叶氏医案·方案》)

下虚气逆，作咳内热。

熟地、天冬、知母、茯神、麦冬、川斛。(《未刻本叶氏医案·方案》)

下血既久，真阴大损，临晚炽热而咳，乃阳失潜伏，宜甘酸益阴为治。

熟地炭、甘草、萸肉、山药、五味、茯苓、芡实、木瓜。(《叶氏医案存真·卷三》)

夏，五二。风郁，咳不止。

薄荷、前胡、杏仁、桔梗、橘红、桑皮、连翘、枳壳。(《临证指南医案·卷二》)

夏暑久郁为瘅疟，热胜则肺胃津伤，五心热，多咳，故薄味清养，自能向愈，甘寒除热生津方进商。

麦冬、花粉、竹叶、沙参、甜杏仁、甘草。(《眉寿堂方案选存·卷上》)

夏至阴气不生，乃损不能复矣。今当大热，气泄愈甚，百脉诸气皆空，脂液尽耗，难望再醒，为寒为热，无非身中阴阳互乘，阳由阴上越，则顶巅痛。风木之火入中。则呕逆呛咳，总之液涸神竭。进两仪煎、琼玉膏，扶至稍凉，再为斟酌。

麦冬、竹叶、人参、乌梅肉、大麦、鲜荷叶汁。

水煎，澄冷服。(《叶氏医案存真·卷三》)

琼玉膏：地黄、茯苓、人参、白蜜、臞仙加琥珀、沉香。

向来失血，近受暑邪，呕恶、胸闷、咳嗽，暂降肺胃。

鲜枇杷叶、杏仁、泡淡黄芩、橘红、茯神、旋覆花。(《未刻本叶氏医案·保元方案》)

邪未尽泄，肺气不降，咳逆短气。

枇杷叶、苏子、橘红、蒌仁霜、浙苓、杏仁。(《未刻本叶氏医案·保元方案》)

邪壅于肺，日久络痹嗽痰，胸中痹痛，恐延肺痈。

鲜枇杷叶、苏子、杏仁、鲜冬瓜子、旋覆、米仁。(《未刻本叶氏医案·保元方案》)

邪郁于肺，咳嗽痰稠。

桑白皮、杏仁、橘红、川贝母、花粉、桔梗。(《未刻本叶氏医案·保元方案》)

新产不满百日，天暑，汗出，气泄；加以澡浴汤蒸，更助开发。阳浮上升，阴弱莫制，遂喉痒咳逆，牵连左胁，及气街背部皆痛。盖产后肝血未充，肾液未足，奇经诸脉悉皆怯弱，阴亏阳炽，血不能荣养筋脉。法当味厚质静，流护至阴之脏，兼温奇经。仿仲景阿胶鸡子黄汤。

阿胶、生地、鸡子黄、白芍、稽豆皮、石决明。

再诊。考足厥阴肝经，过胃贯膈，上循喉咙。因肝阴少藏，阳气有升无降。每交暮夜，咳甚如哕。戊亥乃肝阴旺时。肝阳扰胃则阳明脉衰，四肢倦怠，面色青晦。阳化内风，掀越鼓动，为肌浮偏肿。心无液养，似嘈非嘈，似痛非痛。热酿涎沫，吐出复聚。余不以咳嗽为治，急于流护至阴，静制风阳内鼓，夜分更以胃药助之。

午服：鸡子黄、白芍、枸杞子、阿胶、甘菊、炙草。

暮服：人参、南枣、秋石。（《叶天士医案》）

新凉外束，卫阳失护，背凛嗽逆，势欲发哮。

杏仁桂枝汤去芍加茯苓。（《未刻本叶氏医案·保元方案》）

行动气逆，咳嗽痰多。

附：都气丸。（《未刻本叶氏医案·保元方案》）

形浮，嗽逆痰血，宜降肺胃。

旋覆花、苏子、半夏、枇杷叶、米仁、茯苓。（《未刻本叶氏医案·方案》）

形寒咳嗽，脉小。

杏仁、桂枝、生姜、炙草、花粉、大枣。（《未刻本叶氏医案·方案》）

虚损心热，腭干，咳嗽，失血。此天气令降，身中龙相反升，下焦真气不得收纳故也。惟宁神静坐，斯天君不动，自得阴上承，阳下降，地天交而成泰矣。

紫胡桃肉、坎气、糯稻根须、北五味子、白蜜。（《叶氏医案存真·卷一》）

徐，二六。劳损咳嗽，用建中法得效。乃无形之气受伤，故益气之药气醇味甘，中土宁，金受益。然必安谷加餐，庶几可御长夏湿热蒸逼真气，致泄反复。

异功加归、芪、姜、枣。（《临证指南医案·卷二》）

徐，二七。形寒畏风冷，食减久嗽。是卫外二气已怯，内应乎胃，阳脉不用。用药莫偏治寒热，以甘药调。

宗仲景麦门冬汤法。（《临证指南医案·卷二》）

徐，三一。失血能食，痰嗽，色苍脉数。可与甘凉养胃中之阴，胃和金生。痔血便燥，柔药最宜。

生扁豆、生地、天冬、麦冬、银花、柿饼灰、侧柏叶。（《临证指南医案·卷二》）

徐，四七。疟属外邪，疟止声音不扬，必是留邪干于肺系，故咳嗽不已。纳食起居如常，中下无病。但以搜逐上焦，勿令邪结，可望病已。

麻黄、杏仁、生甘草、射干、苡仁。（《临证指南医案·卷二》）

徐，四一。清金润燥热缓，神象乃病衰成劳矣。男子中年，行走无力，寐中咳逆，温补刚燥难投。

天冬、生地、人参、茯苓、白蜜。（《临证指南医案·卷一》）

徐。阴虚风温，气逆嗽血。

生扁豆、玉竹、白沙参、茯苓、桑叶、郁金。（《临证指南医案·卷二》）

徐。阴脏失守，阳乃腾越，咳甚血来，皆属动象。静药颇合，屡施不应。乃上下交征，阳明络空，随阳气升降自由。先以柔剂填其胃阴，所谓执中近之。

金匮麦门冬汤去半夏，加黄芪。（《临证指南医案·卷二》）

徐氏。屡屡堕胎，下元气怯，而寒热久嗽，气塞填胸，涌吐涎沫。乃郁勃嗔怒，肝胆内寄之相火风木内震不息。犯胃则呕逆吞酸，乘胸侵咽，必胀闷喉痹，渐渐昏迷欲厥。久延不已，为郁劳之疴。此治嗽清肺，重镇消痰，越医越凶。考《内经》肝病主治三法，无非治用治体。又曰：治肝不应，当取阳明。盖阳明胃土，独当木火之侵侮，所以制其冲逆之威也，是病原治法大略。

安胃丸，椒梅汤送。（《临证指南医案·卷三》）

许，二七。久嗽不已，则三焦受之。一年来，病咳而气急，脉得虚数。不是外寒束肺，内热迫肺之喘急矣。盖馁弱无以自立，短气少气，皆气机不相接续。既曰虚症，虚则补其母。

黄芪建中汤。（《临证指南医案·卷二》）

许。产后阴虚，肝风动灼，喉干呛咳，晚则头晕。

阿胶、细生地、天冬、茯神、小麦、川斛。（《临证指南医案·卷九》）

薛，三六。风热咳，经月不止。

活水芦根、桑叶、大沙参、生苡仁、地骨皮、象贝、滑石、橘红。（《临证指南医案·卷二》）

血后咳嗽，宜益肺胃。

北沙参、麦冬、霍斛、白扁豆、茯神。（《未刻本叶氏医案·方案》）

血后咳嗽咽干，肺胃之阴亏耳。

北参、麦门冬、霍斛、扁豆、川贝母、茯神。（《未刻本叶氏医案·保元方案》）

血虽止，脉尚弦数，晨起咳呛，阴亏阳动不潜使然，静养为主。

熟地、麦门冬、真阿胶、茯神、川石斛、鸡子黄。（《未刻本叶氏医案·方案》）

严，二八。脉小右弦，久嗽晡热，着左眠稍适。二气已偏，即是损怯。无逐邪方法，清泄莫进，当与甘缓。

黄芪建中去姜。

又：建中法颇安，理必益气以止寒热。

人参、黄芪、焦术、炙草、归身、广皮白、煨升麻、煨柴胡。（《临证指南医案·卷一》）

颜氏。久有痛经，气血不甚流畅。骤加暴怒，肝阳逆行，乘肺则咳。病家云：少腹冲气上干，其咳乃作。则知清润肺药，非中窾之法。今寒热之余，咳不声扬，但胁中拘急，不饥不纳。乃左升右降不同旋转，而胃中遂失下行为顺之旨。古人以肝病易于犯胃，然则肝用宜泄，胃腑宜通，为定例矣。

桑叶、丹皮、钩藤、茯苓、半夏、广皮、威喜丸三钱。（《临证指南医案·卷二》）

杨，二四。形瘦色苍，体质偏热，而五液不充。冬月温暖，真气少藏，其少阴肾脏，先已习习风生。乃阳动之化，不以育阴驱热以却温气，泛泛乎辛散，为暴感风寒之治。过辛泄肺，肺气散，斯咳不已。苦味沉降，胃口戕而肾关伤，致食减气怯，行动数武，气欲喘急。封藏纳固之司渐失，内损显然。非见病攻病矣，静养百日，犹冀其安。

麦冬（米拌炒）、甜沙参、生甘草、南枣肉。冲入青蔗浆一杯。（《临证指南医案·卷二》）

姚，二三。脉左细右空，色夺神夭，声嘶，乃精伤于下，气

不摄固，而为咳汗。劳怯重病，药难奏功。用大造丸方。（《临证指南医案·卷一》）

叶，四十。脉右弦，舌黄不渴，当心似阻。昔形壮，今渐瘦。咳久不已，卧着则咳，痰出稍安。此清阳少旋，支脉结饮。议通上焦之阳。

鲜薤白、瓜蒌皮、半夏、茯苓、川桂枝、姜汁。（《临证指南医案·卷五》）

夜来咳嗽略稀，即得假寐目瞑。夫温邪内热，津液被劫，已属化燥，而秋令天气下降，草木改色。肺位最高，上焦先受。大凡湿由地升，燥从天降，乃定理也。今皮肤甲错，肌肉消烁，无有速于是也。兹论气分主治，以上焦主气也。议用喻氏方，减去血药，以清燥专理上焦。

经霜桑叶、玉竹、甜杏仁（将滤入生石膏末二钱），枇杷叶、甜梨皮、花粉。（《眉寿堂方案选存·卷上》）

因湿作咳，疮疡。

桑皮、米仁、橘红、姜皮、杏仁、前胡。（《未刻本叶氏医案·方案》）

因时病而不慎口腹，以致咳痰呛逆，肌肉消烁，食下膹胀，甚则吐食，而成虚损矣。病在土不生金，金衰则不制木，互相戕克，有不能起之象，议以养金制木，使中焦无贼邪之患，壮火培土，使上焦得清化之权亦是一法，未知何如。

甜沙参、淮小麦、鲜莲肉、南枣、怀山药、云茯苓、燕窝。

继进方：人参、山药、白芍、茯苓、炙草、南枣、鲜莲肉。（《叶氏医案存真·卷三》）

阴分固虚，经脉有湿热阻塞，所以下焦发疡。津液不得上涵，遂久咳不止。幸得能食，不致伤及中宫，薄味静养图安。

生地、干何首乌、米仁、黄柏、麦冬、三角胡麻、茯苓、萆薢。(《眉寿堂方案选存·卷下》)

阴亏内热，咳嗽咽干。

北沙参固本汤。(《未刻本叶氏医案·保元方案》)

阴亏体质，近受燥火，咳呛，少寐，暂以甘寒肃其肺卫，续以培元为妥。

葳蕤、茯神、桑叶、南参、霍斛、梨肉。(《未刻本叶氏医案·保元方案》)

阴亏燥侵，嗽甚。

玉竹、川贝母、麦冬、霍斛、南沙参、茯神。(《未刻本叶氏医案·保元方案》)

阴弱气燥，化热逼络，嗽血，心中辣热，宜用甘药和之。

葳蕤、南参、茯神、川贝、霍斛、鲜藕。(《未刻本叶氏医案·保元方案》)

阴弱气燥咳呛，宜用甘药以养胃之阴。

葳蕤、麦门冬、霍山石斛、南参、北梨肉、炒黄川贝。(《未刻本叶氏医案·保元方案》)

阴虚温侵作咳，痰血。

玉竹、南沙参、白花粉、川贝、霍石斛、生甘草。(《未刻本叶氏医案·方案》)

殷，十九岁。先天禀薄，及长真阴不充，完姻精气下泄。春深入夏，阳气陡升，阴弱少恋，血痰上溢，着枕嗽甚，乃阴中龙相，有如电光闪烁，倾盆大雨，其光芒仍炽，是身中阴枯阳亢，日进凉药无用。明明肝肾为病，医投肺药，希图缓嗽，嗽必不效，胃口必减食，形瘦。莫如绝欲，静处林壑，养精血，增谷食。既损难遽，静养渐复。

水煮熟地、茯神、山药、女贞、萸肉、芡实、湖莲、川斛。（《叶天士晚年方案真本·杂症》）

饮逆，嗽不得卧。

杏仁、茯苓、橘红、厚朴、半夏、苡仁。（《未刻本叶氏医案·保元方案》）

饮邪咳嗽。

半夏、橘红、旋覆花、茯苓、米仁、枇杷叶。（《未刻本叶氏医案·方案》）

饮邪作咳。

茯苓、杏仁、炙甘草、桂枝、米仁、老生姜。（《未刻本叶氏医案·保元方案》）

饮邪作咳。

苦杏仁、茯苓、白芥子、旋覆花、米仁、橘皮红。（《未刻本叶氏医案·保元方案》）

饮邪作嗽，不得卧。

杏仁、茯苓、半夏、白芥子、米仁、橘红。（《未刻本叶氏医案·方案》）

饮阻于肺，咳嗽失血，宜用清降。

旋覆花、薏苡仁、苏子、蒌仁霜、浙茯苓、橘红。（《未刻本叶氏医案·方案》）

营虚卫薄，寒热咳嗽，汗多，法宜和之。

桂枝汤加玉竹。（《未刻本叶氏医案·保元方案》）

营阴枯槁，气燥作咳。

熟地、天冬、稽豆皮、阿胶、茯神、鸡子黄。（《未刻本叶氏医案·保元方案》）

尤氏。寡居烦劳，脉右搏左涩。气燥在上，血液暗亏。由

116

思郁致五志烦煎，固非温热补涩之症。晨咳吐涎，姑从胃治，以血海亦隶阳明耳。生白扁豆、玉竹、大沙参、茯神、经霜桑叶、苡仁。

用白糯米半升，淘滤清，入滚水泡一沸，取清汤煎药。

又：本虚在下，情怀悒郁，则五志之阳上熏为咳，固非实火。但久郁必气结血涸，延成干血劳病。经候涩少愆期，已属明征。当培肝肾之阴以治本，清养肺胃气热以理标。刚热之补，畏其劫阴，非法也。

生扁豆一两，北沙参三钱，茯神三钱，炙草五分，南枣肉三钱。

丸方：熟地（砂仁末拌炒）四两，鹿角霜（另研）一两，当归（小茴香拌炒）二两，怀牛膝（盐水炒炭）二两，云茯苓二两，紫石英（醋煅水飞）一两，青盐五钱。

另熬生羊肉胶和丸，早服四钱，开水送。（《临证指南医案·卷二》）

有年阳微，饮逆咳嗽。

杏仁、茯苓、生姜、桂枝、炙草、大枣。（《未刻本叶氏医案·方案》）

有年阳衰饮干，咳嗽，形凛。

杏仁桂枝汤去芍加茯苓。（《未刻本叶氏医案·方案》）

有年阳微失护，客邪触饮，咳嗽呕逆，形寒身痛。

杏仁、茯苓、生姜、桂枝、炙草、大枣。（《未刻本叶氏医案·方案》）

右寸大，此金燥作咳，莫作饮治，宜以清润为主。

壮玉竹、南沙参、霍山石斛、川贝母、白茯神、生扁豆白。（《未刻本叶氏医案·方案》）

幼年久有遗精，目疾，不耐劳烦。先后天未曾充旺，秋季疟邪再伤真阴，冬月夜热，嗽痰失血，不饥不食，盗汗伤阳，阳浮不藏，渐干胃口，皆久虚劳怯之象。此恙屏绝酒色怒烦，须安闲坐卧百日，必胃口渐旺，病可渐除，古称精生于谷食也。

北沙参、女贞实、茯苓、炒麦冬、米仁、川斛、芡实。(《叶氏医案存真·卷一》)

运漕，四十四。冬藏失司，咳吐涎沫，是肾病也。医见嗽，咸以肺药治嗽，宜其年余无效。

桂苓甘味汤。(《叶氏医案存真·卷三》)

燥侵咳嗽。

桑叶、川贝、花粉、杏仁、南参、橘红。(《未刻本叶氏医案·保元方案》)

燥侵作咳，但左脉弦数，恐络动失血。

桑叶、南沙参、嘉花粉、玉竹、川贝母、麦门冬。(《未刻本叶氏医案·保元方案》)

张，大马坊。脉沉细，久嗽，五更阳动，咳频汗泄，阳不伏藏，肾气怯也。

茯苓、甜桂枝、炙草、五味子。(《叶天士晚年方案真本·杂症》)、

张，二五。形瘦脉数，昼凉暮热，肺失和为咳。小暑后得之，亦由时令暑湿之气。轻则治上，大忌发散。

大竹叶、飞滑石、杏仁、花粉、桑叶、生甘草(《临证指南医案·卷二》)

张，蠡墅，四十七岁。两月昼热夜凉，咳嗽喘急，是中年劳碌伤气。忌酒发汗，甘温益气。

人参、炙甘草、薏苡仁、白及，蜜水炙黄芪。(《叶天士晚年

方案真本·杂症》）

张，刘真巷，三十七岁。上年五个月，已小产二次，再加冬季伏侍病人劳乏。产虚在阴，劳伤在阳。咳嗽吐黏浊沫，咳逆上气，必呕食。凡食入胃传肠，此咳是下虚不纳，气冲涌水上泛，奈何庸医都以消痰清肺寒凉，不明伤损阴中之阳，必致胃倒败坏。

桂苓甘味汤。（《叶天士晚年方案真本·杂症》）

张，三十。冬季喘嗽，似属外因，表散沓进，反致失音，不得着枕卧眠。今戌亥时浊阴上干，而喘急气逆为甚。仍议引导，纳气归肾。

六味加附子、车前、补骨脂、胡桃、沉香。（《临证指南医案·卷二》）

张，三十九岁。中年色萎黄，脉弦空。知饥不欲食，不知味。据说春季外感咳嗽，延秋气怯神弱，乃病伤成劳，大忌消痰理嗽。

麦门冬汤。（《叶天士晚年方案真本·杂症》）

张，十七。冬季温邪咳嗽，是水亏热气内侵，交惊蛰节嗽减。用六味加阿胶、麦冬、秋石，金水同治，是泻阳益阴方法，为调体治病兼方。近旬日前，咳嗽复作，纳食不甘。询知夜坐劳形，当暮春地气主升，夜坐达旦，身中阳气亦有升无降，最有失血之虞。况体丰肌柔，气易泄越。当暂停诵读，数日可愈。

桑叶、甜杏仁、大沙参、生甘草、玉竹、青蔗浆。（《临证指南医案·卷二》）

张，四七。三疟之邪在阴，未经向愈，春季洞利不食。想春雨外湿，水谷内聚亦湿，即湿多成五泄之谓。疟痢仅泄经隧湿邪，而里之湿邪未驱。长夏吸受暑邪，上蒙清空诸窍，咳嗽耳聋，的系新邪，非得与宿病同日而语。

连翘、飞滑石、嫩竹叶、荷叶边汁、桑叶、杏仁、象贝、黑

山栀。(《临证指南医案·卷五》)

张，五十五岁。穷乏之人，身心劳动，赖以养家。此久嗽失血声嘶，是心营肺卫之损伤，不与富户酒色精夺同推。

黄精、白及、米仁、茯苓。(《叶天士晚年方案真本·杂症》)

张。脉右弦数，左细涩，阴损。失血后久咳，食减便溏。

熟地炭、茯神、建莲、五味、芡实、炒山药。(《临证指南医案·卷二》)

张。痰饮夹燥，咳，喉中痒。

杏仁、花粉、茯苓、象贝母、橘红、半夏曲。(《临证指南医案·卷五》)

章，二五。自服八味鹿龟胶以温补，反咳嗽吐痰，形瘦减食，皆一偏之害。宜清营热，勿事苦寒。

鲜生地、麦冬、元参心、甘草、苦百合、竹叶心。(《临证指南医案·卷二》)

章，水关桥，四十九岁。病人说咳嗽四年，每着枕必咳，寐熟乃已，此肾虚气冲上犯。医见嗽治肺，延及跗肿，阴囊皆浮，阴水散漫，阳乏开阖，都属肺药之害。

薛氏肾气汤。(《叶天士晚年方案真本·杂症》)

赵，三三。咳逆自左而上，血亦随之。先从少阳胆络治。

生地、丹皮、泽兰、茯苓、降香末、荷叶汁。(《临证指南医案·卷二》)

诊脉左数微弦，寸、尺、关虚数。阅五年前，病原左胁映背胀痛，不能卧席。曾吐瘀血、凝块、紫色。显然肝郁成热，热迫气逆血瘀，虽经调理全愈，而体质中肝阴不充，肝阳易动。凡人身之气，左升主肝，右降主肺。今升多降少，阴不和阳。胃中津液，乏上供涵肺之用。此燥痒咳呛，吐出水沫，合乎经旨：肝病吐涎沫矣。肝木必犯胃上，纳谷最少而肢软少力，非嗽药可以愈病。此皆肝阳逆乘，实系肝阴不足。仲景云：见肝之病，先理脾胃。俾土厚不为木克，原有生金功能。据述凡食鸡子，病必加剧，则知呆滞凝涩之药，皆与病体未合。

北沙参、生扁豆、麦冬、玉竹、桑叶、生甘草、蔗浆。（《叶天士医案》）

郑，二七。脉来虚弱，久嗽，形瘦食减，汗出吸短。久虚不复谓之损，宗《内经》形不足温养其气。

黄芪建中汤去姜，加人参、五味。（《临证指南医案·卷二》）

仲。久嗽，神衰肉消，是因劳倦内伤。医不分自上自下损伤，但以苦寒沉降。气泄汗淋，液耗夜热，胃口得苦伤残，食物从此顿减。老劳缠绵，讵能易安，用建中法。

黄芪建中汤去姜。

又：照前方加五味子。

又：平补足三阴法。

人参、炒山药、熟地、五味、女贞子、炒黑杞子。（《临证指南医案·卷一》）

脉细如丝，形神尪羸，嗽而气逆，下焦阳气颇衰，最虑喘脱，延至春和日暖，始可无虞。

茯苓、炙黑甘草、制附子、桂枝、北五味子、胡桃肉。（《未刻本叶氏医案·方案》）

周，二七。左脉弦数，失血后，咳嗽音嘶少寐。阴亏阳升不潜之候，当滋养为主。

生地炭三钱，生牡蛎五钱，阿胶一钱半，麦冬一钱半，茯神三钱，川斛三钱。（《临证指南医案·卷二》）

周，三二。秋燥从天而降，肾液无以上承。咳嗽吸不肯通，大便三四日一更衣，脉见细小。议治在脏阴。

牛乳、紫衣胡桃、生白蜜、姜汁。（《临证指南医案·卷二》）

周，四八。脉来虚芤，形色衰夺。久患漏疡，阴不固摄。经营劳动，阳气再伤。冬月客邪致咳，都是本体先虚。春深入夏，天地气泄，身中无藏，日加委顿，理固当然。此岂治咳治血者，议补三阴脏阴方法。

人参（秋石汤拌）、熟地、麦冬、扁豆、茯神、白粳米。（《临证指南医案·卷二》）

周。向有耳聋鸣响，是水亏木火蒙窍。冬阳不潜，亦属下元之虚。但今咳声，喉下有痰音，胁痛，卧着气冲，乃冲阳升而痰饮泛，脉浮。当此骤冷，恐有外寒引动内饮，议开太阳以肃上。

云茯苓、粗桂枝、干姜、五味（同姜打）、白芍、炙草。

当午时服。（《临证指南医案·卷五》）

朱，八圻，十六岁。女子十四而天癸至，以禀质为阴。二七少阳生动，阴体以阳为用也。父母有病而生，属乎先天。即良医妙药，弗能疗疾，如苗禾秀而不实，树果将成自坠耳。庸人不识其故，徒以清热治嗽，坐困胃口而致凶者屡屡。

生白藕、桑寄生、清阿胶、天冬、云茯神、甘州枸杞子、桂圆肉、大元生地。（《叶天士晚年方案真本·杂症》）

朱，靖江，二十五岁。自春季失血，血止痰嗽，左脉细数，是阴虚劳嗽。幸胃纳不减，可填补真阴。肺药理嗽，必伤胃气，但精血药不能生长，加慎保养，冀交春不致血来，屡发则难治矣。

熟地、萸肉、云茯苓、山药、天冬、五味、麦冬、阿胶、龟板、黄柏。（《叶天士晚年方案真本·杂症》）

朱女。肝阴虚，燥气上薄，咳嗽夜热。

桑叶、白沙参、杏仁、橘红、花粉、地骨皮，糯米汤煎。

（《临证指南医案·卷二》）

朱，三九。五年咳嗽，遇风冷咳甚，是肌表卫阳疏豁。议固剂缓其急。

黄芪建中汤。（《临证指南医案·卷二》）

朱，唐市，三十一岁。农人冷雨淋身，在夏天暴冷暴热，原非大症。木鳖有毒，石膏清散，攻攒触之气闭塞，咳久咽痛。轻剂取气，开其上壅。若药味重，力不在肺。

射干、生草、牛蒡、麻黄、米仁、嫩苏叶。（《叶天士晚年方案真本·杂症》）

朱，五十。中虚少运，湿痰多阻气分，咳嗽舌白。

炒半夏、茯苓、桂枝木、炙草、苡仁（《临证指南医案·卷二》）

朱。形寒暮热，咳嗽震动，头中、脘中、胁骨皆痛。先经嗽红，体气先虚。此时序冷热不匀，夹带寒邪致病。脉得寸口独大。当清解上焦，大忌温散之剂。

桑叶、苏梗、杏仁、象贝、玉竹、大沙参。（《临证指南医案·卷二》）

诸，新开河桥，十六岁。形瘦色黄，交阴身热。冲年夏热，真阴不生，秋燥加嗽，最有损怯之累。

竹叶地黄汤。（《叶天士晚年方案真本·杂症》）

着左卧即咳甚，是脏阴血液伤极。用益气甘药者，缘有形生于无形耳。

人参、黄芪、当归、白芍、南枣、炙草。（《叶氏医案存真·卷一》）

庄，新盛，廿二岁。烟熏犯肺，呛逆咽痛，以清气分之热。轻可轻扬，味重即非治上。

大沙参、绿豆皮、葳蕤、桑叶、生甘草、灯心。(《叶天士晚年方案真本·杂症》)

子后咳逆嗽甚，汗多脉细。

都气丸。(《未刻本叶氏医案·保元方案》)

左大空搏，阳不潜伏，咳吐涎。

陈阿胶、炒麦冬、生白芍、鸡子黄、生地炭、炙甘草。(《眉寿堂方案选存·卷上》)

左脉数，咳嗽耳聋。

熟地、天门冬、川斛、茯神、稽豆皮、牛膝。(《未刻本叶氏医案·方案》)

左脉弦，咳嗽，阳气偏亢，温邪侵之，宜用甘药。

北梨肉、白花粉、青蒿、白沙参、霍石斛、川贝。(《未刻本叶氏医案·方案》)

左脉弦，阴亏阳浮不潜，咳嗽，盗汗。

生地、阿胶、天冬、茯神、川斛、牡蛎。(《未刻本叶氏医案·保元方案》)

左脉弦数，咳嗽，脘闷，寒热。

小柴胡汤去参。(《未刻本叶氏医案·保元方案》)

左脉弦数，内热，咳嗽，痰血，脏阴暗耗，阳动不潜使然。

熟地、川斛、天冬、阿胶、茯神、麦冬。(《未刻本叶氏医案·保元方案》)

左脉弦数，嗽逆，气急，盗汗。

河车、龟板、川斛、芡实、天冬、茯神、熟地、牡蛎、五味、阿胶、山药、湘莲。(《未刻本叶氏医案·保元方案》)

左脉弦数，阴亏气热，咳嗽，口燥。

生地、茯神、麦门冬、川斛、天冬、鲜莲肉。(《未刻本叶氏

医案·保元方案》)

沈，北城下。辛气开上，肺气降可效。

芦根、白蔻仁、杏仁、米仁、浙苓、厚朴。(《叶天士晚年方案真本·杂症》)

曹，廿一岁。声出于肺，全赖元海之气旺，俾阳中之阴承载于上，而声音自扬。据吃柿饼遂呕，考其性甘寒而清肺热，久嗽气散不受，参、芪甘温，亦有见效者。若五旬男子，下元日亏，金水同出一源，形色黄萎少泽，全是下虚上实，所幸纳谷，不致骤凶。经年累月，焉有速功？

阿胶、天冬、黑豆皮、鸡子黄、大生地。

二十剂后，服六味加五味、川斛。(《叶天士晚年方案真本·杂症》)

痧后咳呛，便溏，目痛。

黄芩泻白散。(《未刻本叶氏医案·方案》)

呛而欲呕，口干。

北参、扁豆、麦芽、茯神、霍山石斛。(《未刻本叶氏医案·方案》)

◆ **哮病**（喘证）

痰哮由外邪而发，坐不得卧，肾病为多，以风寒必客太阳，体弱内侵少阴耳。若夫暑湿热气，触自口鼻，背部疡疖，乃鼻窍应肺，是手经受邪，辛凉气轻之剂可解。以肺欲受辛，其象上悬，气味沉重，药力下走而肺邪不解。然夏病入冬，气候迭更，热邪久而深入，气血日被损伤。滋清如胶、地，搜逐如鳖甲煎丸，无如不独阴亏。八脉气衰，为寒为热，病形渐延损怯，喉痛，火升上热，缓必下热，此刚药难投，柔温之养，佐通奇脉定议。

生鹿角霜三钱，炒黑枸杞钱半，茯苓钱半，炒黑归身钱半，熟地炭三钱，生沙苑一钱。（《眉寿堂方案选存·卷上》）

卜，十九。哮喘，当暴凉而发，诊脉左大右平。此新邪引动宿邪，议逐伏邪饮气。

小青龙法。（《临证指南医案·卷四》）

陈，四八。哮喘不卧，失血后，胸中略爽。

苇茎汤加葶苈、大枣。（《临证指南医案·卷四》）

顾。幼稚哮喘，由外来风寒，必从肺治，因过食甘腻，必兼理胃。久发不已，病气蔓延，不独在肺胃间矣，故因劳致发，遇冷而发，乃卫阳已虚，烦动火升，面赤皆肾阴内怯。虽非色欲之损，然因病致虚也。须知病是有余，体属不足，不可徒用攻痰逐气，取快一时。当未发之时，病机潜伏，只宜培土以运痰，土旺则肺气充，壮水纳气以益肾，子气充长，母气自强，此为子母相生之治。守之日久，发作自缓，况宿病无急攻之法，或寓攻于补，或攻补互施，然寒暄饮食之调摄，于此症尤当加慎。

早上服：补纳肾气方。

姜汁制熟地、生白芍、怀山药、丹皮、云苓、紫衣胡桃肉、咸秋石、泽泻，蜜丸桐子大。

午后服：健中运湿方。

人参、熟半夏、新会皮、茯苓、枳实、地栗粉。

金石斛汤法丸。（《种福堂公选医案》）

马，三二。宿哮痰喘频发。

真武丸。（《临证指南医案·卷四》）

王。受寒哮喘，痰阻气，不能着枕。

川桂枝一钱，茯苓三钱，淡干姜一钱，五味（同姜捣）一钱，杏仁一钱半，炙草四分，白芍一钱，制麻黄五分。（《临证指南医

案·卷四》）

哮症交夏宜针。（《未刻本叶氏医案·方案》）

朱，五一。宿哮咳喘，遇劳发。

小青龙去麻、辛，加糖炒石膏。（《临证指南医案·卷四》）

寒暖不调，邪阻肺卫，哮喘，痰血。

旋覆花、米仁、橘红、霜蒌仁、苏子、浙苓。（《未刻本叶氏医案·方案》）

江，通州，四十四岁。痰饮哮喘，遇寒劳怒即发。

小青龙去麻黄。（《叶天士晚年方案真本·杂症》）

冷热不调，阳伤哮喘。

桂苓五味甘草汤加杏仁、干姜。（《未刻本叶氏医案·保元方案》）

李，三八。哮喘久发，小溲频利，此肾虚气不收纳，痰饮从气而上。初病本属外邪，然数年混处，邪附脏腑之外廓，散逐焉得中病？宿哮不发时，用肾气丸三钱。喘哮坐不得卧，议用开太阳之里。小青龙汤去麻、辛。（《种福堂公选医案》）

下焦空虚，冲气不纳，遇寒则哮喘，非汤药所能治。

桂七味汤。（《未刻本叶氏医案·保元方案》）

哮喘遇劳即发，发则大便溏泄，责在少阴阳虚。

真武丸。（《未刻本叶氏医案·保元方案》）

哮逆不得卧，脉弦。

桂苓五味甘草汤。（《未刻本叶氏医案·保元方案》）

发热痰喘，胸满身痛，左边睾丸不时逆上，痛不可忍。肝脉弦急，肺脉独大。此肺肝受邪之故也。肝为木脏，其化风，其生火，风火合邪，旺于本位，则为热为痛。乘于肺金，则为痰为喘。法宜滋达肺金，兼疏肝木。

蒌仁、紫菀、半曲、川贝、桔梗、枳壳、杏仁、苏子、柴胡、秦艽。(《叶氏医案存真·卷三》)

张。今年春季时疫，大半皆有咳嗽咽喉之患，乃邪自上干，肺气先伤耳。近日身动气喘，声音渐不扬，着左眠卧，左胁上有牵掣之状。此肝肾阴亏，冲气上触，冬藏失司，渐有侧眠音哑至矣。劳伤致损，非清邪治咳之病。

六味丸加阳秋石、阿胶、麦冬，蜜丸。(《临证指南医案·卷二》)

病体已虚，风温再侵，喘嗽身热，脘闷，小便不利，全是肺病，此症反复太多，深虑病伤成劳。凡药之苦味辛泄者慎用。

清蔗汁、鲜枸杞根皮、玉竹、桑叶、北沙参、蜜炒知母、炒川贝。(《叶氏医案存真·卷二》)

陈，四五。暑湿伤气，肺先受病，诸气皆痹。当午后阳升，烦喘更加，夫无形气病，医以重药推消，多见不效。

西瓜翠衣、活水芦根、杏仁、苡仁。

又：酒客中虚，重镇攻消，清气愈伤。夫暑邪皆着气分，苟肺司清肃，则其邪不攻自罢。议仍以廓清为法，若雨露从天下降，炎歊自荡扫无余。

威喜丸二钱，十服。(《临证指南医案·卷五》)

陈，五一。形瘦，脉促数，吸气如喘，痰气自下上升。此属肾虚气不收摄，失血后有此，乃劳怯难愈大症。用贞元饮。(《临证指南医案·卷二》)

陈。脉虚微，春阳地升，浊阴上干，喘不得卧。治在少阴。

人参、淡熟附子、猪胆汁。

又：照前方加淡干姜一钱半。

又：脉弦，暮夜浊阴冲逆，通阳得效。议真武法，以撤其饮。

人参、淡附子、生白芍、茯苓、姜汁。

又：真武泄浊，脘通思食，能寐，昨宵已有渴欲饮水之状。考《金匮》云：渴者，饮邪欲去也。当健补中阳，以资纳谷。

人参、生於术、淡附子、茯苓、泽泻。

又：早服肾气丸四五钱，晚用大半夏汤。

人参、半夏、茯苓、姜汁。（《临证指南医案·卷五》）

陈氏。咳喘则暴，身热汗出。乃阴阳枢纽不固，惟有收摄固元一法。

人参、炙草、五味、紫衣胡桃、熟地、萸肉炭、茯神、炒山药。

又：摄固颇应。

人参、附子、五味、炙黄芪、白术。（《临证指南医案·卷四》）

程，三三。支脉聚饮，寒月喘甚。初因寒湿而得，故食辛稍安。

杏仁、半夏、厚朴、苡仁、茯苓。

姜汁法丸。（《临证指南医案·卷五》）

单。疮毒内攻，所进水谷不化，蒸变湿邪，渍于经隧之间，不能由肠而下。膀胱不利，浊上壅遏，肺气不降，喘满不堪着枕。三焦闭塞，渐不可治。议用中满分消之法，必得小便通利，可以援救。

葶苈、苦杏仁、桑皮、厚朴、猪苓、通草、大腹皮、茯苓皮、泽泻。（《临证指南医案·卷四》）

范。病胀，起于产后，下焦先伤，浊阴犯中，不可以胀满为实症。夫脐阳不通，肾气散漫，吸气不入，息音如喘，此身动便喘，非外客之邪干肺。春半温气外侵，面肿，颈项结核，曾以夏

129

枯、菊叶辛解得效，乃一时暴邪治法。至于本病之腹满，洞泄，跗肿，未经调理，且胀势侵晨至午颇减，日暮黄昏胀形渐甚，中焦阳微，已见一斑。愚见胀满在中，而病根在下，仲景于产后失调，都从下虚起见，阅女科汤药一方，殊属不解。思平居咽干，喉痹，牙宣，肝肾真阴下亏，不敢刚药宣通。仿薛氏肾气法，减泄肝如牛膝、肉桂之辛，不致劫阴，仍可通阳为法。

六味去萸，加芍药、附子、牡蛎，炒炭煎。

又：小满节，古云痛随利减，今便利仍痛，非是实症，肝失调畅，当理用以益水母。不取芍药之和阴，加当归，小茴香拌炒焦黑，以通肝脏脉络之阳，又辛散益肾也。

照前方去芍，加茴香拌炒当归。(《临证指南医案·卷九》)

方，三十六岁。脉细小垂尺，身动喘急，壮年形色若巅老，此情欲下损，精血内枯，气撒不收。夫有形精血，药不能生。精夺奇脉已空，俗医蛮补，何尝填精能入奇经。

人参、胡桃肉、茯苓、补骨脂，河车胶丸。(《叶天士晚年方案真本·杂症》)

方氏。冷暖失和，饮泛气逆，为浮肿，喘咳，腹胀，卧则冲呛。议用越婢方。

石膏、杏仁、桂枝、炒半夏、茯苓、炙草。(《临证指南医案·卷五》)

风温入手太阴，气郁热聚，喘逆口渴，营卫失和，周身掣痛。脉右搏，防失血。

桑叶、杏仁、生米仁、苏梗、栀皮、郁金。(《眉寿堂方案选存·卷上》)

顾。饮邪泛溢，喘嗽，督损头垂，身动喘甚，食则脘中痞闷，卧则喘咳不得息。肺主出气，肾主纳气，二脏失司，出纳失职。

议用早进肾气丸三钱，以纳少阴。晚用小青龙法，涤饮以通太阳经腑。此皆圣人内饮治法，与乱投腻补有间矣。

小青龙去麻、辛、甘、芍，加茯苓、杏仁、大枣。（《临证指南医案·卷五》）

何。劳损，气喘失音。全属下元无力，真气不得上注。纷纷清热治肺，致食减便溏。改投热药，又是劫液，宜乎喉痛神疲矣。用补足三阴方法。

熟地、五味、炒山药、茯苓、芡实、建莲肉。（《临证指南医案·卷二》）

贺，四十八岁。肾水脂液，变化痰饮。每遇寒冷，劳动身心，喘嗽吐涎即至。相沿既久，肾愈怯，里气散漫不收，此皆下元无根也。

人参、茯苓、於术、白芍、熟附子、五味子。（《叶天士晚年方案真本·杂症》）

胡，六十。脉沉，短气以息，身动即喘。此下元已虚，肾气不为收摄，痰饮随地气而升。有年，陡然中厥最虑。

熟地、淡附子、茯苓、车前、远志、补骨脂。（《临证指南医案》）

黄。支脉结饮，发必喘急。病发用：

桂枝、茯苓、五味、炙草。（《临证指南医案·卷五》）

积劳伏热，值初冬温暖，天地气不收降，伏邪因之而发，是为冬温。实非暴感，表散无谓。其痰喘气促，左胁刺痛，系身中左升不已，右降失职。高年五液已衰，炎上之威莫制，脉现左细右搏，尤属阴气先伤。烦劳兼以嗔怒，亦主七情动阳。从来内伤兼症，不与外感同法。苦辛劫烁胃津，阴液日就枯槁。故仲景凡于老人虚体，必以甘药调之。夫喘咳之来，固是肺热，以诊脉、面色论之，为下虚正气不主摄纳，肾病何疑？即初起热利，亦是阴不固。拟用复脉汤。

炙甘草、炙生地、炒麦冬、生白芍、麻仁、蔗浆。(《叶氏医案存真·卷二》)

计。不卧呛喘，泛起白沫，都是肾病。议通太阳膀胱。

茯苓、川桂枝、淡干姜、五味子、白芍、炙草。(《临证指南医案·卷五》)

姜。劳烦哮喘，是为气虚。盖肺主气，为出气之脏，气出太过，但泄不收，则散越多喘，是喘症之属虚。故益肺气药皆甘，补土母以生子。若上气散越已久，耳目诸窍之阻，皆清阳不司转旋之机，不必缕治。

人参建中汤去姜。(《临证指南医案·卷四》)

蒋。脉细促，三五欲歇止，头垂欲俯，着枕即气冲不续。此肾脏无根，督脉不用，虚损至此，必无挽法。

熟地、五味、茯苓、青铅、猪脊髓。(《临证指南医案·卷一》)

老年冬季喘嗽，是元海不主收摄，冲阳升举，饮邪上泛，阻遏流行，喘嗽愈甚。阅古，都主八味肾气，温养坎中之阳，收纳散失之真，不主消痰清肺，意谓非因六气所致。奈体质不受桂、附，年前议进柔阳通摄，若以建立上中之阳，乃心脾甘温之剂，与下焦不纳无谓。

紫衣胡桃肉、茯苓、补骨脂（另用胡桃肉拌蒸晒炒）、鹿茸（切薄片、盐水浸一日、烘燥）、肉苁蓉、五味子、远志肉、青盐、柏子霜、蜜丸。(《叶氏医案存真·卷二》)

李。肠红久病，不必攻治。今者气冲喘嗽，脘胁痞阻，是饮浊上僭，最宜究悉。

川桂枝七分，茯苓三钱，干姜一钱，五味子（同姜合捣）一钱，杏仁一钱半，白芍一钱，炙草五分，生左牡蛎三钱。（《临证指南医案·卷五》）

刘，五十岁。春夏地气上升，人身中阳气发泄，不论男女，中年后下元先馁。人应天地气交，此喘嗽气冲，入夜欲坐难眠，皆肾衰不足摄纳真气。脉小弱，非外客邪，治其本病。

肾气去桂、牛膝，加沉香、五味。（《叶天士晚年方案真本·杂症》）

陆，五二。服肾气汤得效，是下焦阳微，致神气冒昧，吸不得入为喘。温补收纳，一定成法。

人参、熟附、茯苓、车前、紫衣胡桃肉。（《种福堂公选医案》）

马，四五。阅病原是肾虚嗽血，年分已久，肾病延传脾胃，遂食减腹膨。病是老劳，难以速功。行走喘促，元海无纳气之权，莫以清寒理嗽。急急收纳根蒂，久进可得其益。

人参、人乳粉、坎气、枸杞、沙苑、五味、茯苓、胡桃。（《临证指南医案·卷二》）

脉微而涩，微为阳气虚，涩为阴血伤。去冬已下肢独冷，步趋无力，高年内乏藏纳之司，入夏身动加喘，肉腠麻痹若虫行。此真阳失蛰，胃阳失护，生生意少，岂攻病药石所宜？喻嘉言先生所谓大封大固，莫令真阳泄尽而暴脱，皆为此也，录严氏（疑"陈氏"之误，编者注）《三因方》。

人参、白术、附子。（《叶氏医案存真·卷三》）

脉小右弦，呼吸不利，喉中有声。入夜神迷昏倦，少腹微胀，二便不爽。自言筋骨如针刺，身重难以转侧。右环跳筋纵，不能伸屈。此皆暴寒入内，周行上下，阳气痹塞。且频年交冬痰嗽，天暖自安。老年肾真衰乏少藏纳之司。水液化痰上泛，寒中少阴，则太阳膀胱之气无以上承而流通宣化、开合失度，枢机悉阻。浊气升，痰饮逆，最忌喘急神昏。若用发散坠降，恐致伤阳劫阴。议进仲景小青龙法，乃太阳表中之里。通营卫，不耗其阳；开痰饮，不泄其气，仍有收肺逆，通膀胱之义。

小青龙汤。(《叶天士医案》)

脉左搏右细，颧赤气喘，昨夜大便后，汗泄，竟夕不安。冬温伏热，阴衰阳冒之象，最属重症。

生地炭、炒麦冬、蔗汁、炙甘草、生白芍。(《眉寿堂方案选存·卷上》)

毛。少阴不藏，温邪深入。喘促汗出，渴不多饮，舌辛（当做本，编者注）似缩，症非轻小。拟用复脉汤，为邪少虚多之治，去姜。

又：舌绛汗泄，齿燥痰腻。热劫津液，最防痉厥。

复脉汤去姜、桂。(《临证指南医案·卷七》)

冒暑伏热，引饮过多，脾胃深受寒湿，令人喘胀噫哕。水湿结聚，溺溲涩，便难。险笃之症，仿古人暑门方，大顺散主之。

杏仁、炮姜、肉桂、甘草。(《眉寿堂方案选存·卷上》)

某，五二。脉右大弦，气喘咳唾浊沫，不能着枕，喜饮汤水，遇寒病发，此属饮邪留于肺卫。如见咳投以清润，愈投愈剧矣。

葶苈子、山东大枣。(《临证指南医案·卷五》)

某。疮痍疥疾，致气喘咳出血痰，固是肺壅热气。今饮食二便如常，行动喘急，与前喘更有分别。缘高年下虚，肾少摄纳，元海不固，气逆上泛，是肿胀之萌，宜未雨绸缪。

六味丸加牛膝、车前、胡桃。(《临证指南医案·卷四》)

某。肺痹，卧则喘急，痛映两胁，舌色白，二便少。

苇茎汤。（《临证指南医案·卷四》）

某。服三拗汤，音出喘缓，可见苦寒沉降之谬。素多呕逆下血，中焦必虚，而痰饮留伏显然。议治其饮。

桂枝汤去甘草，加杏仁、茯苓、苡仁、糖炒石膏。（《临证指南医案·卷五》）

某。服疡科寒凝之药，以致气冲作胀，喘急不卧，无非浊阴上攻。议来复丹。（《临证指南医案·卷八》）

某。热炽在心，上下不接，冲逆陡发，遍身麻木，喘促昏冒。肾真不固，肝风妄动。久病汤药无功。暂以玉真丸主之。

邵新甫按：喘症之因，在肺为实，在肾为虚，先生揭此二语为提纲。其分别有四：大凡实之寒者，必夹凝痰宿饮，上干阻气，如小青龙，桂枝加朴、杏之属也。实而热者，不外乎蕴伏之邪，蒸痰化火，有麻杏甘膏、千金苇茎之治也。虚者，有精伤气脱之分，填精以浓厚之剂，必兼镇摄，肾气加沉香，都气入青铅，从阴从阳之异也。气脱则根浮，吸伤元海，危亡可立而待。思草木之无情，刚柔所难济，则又有人参、河车、五味、石英之属，急续元真，挽回顷刻。补天之治，古所未及。更有中气虚馁，土不生金，则用人参建中。案集三十，法凡十九，其层次轻重之间，丝丝入扣，学者宜深玩而得焉。（《临证指南医案·卷四》）

某。温邪化热，肺痹喘急，消渴胸满，便溺不爽，肺与大肠见症。

淡黄芩、知母、鲜生地、阿胶、天冬、花粉。（《临证指南医案·卷五》）

某。形盛面亮，脉沉弦，此属痰饮内聚。暮夜属阴，喘不得卧。仲景谓：饮家而咳，当治其饮，不当治咳。今胸满腹胀，小水不利，当开太阳以导饮逆。

小青龙去麻、辛，合越婢。

桂枝、半夏、干姜、五味、杏仁、石膏、茯苓、白芍。(《临证指南医案·卷五》)

某。着右卧眠，喘咳更甚。遇劳动阳，痰必带血。经年久嗽，三焦皆病。

麦门冬汤。(《临证指南医案·卷二》)

潘，二九。劳力喘甚，肩背恶寒，饮泛上逆，皆系下元虚损。莫以喘用泻肺等药。

薛氏八味丸。(《临证指南医案·卷五》)

潘毓翁。中年冲气痰升，喘急随发随止，从肝肾本病治，固是地黄饮子，用意在浊药轻投，勿以味厚凝滞痰气，但以质能引导至下，变饮为丸，纯是浊药柔温。若归脾汤甘温守中，养脾之营，更与痰饮冲逆相背。自七月间，反复必有暑湿客气，从呼吸而受。据述肌肤间发丹疹，浮肿甚速，腠膜映红，若但内症，未必有此。思夏秋口鼻受气，上焦先伤，与肝肾本病两途。上焦失解，理必延漫中下，而三焦皆为病薮矣。此胀在乎脉络，不在腑肠，水谷无碍者缘此。况久病大虚，温补不受，必当推其至理。伏邪引动宿病，仲景论必先理其邪，且口渴便实，岂温热相宜？自言怀抱郁结，相火内寄肝胆，如茎肿囊纵，湿壅水渍。勉以三焦气分宣通方，仿古二虚一实，偏治其实，开其一面也。

飞滑石、杏仁、茯苓皮、厚朴、猪苓、通草、白蔻仁。(《叶氏医案存真·卷二》)

气喘痰鸣，鼻窍焦黑。温邪上受，肾真下竭，阴不接阳，神识日迷，皆是衰脱之象。据右脉散大无绪，黄昏面色戴阳，少阴虽绝，当宗河间法，复入清上滋其化源。

熟地炭、淡苁蓉、白茯神、牛膝炭、天门冬、石菖蒲。(《眉

136

寿堂方案选存·卷上》）

气郁单胀，中空无物，卧则气塞，浊饮上冲，渐有不得安卧之象。问其起病之由，多是恼怒动肝，为肝木郁伤脾土。脾失健运，气阻成胀。延及百日，正气愈虚，浊更坚凝，逆走攻肺，上咳气逆欲喘。脘中蕴热，咳出脓血。病根固在脾，今已传及肺部。丹溪曰：养金制木，脾无贼邪之害；滋阴制火，肺得清化之权。目下至要，务在顺气，胸中开爽，寝食不废，便可从容论治。不然，春分节近，更属难调矣。宜先用通上焦法。

紫菀、杏仁、蒌皮、郁金、厚朴、大腹皮、桑皮、茯苓皮、黑山栀。

两剂后，早服肾气丸，晚服四君子汤。（《叶天士医案》）

钱，四一。形神积劳，气泄失血，食减喘促。由气分阳分之伤，非酒色成劳之比。

黄芪建中汤去姜、桂。（《临证指南医案·卷二》）

钱。久咳三年，痰多食少，身动必息鸣如喘。诊脉左搏数，右小数。自觉内火燔燎，乃五液内耗，阳少制伏，非实火也。常以琼玉膏滋水益气，暂用汤药，总以勿损胃为上。治嗽肺药，琼无益于体病。

北沙参、白扁豆、炒麦冬、茯神、川石斛、花粉。（《临证指南医案·卷二》）

任奶奶。风温乃手太阴肺病，与伤寒足经不同，轻剂恰合治上，无如辛散消克，苦寒清火，劫损胃汁，致娇柔肺脏一伤于邪，再伤于药，气郁不行，壅塞喘咳，不饥不饱。此胃气已逆旬日以外，当甘凉生胃津，少佐宣降，不宜重剂。

玉竹、霜桑叶、大沙参、生甘草、甜杏仁、甘蔗汁。（《种福

堂公选医案》）

少阴阳虚，饮逆喘急，不得卧，脉微，法宜温纳。

桂苓五味甘草汤加胡桃肉。（《未刻本叶氏医案·方案》）

沈，二三。晨起未食，喘急多痰。此竟夜不食，胃中虚馁，阳气交升，中无弹压，下焦阴伤，已延及胃，难以骤期霍然。

黄精、三角胡麻、炙草、茯苓。（《临证指南医案·卷四》）

沈，二三。阴虚阳升，气不摄纳为喘。

熟地、萸肉、五味、海参胶、淡菜胶、茯神、山药、芡实、湖莲肉、紫胡桃。（《临证指南医案·卷四》）

施。坐不得卧，胸满气喘，暑风湿气漫处三焦。太阳膀胱不开，邪郁生热，气痹生肿，先议开三焦气分之窒。

杏仁、白蔻仁、滑石、寒水石、猪苓、广皮、厚朴、茯苓皮。（《种福堂公选医案》）

暑风未变成疟，欲呕、脘痹气喘，乃上焦受病。正气久虚，无发散消导，更通大便之理。此乃口鼻受气，与风寒停食不相侔者。

杏仁、花粉、黄芩、苏梗、白蔻、厚朴。（《眉寿堂方案选存·卷上》）

暑属阴邪，一种湿温秽浊之气，胶结于三焦。故苔灰边白，气喘脘结，周身痛难转侧，小溲窒涩而痛，老年精气已衰，恐有内闭外脱之变。

鲜石菖蒲、厚朴、茯苓皮、橘红、白蔻仁、杏仁。

另，服苏合香丸。（《叶天士医案》）

宋。劳损三年，肉消脂涸。吸气喘促，欲咳不能出声，必踞按季胁，方稍有力，寐醒喉中干涸，直至胸脘。此五液俱竭，法在不治。援引人身脂膏为继续之算，莫言治病。

鲜河车、人乳汁、真秋石、血余炭。(《临证指南医案·卷一》)

孙，南仓桥，廿四岁。精损于下，阴中龙雷燃烁莫制，失血后肛疡脓漏，即阴火下坠所致。行走喘促，涎沫盈碗上涌。肾不摄纳真气，五液化沫涌逆，无消痰治嗽之理，扶胃口，摄肾真，此时之要务。

人参、坎气、胡黄连、紫石英、茯苓、五味子、芡实、山药。(《叶天士晚年方案真本·杂症》)

孙。望八大年，因冬温内侵，遂致痰嗽暮甚，诊脉大而动搏，察色形枯汗泄，吸音颇促，似属痰阻。此乃元海根微，不司藏纳。神衰呓语，阳从汗出，最有昏脱之变。古人老年痰嗽喘症，都从脾肾主治。今温邪扰攘，上中二焦留热，虽无温之理，然摄固下真以治根本，所谓阳根于阴，岂可不为讲究。

熟地炭、胡桃肉、牛膝炭、车前子、云茯苓、青铅。(《临证指南医案·卷四》)

孙。未交冬至，一阳来复。老人下虚，不主固纳，饮从下泛，气阻升降，而为喘嗽。发散寒凉苦泻诸药，恶得中病？仲景云：饮家而咳，当治饮，不当治咳。后贤每每以老人喘嗽，从脾肾温养定论，是恪遵圣训也。

桂枝、茯苓、五味子。

甘草汤代水，加淡姜、枣。(《临证指南医案·卷五》)

汪。脉弦坚，动怒气冲，喘急不得卧息。此肝升太过，肺降失职。两足逆冷，入暮为剧。议用仲景越婢法。

又：按之左胁冲气便喘，背上一线寒冷，直贯两足，明是肝逆夹支饮所致。议用金匮旋覆花汤法。

旋覆花、青葱管、新绛、炒半夏。(《临证指南医案·卷四》)

汪氏。支脉结饮，阻气喘胀，入胁则痛，厥逆为眩。

茯苓、桂枝、半夏、杏仁、郁金、糖炒石膏。(《临证指南医案·卷五》)

王，十九。阴虚喘呛，用镇摄固纳。

熟地、萸肉、阿胶、淡菜胶、山药、茯神、湖莲、芡实。(《临证指南医案·卷四》)

王。产后未复，风温入肺。舌白面肿，喘咳泄泻，小水渐少，必加肿满，不易治之症。

芦根、苡仁、通草、大豆黄卷。

又：淡渗通泄气分，肺壅得开而卧。再宗前议。

通草、芦根、苡仁、大豆黄卷、木防己、茯苓。

又：过投绝产凝寒重药，致湿聚阻痰。两投通泄气分已效，再用暖胃涤饮法。

半夏、姜汁、黍米、茯苓。

又：支饮未尽，溏泻不渴，神气已虚。用泽术汤。

生於术、建泽泻、茯苓、苡仁。(《临证指南医案·卷九》)

王。当年阳虚，浊饮上泛喘急，用真武汤丸而效。因平素嗜酒少谷，中虚湿聚，热蕴蒸痰，目黄龈血，未可为实热论治。议方用外台茯苓饮，减甘草，佐以微苦清渗，理其湿热，以酒客忌甜故也。

茯苓四两，人参二两，苡仁四两，枳实一两，半夏二两，广皮二两。

金石斛八两煮汁为丸。(《临证指南医案·卷五》)

王。秋深天气收肃，背寒喘咳，饮浊上泛。缘体中阳气少振，不耐风露所致。最宜暖护背部，进通阳以治饮。

茯苓、桂枝、半夏、姜汁、苡仁、炙草。

又：早肾气丸，夜真武丸。（《临证指南医案·卷五》）

王。暑风热气入肺，上热，痰喘嗽。

石膏、连翘、竹叶、杏仁、桑皮、苡仁、橘红、生甘草。

又：肺气壅遏，身热喘咳，溺少。

苇茎合葶苈大枣汤。（《临证指南医案·卷五》）

翁，四二。脉细尺垂，形瘦食少，身动即气促喘急。大凡出气不爽而喘为肺病，客感居多。今动则阳化，由乎阴弱失纳，乃吸气入而为喘，肾病何辞？治法惟以收摄固真，上病当实下焦，宗肾气方法意。

熟地、萸肉、五味、补骨脂、胡桃肉、牛膝、茯苓、山药、车前子。

蜜丸。（《临证指南医案·卷四》）

吴。今岁厥阴司天加临，惊蛰节，病腹满喘促，肢肿面浮，寒热汗出。皆木乘土位，清阳不得舒展，浊气痞塞僭踞，故泄气少宽。姑拟通腑以泄浊。

生於术、茯苓、椒目、紫厚朴、泽泻、淡姜渣。（《临证指南医案·卷三》）

吴。气不归元，喘急跗肿，冷汗，足寒面赤。中焦痞结，先议通阳。

熟附子、茯苓、生姜汁、生白芍。（《临证指南医案·卷四》）

吴。浊饮自夜上干填塞，故阳不旋降，冲逆不得安卧。用仲景真武法。

人参、淡熟附子、生淡干姜、茯苓块、猪苓、泽泻。（《临证指南医案·卷四》）

下焦空虚，厥气上逆，喘急短气。

桂都气丸。（《未刻本叶氏医案·方案》）

下焦阴阳素虚，雪地奔走，寒从口鼻而入，肺受邪则上逆而喘，阳受伤则絷絷汗出。由中邪入，表散无益，宣其肺逆，喘缓可救。

桂枝、干姜、杏仁、白芍、五味、茯苓。（《眉寿堂方案选存·卷上》）

向来下部赤疠，湿热下注，本乎质薄肾虚，秋冬微感外邪，肺气失降，气隧为壅。水谷气蒸，变湿气阻，横溃经脉，膀胱气痹，小溲不爽，不司分别清浊，湿坠大肠便稀，痹塞自下，壅逆及上，喘息气冲，坐不得卧，俯不喜仰，甚于夜者。湿与水皆阴邪，暮夜阴用事也。夫膀胱为肾腑宜开，则水通浊泄。初因外感，太阳先受。治不得其要领。孟子谓：水搏激过颡，在人身逆而犯上射肺，则肺痹喘息矣。仲圣凡治外邪致动水寒上逆，必用小青龙汤为主。方与《内经》肿胀开鬼门取汗，洁净腑利水相符。宗是议治。

麻黄八分，桂枝（去皮）一钱，白芍一钱，杏仁（去皮）十五粒，茯苓三钱，甘草三分，炙淡干姜（同五味子一钱捣，罨一夜）一钱。

上午服。（《叶氏医案存真·卷二》）

徐，四二。色瘁膝疏，阳虚体质。平昔喜进膏粱，上焦易壅，中宫少运，厚味凝聚蒸痰，频年咳嗽。但内伤失和，薄味自可清肃。医用皂荚搜攒，肺伤气泄，喷涕不已，而沉锢胶浊，仍处胸背募俞之间。玉屏风散之固卫，六君子汤之健脾理痰，多是守剂，不令宣通。独小青龙汤，彻饮以就太阳，初服喘缓，得宣通之意。夫太阳但开，所欠通补阳明一段工夫，不得其阖，暂开复痹矣。且喘病之因，在肺为实，在肾为虚。此病细诊色脉，是上实下虚，以致耳聋鸣响。治下之法，壮水源以息内风为主，而胸次清阳少旋，浊痰阻气妨食。于卧时继以清肃上中二焦，小剂常守，调理百日图功。至于接应世务，自宜节省，勿在药理中也。

熟地（砂仁制）、萸肉、龟甲心、阿胶、牛膝、茯苓、远志、五味、磁石、秋石。

蜜丸，早服。卧时另服威喜丸，竹沥、姜汁泛丸。（《临证指南医案·卷四》）

徐，四一。宿哮廿年，沉痼之病，无奏效之药。起病由于惊忧受寒，大凡忧必伤肺，寒入背俞，内合肺系，宿邪阻气阻痰，病发喘不得卧。譬之宵小，潜伏里闾，若不行动犯窃，难以强执。虽治当于病发，投以搜逐，而病去必当养正。今中年，谅无大害，精神日衰，病加剧矣。

肾气去桂、膝。病发时葶苈大枣汤或皂荚丸。（《临证指南医案·卷四》）

徐氏。痰饮上吐，喘不得卧。乃温邪阻蔽肺气，气不下降，壅滞不能着右。议用宣通，开气分方法。

小青龙去细辛、麻黄，加苡仁、白糖炒石膏。（《临证指南医案·卷五》）

牙宣春发，继以喘促，乃肾虚不能纳气归元。戌亥阴火，寅卯阳动，其患更剧。阅古人书，急则用黑锡丹、养正丹之属，平时以温暖下元方法。

人参、熟地、五味子、胡桃肉、熟附子、舶茴香。（《叶氏医案存真·卷一》）

阳伤饮逆，喘急形浮。

真武汤。（《未刻本叶氏医案·方案》）

杨，六一。老年久嗽，身动即喘，晨起喉舌干燥，夜则溲溺如淋。此肾液已枯，气散失纳，非病也，衰也，故治喘鲜效。便难干涸，宗肾恶燥，以辛润之。

熟地、杞子、牛膝、巴戟肉、紫衣胡桃、青盐、补骨脂。
（《临证指南医案·卷四》）

杨，三二。知饥减食，外寒忽热，久病行走喘促，坐卧稍安，此劳伤不复。议从中以益营卫。

九蒸冬术、炙甘草、煨姜、南枣。（《临证指南医案·卷一》）

伊。先寒后热，不饥不食，继浮肿喘呛，俯不能仰，仰卧不安。古人以先喘后胀治肺，先胀后喘治脾。今由气分膹郁，以致水道阻塞，大便溏泄，仍不爽利。其肺气不降，二肠交阻，水谷蒸腐之湿，横趋脉络，肿由渐加，岂乱医可效？粗述大略，与高明论证。

麻黄、苡仁、茯苓、杏仁、甘草。（《临证指南医案·卷四》）

尹，四九。中年衰颓，身动喘嗽，脉细无神，食减过半。乃下元不主纳气，五液蒸变黏涎。未老先衰，即是劳病。

人参、坎气、紫衣胡桃、炒菟丝子、茯苓、五味、炒砂仁。

山药浆丸。（《临证指南医案·卷一》）

张，二七。呛喘哮，坐不得卧，神迷如呆，气降则清。水寒饮邪，上冲膻中。用逐饮开浊法。

姜汁炒南星、姜汁炙白附子、茯苓、桂枝、炙草、石菖蒲。
（《临证指南医案·卷五》）

张，三十。幼年哮喘已愈，上年夏令，劳倦内伤致病，误认外感乱治，其气泄越，哮喘音哑，劳倦不复，遂致损怯。夫外感之喘治肺，内伤之喘治肾，以肾主纳气耳。

加减八味丸，每服二钱五分，盐汤下，六服。（《临证指南医案·卷四》）

张，三十岁。此肾虚不纳，冲气上干，喘嗽失音，夜坐不卧。

医每治肺，日疲致凶。

早服薛氏八味丸三钱。（《叶天士晚年方案真本·杂症》）

张，四十。失血五六年，脉虚气喘，不运不饥。治在中下二焦，望其安谷精生，勿许攻病为上。

人参、炙草、白芍、茯神、炒熟地、五味。（《临证指南医案·卷二》）

张，四一。痰饮喘咳，肌肉麻痹，痞胀不堪纳谷，冬寒日甚，春暖日减，全是阳气已衰，阴浊逆干犯上。肺药治嗽，无非辛泄滋润。盖辛散则耗阳，滋清助阴浊，浊阻在阳分，气不肃，为夜不得卧。小青龙意。主乎由上以泄水寒，直从太阳之里以通膀胱，表中里药也。仲景谓饮邪当以温药和之，驱阴邪以复阳，一定成法。

早，肾气去萸换白芍，炒楂炭水法丸。

晚，外台茯苓饮，姜、枣汤法丸。（《临证指南医案·卷五》）

章。凉风外袭，伏热内蒸。秋金主令，内应乎肺。喘咳身热，始而昼热，继而暮热，自气分渐及血分，龈肉紫而肌垒发疹。辛寒清散为是。

薄荷、连翘、石膏、淡竹叶、杏仁、桑皮、苡仁。（《临证指南医案·卷五》）

周，廿三岁。形羸瘦，色枯瘁，身略动必喘息气急。此皆下焦精血已枯，肾气不收，散漫沸腾。凡肝由左升，肺由右降，肾精交夺，升多降少。右背胸胁高突，不得着卧，当此地位，乏前哲成法，可以却病。早上饮人乳，接服附子七味丸。（《叶天士晚年方案真本·杂症》）

朱，五三。吸气息音，行动气喘，此咳嗽是肾虚气不收摄，形寒怯冷，护卫阳微。肾气丸颇通，形气不足，加人参、河车。

（《临证指南医案·卷二》）

◆ 肺痈

咳嗽痰血气腥，邪陷于肺络。

苇茎汤。（《未刻本叶氏医案·保元方案》）

某。邪郁热壅，咳吐脓血，音哑。

麻杏甘膏汤加桔梗、苡仁、桃仁、紫菀。（《临证指南医案·卷二》）

邪阻肺痹，痰腥，渐延肺痈。

苇茎汤。（《未刻本叶氏医案·保元方案》）

孙，二六。用力，气逆血乱，咳出腥痰浊血。用千金苇茎汤。（《临证指南医案·卷二》）

◆ 肺痿

顾，三六。久咳神衰，气促汗出，此属肺痿。

黄芪（蜜炙）八两，生苡仁二两，白百合四两，炙黑甘草二两，白及四两，南枣四两。水熬膏，米饮汤送。（《临证指南医案·卷二》）

邹时乘按：肺痿一症，概属津枯液燥，多由汗下伤正所致。夫痿者，萎也，如草木之萎而不荣，为津亡而气竭也。然致痿之因，非止一端。《金匮》云∕或从汗出，或从呕吐，或从消渴，小便利数，或从便难，又被快药下之，重亡津液，故令肺热干痿也。肺热干痿，则清肃之令不行，水精四布失度，脾气虽散，津液上归于肺，而肺不但不能自滋其干，亦不能内洒陈于六腑，外输精于皮毛也。其津液留贮胸中，得热煎熬，变为涎沫，侵肺作咳，唾之不已。故干者自干，唾者自唾，愈唾愈干，痿病成矣。

《金匮》治法，贵得其精意。大意生胃津，润肺燥，补真气，以通肺之小管。清火热，以复肺之清肃。故《外台》用炙甘草汤，在于益肺气之虚，润肺金之燥。《千金》用甘草汤及生姜甘草汤，用参、甘以生津化热，姜、枣以宣上焦之气，使胸中之阳不滞，而阴火自息也。及观先生之治肺痿，每用甘缓理虚，或宗仲景甘药理胃，虚则补母之义，可谓得仲景心法矣。（《临证指南医案·卷二》）

嘉善，三十二。肺痿失音，形枯气损，用甘药调和，不宜辛散、滋寒矣。

黄芪、白及、米仁、茯苓。（《叶氏医案存真·卷三》）

江宁，廿九。病人述上年五月住直隶白沟河，北方不比南地，湿蒸则热，夜坐仍凉。想是时寒热，亦是轻邪，医用滚痰丸下夺，表邪闭结不出，肺痿，音哑喉瘪，咽物艰难，仿徐之才轻可去实，用有气无味之药。

射干、生甘草、大力子、麻黄苗、蝉衣、囫囵滑石、连皮杏仁。（《叶氏医案存真·卷三》）

钱，嘉善，三十三岁。肺痿失音，形肉枯瘪，气损甘药调和，不宜辛散滋寒矣。

白及、米仁、黄芪、茯苓。（《叶天士晚年方案真本·杂症》）

沈。积劳忧思，固是内伤。冬温触入，而为咳嗽。乃气分先虚，而邪得外凑。辛散斯气分愈泄，滋阴非能安上。咽痛音哑，虚中邪伏。恰值春暖阳和，脉中脉外，气机流行，所以小效旬日者，生阳渐振之象。谷雨暴冷骤加，卫阳久弱，不能拥护，致小愈病复。诊得脉数而虚，偏大于右寸，口吐涎沫，不能多饮汤水，面色少华，五心多热，而足背浮肿。古人谓金空则鸣，金实则无声，金破碎亦无声，是为肺病显然。然内伤虚馁为多，虚则补母，

胃土是也。肺痿之疴，议宗仲景麦门冬汤。（《临证指南医案·卷二》）

王，三十。溃疡流脓经年，脉细色夺，声嘶食减，咳嗽，喉中梗痛。皆漏损脂液，阴失内守，阳失外卫。肺痿之疴，谅难全好。

人参、黄芪、苡仁、炙草、归身、白及。（《临证指南医案·卷二》）

王，用直，五十五岁。肺痿声哑，胃减食少不安，难治之症。

戊己汤。（《叶天士晚年方案真本·杂症》）

徐，四一。肺痿，频吐涎沫，食物不下。并不渴饮，岂是实火？津液荡尽，二便日少。宗仲景甘药理胃，乃虚则补母，仍佐宣通脘间之干格。

人参、麦冬、熟半夏、生甘草、白粳米、南枣肉。（《临证指南医案·卷二》）

舟里，五十。肺痿声哑，胃减食入不安，难治之虑损。

戊已丸。（《叶氏医案存真·卷三》）

洪，三二。劳烦经营，阳气弛张，即冬温外因咳嗽，亦是气泄邪侵。辛以散邪，苦以降逆，希冀嗽止。而肺欲辛，过辛则正气散失，音不能扬，色消吐涎，喉痹，是肺痿难治矣。仿《内经》气味过辛，主以甘缓。

北沙参、炒麦冬、饴糖、南枣。（《临证指南医案·卷二》）

俞，五一。久嗽失音，饮食仍进，自觉淹淹无力，此是内伤劳倦。夏月泄利，是暑湿气感，不在本病之例。食减肉消，治嗽无益，以肺痿论。

白及、生黄芪、炙甘草、苡仁、黄精。（《种福堂公选医案》）

查，二四。脉细心热，呼吸有音，夜寐不寐。过服发散，气泄阳伤，为肺痿之疴。仲景法以胃药补母救子，崇生气也。

金匮麦门冬汤。(《临证指南医案·卷二》)

◆ 肺痹

曹，二二。清邪在上，必用轻清气药。如苦寒治中下，上结更闭。

兜铃、牛蒡子、桔梗、生甘草、杏仁、射干、麻黄。(《临证指南医案·卷四》)

陆。偏冷偏热，肺气不和，则上焦不肃。用微苦辛以宣通。

薄荷梗、桑叶、象贝、杏仁、沙参、黑山栀。(《临证指南医案·卷四》)

某。肺气痹阻，面浮胸痞，寒热。

苇茎汤。(《临证指南医案·卷四》)

某。风温化热上郁，肺气咽喉阻塞，胸脘不通，致呻吟呼吸不爽。上下交阻，逆而为厥，乃闭塞之症。病在上焦，幼科消食发散苦降，但表里之治，上气仍阻。久延慢惊，莫可救疗。

芦根、桑叶、滑石、梨皮、苡仁、通草。(《临证指南医案·卷四》)

某。天气下降则清明，地气上升则闭塞。上焦不行，下脘不通，周身气机皆阻。肺药颇投，谓肺主一身之气化也。气舒则开胃进食，不必见病治病，印定眼目。

枇杷叶、杏仁、紫菀、苡仁、桔梗、通草。(《临证指南医案·卷四》)

某女。温邪，形寒脘痹，肺气不通，治以苦辛。

杏仁、瓜蒌皮、郁金、山栀、苏梗、香豉。(《临证指南医案·卷四》)

149

曹氏。肺痹，右肢麻，胁痛，咳逆喘急不得卧，二便不利，脘中痞胀。得之忧愁思虑，所以肺脏受病。宜开手太阴为治。

紫菀、瓜蒌皮、杏仁、山栀、郁金汁、枳壳汁。（《临证指南医案·卷四》）

某，二六。肺卫窒痹，胸膈痹痛，咳呛痰黏。苦辛开郁为主，当戒腥膻。

瓜蒌皮、炒桃仁、冬瓜子、苦桔梗、紫菀、川贝母。（《临证指南医案·卷四》）

某，三八。气阻胸痛。

鲜枇杷叶、半夏、杏仁、桔梗、橘红、姜汁。（《临证指南医案·卷四》）

某，四十。脉弦，胸膈痹痛，咳嗽头胀。此燥气上侵，肺气不宣使然。当用轻药以清上焦。

枇杷叶、桑叶、川贝、杏仁、冬瓜子、桔梗。（《临证指南医案·卷二》）

脉数无序，上焦肺气燥矣！胸臆隐隐痹痛，怕其咳吐痰血。

枇杷叶、蒌皮、杏仁、北梨汁、苏子、川贝。（《未刻本叶氏医案·方案》）

肺气不宣，阳明少降，胸闷时作时止，所谓上焦如雾耳。

杏仁肉、米仁、广橘红、白豆蔻、茯苓、枇杷叶。（《未刻本叶氏医案·方案》）

肺气窒痹，胸闷咳嗽，不思谷食。

旋覆花、橘红、杏仁、冬瓜子、苏子、薏米。（《未刻本叶氏医案·方案》）

王。舌白烦渴，心中胀闷，热邪内迫，气分阻闭，当治肺经。倘逆传膻中，必致昏厥。

杏仁、郁金、滑石、黄芩、半夏、橘红、瓜蒌皮。（《临证指南医案·卷五》）

开肺不应，从阳失流行治。

桂枝、茯苓、白蜜、煨姜。（《未刻本叶氏医案·保元方案》）

◆ **心悸**

鲍，三三。情怀不适，阳气郁勃于中，变化内风，掀旋转动，心悸流涎，麻木悉归左肢。盖肝为起病之源，胃为传病之所，饮酒中虚，便易溏滑。议两和肝胃。

桑叶、炒丹皮、天麻、金斛、川贝、地骨皮。（《临证指南医案·卷三》）

产后阴损下虚，孤阳泄越，汗出惊悸，百脉少气，肢体痿废，易饥消谷。阳常动烁，阴不内守，五液日枯，喉舌干涸。理进血肉有情，交阴阳，和气血，乃损症至治。

羊肉、五味、紫衣胡桃、当归、牡蛎。（《眉寿堂方案选存·卷下》）

陈，心虚怔悸，君相多升。

生地、天冬、茯神、柏子仁、枣仁、炙甘草。（《叶天士晚年方案真本·杂症》）

此劳伤营卫，寒热时作，心悸胸痛，怕其失血。

小建中汤加芍加牡蛎。（《未刻本叶氏医案·方案》）

此伤于肾精不能封蛰，肝阳化风不宁，由冲海上逆，冲突无制，心悸，身若溶溶无定，是病静养葆真，调理经年乃复。

熟地、人参、茯苓、龙骨、牡蛎、飞金。（《未刻本叶氏医案·方案》）

烦劳伤营，心悸，脘痛。

人参、当归、桂心、煨姜、茯神、白芍、炙草、南枣。(《未刻本叶氏医案·保元方案》)

风动心悸，嘈杂。

淮麦、炙草、桂枝、牡蛎、茯神、南枣、龙骨、枣仁。(《未刻本叶氏医案·保元方案》)

高年病后，脉歇知饥，营血枯矣，勿以便艰而攻涤。

制首乌、火麻仁、肉苁蓉、白茯神、枸杞子、白牛膝。(《未刻本叶氏医案·方案》)

华，戊申三月廿一起恙，至四月初一日，诊脉虚促，舌微肿，心悸，神恍惚，遂肌麻痹遗泄，昼夜卧不成寐，腰以下痿软，不胜坐立。此属阴液素亏，值春夏之交，阳气发泄，阴乏恋阳，加以步趋嗔怒，都令五志中阳大动。诚如《内经》：烦劳则张，精绝，辟积于夏，令人煎厥、薄厥之谓。盖"张"，指阳气之弛张，"精绝"，谓真阴之内夺，木失水涵，肝风大动，皆为厥之因也。法宜味厚固阴，甘缓和阳，内风息，可冀悸定安寐。倘执方书，不寐投以温胆汤，或畏虚乱补，是不明阴阳脏腑之先后矣。

人参一钱半，茯神三钱，真阿胶二钱，麦冬一钱，生牡蛎三钱，龙骨三钱，生白芍二钱，细甘草（炙黑）一钱。

又：己酉岁，正月初九日诊，梦寐欲遗，丸方。

人参二两，熟地四两，河车胶一具，五味一两半，覆盆子一两半，菟丝子一两半，茯神二两，湖莲肉二两，远志一两。

山药粉和丸。(《种福堂公选医案》)

吉，三五。心悸荡漾，头中鸣，七八年中频发不止，起居饮食如常。此肝胆内风自动，宜镇静之品，佐以辛泄之味，如枕中丹。(《临证指南医案·卷一》)

金，七十。寤则心悸，步履如临险阻，子后冲气上逆。此皆高年下焦空虚，肾气不纳所致。

八味丸三钱，先服四日。

淡苁蓉一两，河车胶一具，紫石英二两，小茴五钱，杞子三两，胡桃肉二两，牛膝一两半，五味一两，茯苓二两，沙苑一两半，补骨脂一两，桑椹子二两。

红枣肉丸。（《临证指南医案·卷一》）

脉涩，心悸，内热。

生地、白薇、柏子仁、条芩、穞豆、茯神、左牡蛎、白芍。（《未刻本叶氏医案·保元方案》）

某，二一。诵读身静心动，最易耗气损营，心脾偏多，不时神烦心悸，头眩脘闷，故有自来也。调养溉灌营阴，俾阳不升越，恐扰动络血耳。

淮小麦三钱，南枣肉一枚、炒白芍一钱，柏子仁一钱半，茯神三钱，炙草四分（《临证指南医案·卷一》）

某，三四。脉虚数，失血，心悸，头眩。

大淡菜五钱，牛膝炭一钱半，白扁豆一两，白茯苓三钱，藕节（洗）三枚，糯稻根须五钱。（《临证指南医案·卷二》）

某。脉左动如数，右小濡弱。病起嗔怒，即寒热，汗出，心悸，继而神魂自觉散越。夫肝脏藏魂，因怒则诸阳皆动。所见病源，无非阳动变化内风而为厥。故凡属厥症，多隶厥阴肝病。考《内经》治肝，不外辛以理用，酸以治体，甘以缓急。今精彩散失，镇固收摄，犹虑弗及，而方书泄肝平肝抑肝，方法尽多。至于补法，多以子母相生为治。此病全以肝肾下焦主法为正。所服医药，并无师古之方，未识何见？

阿胶一钱半，鸡子黄一枚、人参一钱，生地三钱，金箔五片。（《临证指南医案·卷七》）

某。疟后，心悸气怯，便后有血，是热入伤阴。用固本丸加首乌、阿胶。

人参、生地、熟地、天冬、麦冬、制首乌、阿胶。（《临证指南医案·卷六》）

某。形瘦色枯，脉濡寒热，失血心悸，是营伤。

归芪建中去姜。（《临证指南医案·卷二》）

某。骤惊，阳逆暴厥，为肝胆病。昼则心悸是阳动，夜则气坠属阴亏。用收固肾肝可效。

生地五钱，萸肉一钱，龙骨三钱，牡蛎三钱，五味一钱，真金箔三张。

华岫云按：经云，惊则伤胆，恐则伤肾。大凡可畏之事，猝然而至者谓之惊。若从容而至，可以宛转思维者，谓之恐。是惊急而恐缓也。夫惊症，大人亦有之，小儿最多，因其神志未坚，胆气未充，故每遇稍异之形声，即陡然而惊矣。惊之所伤，由心猝及乎胆，由胆即及乎肝，遂致心主君火，兼肝胆中相火风木，骤然而起。症现搐溺瘈疭，神昏谵妄，肢冷厥逆，吐乳身热，目窜口噤。种种所患，无非心、肝、胆之现症，而实毫无外感之风邪。此因外受之惊，而动内之木火风也。故但当以一惊字立为病名，斯乃切当。因其内风沸起，遂加一风字，因病来迅速，又加一急字，故遂有急惊风之病名，此已属牵强附会矣。至于今之混称为急惊风者，更属背谬。总因小儿阴气未充，外感之风温、风热、风火，以及寒邪化热，并燥火诸症，最易伤阴。阴伤则血不营筋，液伤则脉络滞涩。热盛亦能使内之木火风相继而起，所现之症，与受惊者类亦相同。然实非因受惊而起，其所治之法，大有区别。如果因惊者，治宜安养心神，镇惊定怯，甘凉清内热，柔润息肝风，或少佐芳香，通其窍络，舒其结闭。至于刚热燥涩，表散之药，概不可用。若无惊而但感外邪者，有宜于凉散，有宜于温散，有宜于苦寒清火，有宜于甘温扶阳，或补或泻，自当按六淫之邪而施治，与惊字毫无关涉。奈今之医者，每遇非惊之症，因不能辨明六气中所伤何气，却定不出病名，遂强将一惊字混入，藉口漫称为急惊风症，掩饰欺人。病家亦酷信之，以为小儿防范难周，焉有无惊之理。其所订之方，错杂游移，不知治惊总以心、肝、胆为主。若治时邪，须兼肺、胃、脾、肾、三焦、营卫、经络而论，大不相同也。更有一种称慢惊风之病名者，尤属怪诞不经，必当亟为驳正。有论在幼科吐泻之后，宜合观之。（《临证指南医案·卷七》）

某氏。失血半年，心悸忡，胁下动。络脉空虚，营液损伤。议甘缓辛补。

枸杞、柏子仁、枣仁、茯神、炙草、桂圆。

又：生地、阿胶、小麦、广三七、乌贼骨、菟丝子、茯神、扁豆，夜服三钱。（《临证指南医案·卷二》）

某妪。脉右虚左数，营液内耗，肝阳内风震动。心悸，眩晕，少寐。

生地、阿胶、麦冬、白芍、小麦、茯神、炙草。（《临证指南医案·卷一》）

苦味和阳，脉左颇和。但心悸少寐，已见营气衰微。仿金匮酸枣仁汤方，仍兼和阳，益心气以通肝络。

酸枣仁（炒黑，勿研）五钱，茯神三钱，知母一钱，川芎一分，人参（同煎）六分，天冬（去心）一钱。（《临证指南医案·卷一》）

疟势渐减，心悸，神倦。

谷芽、半夏曲、木瓜、橘白、鲜莲肉、茯苓。（《未刻本叶氏

医案・保元方案》）

牝疟寒多，内热心悸。

阳旦汤，加生牡蛎、花粉。（《眉寿堂方案选存・卷上》）

气血不调，心悸脘闷，法宜温之。

当归、白芍、焦术、炙草、枣仁、茯神、陈皮、柏仁。（《未刻本叶氏医案・方案》）

宋，二四。精壮年岁，面色萎浮，气冲逆，必心悸眩晕。问足跗易冷，间有遗泄。此皆烦劳办事，心阳过用，暗吸肾阴，下元日虚，虚风夹阳旋动不息，全是内损之病。治法取质味凝厚以填之，甘酸以缓之，重以镇怯，补以理虚，方是培本寻源之治。

熟地四两，萸肉二两，锁阳二两，炙茯神四两，五味一两半，龟甲心二两，秋石一两，青龙骨二两，生研金缨膏二两，芡实四两。

蜜丸。（《种福堂公选医案》）

汪，五八。宿哮久矣不发，心悸震动，似乎懊㦬之象，此属痰火。治以宣通郁遏，勿徒呆补。

半夏、川连、石菖蒲、蛤粉、枳实、茯苓、川郁金、橘红。

竹沥姜汁法丸。（《临证指南医案・卷五》）

王，二六。过用心思，营气日漓，心悸眩晕，遗精，腰膝下部畏冷。阴阳造偏，心肾交损，议镇怯，佐以固摄温纳。

桑螵蛸、人参、茯神、青花龙骨、金箔、锁阳。

蜜丸。（《种福堂公选医案》）

王氏。惊悸，微肿，内风动也。

人参、龙骨、茯神、五味、煨姜、南枣。（《临证指南医案・卷一》）

弦劲脉长，心悸嘈杂，此肝阳化风，冲激阳明所致，良由少阴不充，无以涵木耳。

熟地、茯神、柏子仁、川斛、牡蛎、淡天冬。（《未刻本叶氏医案·保元方案》）

五志内燔，心悸舌糜。宜存阴泄阳，第脉弦涩，不宜过于苦寒。

生地、川连、新灯心、茯神、丹参、赤麦冬。（《未刻本叶氏医案·方案》）

心悸，食不甘味，舌苔颇浊，宜和阳明。

北沙参、麦冬、茯神、扁豆、霍石斛。（《未刻本叶氏医案·方案》）

心悸如饥，头晕肢麻，此乃内起肝风。汗多淋漓，气弱阳泄。近日肌浮腹大，木传土也。仿丹溪养金制木，使脾少贼邪之害。

阿胶、天冬、生白芍、细生地、麦冬、明天麻、菊花炭。（《叶氏医案存真·卷一》）

心悸形凛，不时遗泄。

茯苓、炙甘草、桂枝、大枣。（《未刻本叶氏医案·方案》）

心肾不交，心悸内怯，阳痿不举。

淮小麦、枣仁、远志、柏仁、龙齿、建莲。（《未刻本叶氏医案·保元方案》）

形丰脉微，阳气自薄。进以六味地黄，纯阴碍阳，是以心悸，阳痿，议用通阳以消阴翳。

人参、远志、鹿茸、菟丝子、附子、细辛、茯苓、粉萆薢。（《未刻本叶氏医案·方案》）

形寒，心悸，咳嗽。

小建中汤。（《未刻本叶氏医案·方案》）

形寒心悸，头旋身如溶溶，此二维任带病也。由带中血液下渗，奇经失灌溉之源，日久有怔忡腰折之患，极早图之。

熟地、牡蛎、桂心、巴戟、茯神、杞子、白芍、白薇。（《未刻本叶氏医案·方案》）

徐，四八。色萎脉濡，心悸，呛痰咳逆。劳心经营，气馁阳虚，中年向衰病加。治法中宫理胃，下固肾真，务以加谷为安，缕治非宜。煎药用大半夏汤，早服附都气丸。（《临证指南医案·卷二》）

严，四五。营虚，内风逆，心悸头晕。

炒杞子、柏子仁、三角胡麻、川斛、生左牡蛎、冬桑叶。（《临证指南医案·卷一》）

阳微，浊阴有僭逆之势，膝冷腿浮，肢麻心悸，法宜温之。

苓姜术桂附泽汤。（《未刻本叶氏医案·保元方案》）

杨氏。经血期至，骤加惊恐，即病寒热，心悸不寐。此惊则动肝，恐则伤肾。最虑久延脏躁，即有肝厥之患。

淮小麦、天冬、龙骨、牡蛎、白芍、茯神。（《临证指南医案·卷七》）

阴阳络热失血，心悸，晡热。

细生地、穞皮、天冬、阿胶、大珠菜、茯神。（《未刻本叶氏医案·保元方案》）

营虚心悸，神倦，身痛。

熟地、杞子、柏仁、归身、茯神、杜仲。（《未刻本叶氏医案·方案》）

营血暗耗，心悸，食减。

淮小麦、生白芍、枣仁、白茯神、炙甘草、柏仁。（《未刻本叶氏医案·保元方案》）

营阴暗耗，心阳不宁，怔忡渐至。

生地、龙骨、丹参、天冬、茯神、柏仁。（《未刻本叶氏医案·保元方案》）

营阴枯槁，心悸，嘈杂，咳嗽。

炙甘草汤去参、姜，加牡蛎、白芍。（《未刻本叶氏医案·方案》）

余。产后不复，心悸欲呕，遇寒腹痛。先议进和营卫，继当补摄。

当归桂枝汤加茯苓。（《临证指南医案·卷九》）

脏真不固，阳浮失守，化风内煽，心悸不寐。火升气逆，阴不能平，阳不能秘耳。

桂七味汤加牡蛎。（《未刻本叶氏医案·方案》）

诊脉软，心悸不耐烦，营虚气怯甚矣。

淮小麦、茯神、炙草、炒白芍、枣仁、建莲。（《未刻本叶氏医案·保元方案》）

周。情志易生嗔怒，肝胆木火上攻胃脘，心悸忽嘈，手抚动跃。夫动皆阳化，沉香、肉桂辛热，肝有摧扞恶燥之累，非人理也。

柏子仁、归须、桃仁、大麻仁、南楂肉。（《叶天士晚年方案真本·杂症》）

昨日用交加散法，黑血略下，痛缓下移，此瘀浊停留，皆为痉厥，以致紊乱气血，奇经失和矣。但心悸，舌赤，阴分自亏。宣瘀之药，多辛善走，择其辛润者，进商回生丹，量进半丸，亦对证稳药。

细生地、姜汁、当归须、丹皮、小茴、桃仁、料豆皮、茺蔚子。（《叶氏医案存真·卷一》）

左脉弦涩，心营暗耗，心阳不宁，寤多寐少，心悸怵惕，静养为主。

淮小麦、柏子仁、丹参、酸枣仁、建莲子。（《未刻本叶氏医案·方案》）

嗽久，形凛，心悸。

贞元饮。（《未刻本叶氏医案·方案》）

张。营络热。心震动。复脉汤去姜、桂、参，加白芍。（《临证指南医案·卷五》）

徽州，三十五。仲景云：厥阴病气上撞心，明示木中风火上行，多气少血，阴虚之象，治以痫症痰火有余，大谬。

女贞子、天冬肉、茯苓、小生地、山萸肉、建莲肉、赤金箔。（《叶氏医案存真·卷三》）

◆ **胸痹**

痰饮上阻，清阳失旷，背痛心悸。

苓姜术桂汤。（《未刻本叶氏医案·方案》）

郭，二四。产后下元阴分先伤，而奇经八脉皆丽于下，肝肾怯不固，八脉咸失职司。经旨谓阳维脉病苦寒热，阴维脉病苦心痛。下损及胃，食物日减。然产伤先伤真阴，忌用桂、附之刚。温煦阴中之阳，能入奇经者宜之。

人参、鹿茸、紫石英、当归、补骨脂、茯苓。（《临证指南医案·卷九》）

胡，四六。脉沉而微，微则阳气不足，沉乃寒水阴凝。心痛怔忡，渐及两胁下坠。由阳衰不主运行，痰饮聚气欲阻。致痛之来，其心震之谓，亦如波撼岳阳之义。议用外台茯苓饮合桂苓方。

人参、茯苓、半夏、枳实、桂枝、姜汁。（《临证指南医案·卷五》）

胡。厥阳上冲，心痛振摇，消渴齿血，都是下焦精损。质重味厚，填补空隙，可冀其效。

熟地四两，五味二两，茯神二两，建莲二两，芡实二两，山药二两，人乳粉二两，秋石二两。

生精羊肉胶丸，早服四钱。（《临证指南医案·卷一》）

华，四六。因劳，胸痹阳伤，清气不运，仲景每以辛滑微通其阳。

薤白、瓜蒌皮、茯苓、桂枝、生姜。（《临证指南医案·卷四》）

华。阳气微弱，胸痹。

苓桂术甘汤。（《临证指南医案·卷四》）

黄，嘉兴，五十三岁。情志内郁，心痛如绞，形瘦液枯，不可气燥热药。

炒桃仁、柏子仁、延胡、炒丹皮、小胡麻、钩藤。（《叶天士晚年方案真本·杂症》）

劳伤阳气，胸背痹痛。

瓜蒌薤白白酒汤加半夏、杏仁、茯苓。（《未刻本叶氏医案·方案》）

陆，二四。郁伤，筋胀，心痛。

钩藤、生香附、郁金、白蒺藜、丹皮、薄荷、广皮、茯苓。（《临证指南医案·卷六》）

脉弦，胸胁痹痛引背，曾吐痰，食下拒纳此属血格。

红花、桃仁、旋覆花、橘红、生葱管、柏子仁。（《未刻本叶氏医案·保元方案》）

某，二十。脉弦，色鲜明，吞酸胸痹，大便不爽。此痰饮凝泣，清阳失旷，气机不利。法当温通阳气为主。

薤白、杏仁、茯苓、半夏、厚朴、姜汁。（《临证指南医案·卷四》）

某，六五。脉弦，胸脘痹痛欲呕，便结。此清阳失旷，气机不降，久延怕成噎格。

薤白三钱，杏仁三钱，半夏三钱，姜汁七分，厚朴一钱，枳实五分。（《临证指南医案·卷四》）

某。痛久入血络，胸痹引痛。

炒桃仁、延胡、川楝子、木防己、川桂枝、青葱管。

华玉堂按：胸痹与胸痞不同。胸痞有暴寒郁结于胸者，有火郁于中者，有寒热互郁者，有气实填胸而痞者，有气衰而成虚痞者，亦有肺胃津液枯涩，因燥而痞者，亦有上焦湿浊弥漫而痞者。若夫胸痹，则但因胸中阳虚不运，久而成痹。《内经》未曾详言，惟《金匮》立方，俱用辛滑温通。所云寸口脉沉而迟，阳微阴弦，是知但有寒症，而无热症矣。先生宗之，加减而治，亦惟流运上焦清阳为主。莫与胸痞、结胸、噎膈、痰食等症混治，斯得之矣。（《临证指南医案·卷四》）

浦。中阳困顿，浊阴凝泣。胃痛彻背，午后为甚。即不嗜饮食，亦是阳伤。温通阳气，在所必施。

薤白三钱，半夏三钱，茯苓五钱，干姜一钱，桂枝五分。（《临证指南医案·卷四》）

气不宣达，胸痹，大便不行。

枇杷叶、紫菀、枳壳、土蒌皮、杏仁、桔梗。（《未刻本叶氏医案·方案》）

气郁痰滞，胸痹不舒。

枳壳、槟榔、檀香、乌药，四味磨汁。（《未刻本叶氏医案·保元方案》）

双林巷，廿六。早食呕吐酸水浊涎，心口痛引腰胯。此阳微浊阴犯络，例以辛热。

川乌头、高良姜、延胡索、川楝子、白豆蔻、茯苓。（《叶氏医案存真·卷三》）

宋。脉左涩伏，心下痛甚，舌白，不能食谷，下咽阻膈，痛极昏厥，此皆积劳损阳。前者曾下瘀血，延绵经月不止，此为难治。

生鹿角、当归须、姜汁、官桂、桃仁、炒半夏。（《临证指南医案·卷八》）

孙，廿二岁。胸中乃清阳游行之所，少年气弱，操持经营，皆扰动神机，病名胸痹。仲景轻剂，通上焦之阳。

薤白、桂枝、半夏、生姜、茯苓、白酒。（《叶天士晚年方案真本·杂症》）

谭，三五。心痛引背，口涌清涎，肢冷，气塞脘中。此为脾厥心痛，病在络脉，例用辛香。

高良姜、片姜黄、生茅术、公丁香柄、草果仁、厚朴。（《临证指南医案·卷八》）

汪，五十七岁。胸痹是上焦清阳不为舒展，仲景以轻剂通阳。

桂枝瓜蒌薤白汤。（《叶天士晚年方案真本·杂症》）

王，五七。气逆自左升，胸脘阻痹，仅饮米汤，形质不得下咽。此属胸痹，宗仲景法。

瓜蒌薤白汤。

又：脉沉如伏，痞胀格拒在脘膈上部，病人述气壅，自左觉热。凡木郁达之，火郁发之，患在上宜吐之。

巴豆霜（制）一分，川贝母三分，桔梗二分。

为细末服，吐后，服凉水即止之。（《临证指南医案·卷四》）

163

王。胸前附骨板痛，甚至呼吸不通，必捶背稍缓。病来迅速，莫晓其因。议从仲景胸痹症，乃清阳失展，主以辛滑。

薤白、川桂枝尖、半夏、生姜，加白酒一杯同煎。（《临证指南医案·卷四》）

吴。脉左数，右濡，气塞心痛。养胃平肝。

半夏、茯苓、炒麦冬、柏子仁、川楝子、青橘叶。（《临证指南医案·卷三》）

胸痹。

小半夏汤加茯苓。（《未刻本叶氏医案·保元方案》）

胸痹。

薤白、白茯苓、生姜汁、半夏、杏仁。（《未刻本叶氏医案·方案》）

徐，六一。胸痹因怒而致，痰气凝结。

土瓜蒌、半夏、薤白、桂枝、茯苓、生姜。（《临证指南医案·卷四》）

血瘀胸痹，恐暴涌汗泄则脱。

半夏、茯苓、闽姜、延胡索。（《未刻本叶氏医案·方案》）

阳失流行，胸背痹痛。

桂枝、茯苓、姜汁、白蜜。（《未刻本叶氏医案·方案》）

张，六十四岁。有年仍操持经营，烦冗营伤，心痛引脊。医用附子痛甚，知不宜刚猛迅走之药。

茯苓桂枝汤去芍。（《叶天士晚年方案真本·杂症》）

朱。重按痛势稍衰，乃一派苦辛燥，劫伤营络，是急心痛症。若上引泥丸，则大危矣。议用《金匮》法。

人参、桂枝尖、川椒、炙草、白蜜。

龚商年按：厥心痛一症，古人辨论者多且精矣，兹不复赘。

但厥心痛与胃脘痛，情状似一，而症实有别。世人因《内经》胃脘当心而痛一语，往往混而视之。不知厥心痛，为五脏之气厥而入心胞络，而胃实与焉，则心痛与胃痛，不得不各分一门。今先生案中，闻雷被惊者，用逍遥散去柴胡，加钩藤、丹皮治之，以其肝阳上逆，不容升达，为之养血以平调也。积劳损阳者，用归、鹿、姜、桂、桃仁、半夏治之，以其劳伤血痹，无徒破气，为之通络以和营也。脾厥心痛者，用良姜、姜黄、茅术、丁香、草果、厚朴治之，以其脾寒气厥，病在脉络，为之辛香以开通也。重按而痛稍衰者，用人参、桂枝、川椒、炙草、白蜜治之，以其心营受伤，攻劫难施，为之辛甘以化阳也。方案虽未全备，然其审病之因，制方之巧，无不一一破的。果能举一反三，其义宁有尽乎？（《临证指南医案·卷八》）

苦辛酸，清泄阳明、厥阴邪热，兼外护胎法，病势减十之二三。视舌黑芒刺，舌心干板，而心中痛不已，此皆热邪内迫，阳精阴液告涸。两日前虑其陷伏闭塞，今又怕液涸昏痉，最难调治。夫护胎存阴，清热去邪，两不可少。

川连、鲜生地、知母、阿胶、鸡子黄。（《眉寿堂方案选存·卷下》）

陈氏。《内经》论诸痛皆寒。时当冬腊，口鼻吸受寒冷，阻气隧之流行，痛自胸引及背，甚则手足厥冷。只宜两通气血主治。

川楝子、延胡、生香附、橘红、吴萸、乌药、红花。（《临证指南医案·卷八》）

黄。舌白气短，胸中痛，目暗，微淋。乃阴虚于下，气阻于上。暂停参剂。

早上服都气丸三钱，晚服威喜丸二钱。（《临证指南医案·卷三》）

金，二九。饥饱劳力，气逆血瘀，胸痛频吐。此液耗阳升，上逆不已，血无止期。先宜降气通调，莫与腻塞。

苏子、降香、桃仁、丹参、韭白汁、山栀、茯苓。（《临证指南医案·卷二》）

唐女。脉左涩右弦，气火不降，胸胁隐痛，脘不爽。最虑失血。

川贝、山栀、丹皮、郁金汁、钩藤、瓜蒌皮、茯苓、橘红。

又：气火上郁，脘中窒痛，呕涎。先以开通壅遏。

香豉、瓜蒌皮、山栀、郁金、竹茹、半夏曲、杏仁。（《临证指南医案·卷六》）

叶，四三。郁怒致病，心胸映背痛甚，至气阻咽喉，呼吸有音，吐涎沫，又不热渴。由肝病蔓延，所伤非一经矣。先理上焦，与苦辛轻剂。

鲜枇杷叶、香豉、苦杏仁、郁金、瓜蒌皮、黑山栀。（《种福堂公选医案》）

尤，齐门，四十三岁。胸中属身半已上，是阳气流行之所。据说偶然阻塞，嗳气可爽，医药全以萸地滋腻血药，况中年劳形，亦主伤气。

早服桑麻丸，夜服威喜丸。（《叶天士晚年方案真本·杂症》）

◆ **胸痞**

邓。寒少热多，胸中痞胀。温邪未解，谩言止截。

淡黄芩、炒半夏、姜汁、生白芍、草果、知母、乌梅。

又：照前方去半夏、姜汁，加鳖甲。（《临证指南医案·卷六》）

舌灰白，胸痞，疟来欲呕，昏厥，热时渴饮，此暑热不解，邪欲深陷，议泻心法。

黄连、黄芩、厚朴、半夏、杏仁、姜汁。(《眉寿堂方案选存·卷上》)

严，三一。胸满不饥，是阳不运行。嗜酒必夹湿，凝阳其气，久则三焦皆闭。用半硫丸，二便已通。议治上焦之阳。

苓桂术甘汤。(《临证指南医案·卷五》)

张，二七。酒客，谷少中虚。常进疏散表药，外卫之阳亦伤。其痰饮发时，胸中痞塞，自述或饥遇冷病来，其为阳气受病何疑？不必见痰搜逐，但护中焦脾胃，使阳气健运不息，阴浊痰涎，焉有窃踞之理？

生於术、川桂枝、茯苓、淡姜渣、苡仁、泽泻。

姜枣汤法丸。(《临证指南医案·卷五》)

张。舌白罩灰黑，胸脘痞闷，潮热呕恶，烦渴，汗出，自利。伏暑内发，三焦均受，然清理上中为要。

杏仁、滑石、黄芩、半夏、厚朴、橘红、黄连、郁金、通草。(《临证指南医案·卷五》)

周。寒热，呕吐蛔虫，自利，是暑湿热外因。因嗔怒动肝，邪气入于厥阴，胸满，腹胀，消渴。议以开痞方法。

泻心汤去参、甘，加枳实、白芍。(《临证指南医案·卷四》)

某。脉沉，短气咳甚，呕吐饮食，便溏泻，乃寒湿郁痹。胸痹如闷，无非清阳少旋。

小半夏汤加姜汁。(《临证指南医案·卷四》)

陈，三四。食进颇逸，而胸中未觉清旷。宜辛润以理气分，勿以燥药伤阴。

枇杷叶、大杏仁、橘红、黑山栀、香豉、郁金、瓜蒌皮。

晨服。五剂后接服桑麻丸。(《临证指南医案·卷四》)

陈。诊脉左带微数，右关微弦，胸脘痞闷，右眼角赤，皆是肝木乘坤土。经旨有肾藏志，脾藏意。今梦寐惊惕，是见不藏之象。倘调养失宜，内有七情之扰，外有六淫之侮，再经反复药饵，无过树根草皮，焉能有济。故重言以申其说。

人参、半夏、枳实、茯苓、干姜、小川连。

第二案：六脉略和，舌胎已退，胸脘稍宽，渴饮至胃，微觉呆滞，大便丁燥。势见阴枯阳结，通阳之中，佐以润燥，亦属至理。至于调养静摄工夫，不必再赘。

柏子仁、苁蓉、归须、炒桃仁、块苓、桂心。

第三案：立夏日诊脉，气和病情减。清晨微觉气闷，阳气尚未全振。再论人身中，阴阳二气每相眷顾，阳病久必伤阴，阴病久必伤阳，故病久之体，调养失慎，必至反复。谆谆至嘱，进苓桂术甘汤以宣上鬲之阳。

第四案：年过五旬，肾气本弱，病缠日久，脾土亦馁。肾恶燥，脾恶湿，经旨昭昭。若欲平稳，宜乎分治为妥，是将来调补丸药章旨。今上鬲已宽，且进下焦调补为法。苁蓉、归身、杞子、茯神、小茴、柏子仁、天冬、巴戟、牛膝。

第五案：病减六七，惟纳食不易运化，饮汤不易下趋，口中味淡，时或作酸，大便燥艰，乃脾阳不振，肾阴未复，故润剂之中，佐以辛香，有合经旨辛甘化风之意。

柏仁、小茴、苁蓉、车前、茯苓、牛膝、归身、桂心。

第六案：脉神俱安，大便艰涩不爽，脐间隐隐作痛。高年肾阴暗亏，血液不能灌溉四旁，肠中枯燥，更衣颇觉费力。拟进通幽汤方法以润之。

归须、红花、郁李仁、柏仁、麻仁、生地、升麻。

第七案：两日连次更衣，脐间疼痛已止，胸鬲之间，略觉不和，则知病缠日久，不独血液受亏，气分亦为之不振。拟温填药饵，佐以通阳，庶几中下两顾。

苁蓉、茯苓、杞子、小茴、柏仁、牛膝、人参、巴戟。(《叶氏医案存真·卷二》)

刘。湿热，非苦辛寒不解。体丰阳气不足，论体攻病为是。胸中痞闷不食，议治在胃。

川连、炒半夏、人参、枳实、姜汁、茯苓、橘红。(《临证指南医案·卷四》)

某，四一。恶寒，泄泻、悉减，胸脘仍闷。余暑未尽，胃气未苏故耳。

大麦仁四钱，佩兰叶三钱，新会皮一钱，半夏曲（炒）一钱半，金斛一钱半，茯苓三钱。(《临证指南医案·卷四》)

气郁胸闷。

枇杷叶、橘红、杏仁、土蒌皮、桔梗、通草。(《未刻本叶氏医案·保元方案》)

气阻，胸闷，脘痛。

枇杷叶、枳壳、橘红、杏仁、桔梗、茯苓。(《未刻本叶氏医案·保元方案》)

舌白胸闷。

杏仁、藿香、半夏、厚朴、橘白、滑石。(《未刻本叶氏医案·保元方案》)

湿痰上阻，胃逆不降，胸闷欲吐。

金斛、茯苓、枳实、半夏、橘白、杏仁。(《未刻本叶氏医案·保元方案》)

温热后肝阳乘胃，涎沫自出，胸满如闷咽中，间或气促，潮热时作，四肢微冷。虑其厥逆，进息风和阳法。

淮小麦、炒半夏、甜杏仁、炒麦冬、南枣。

又方：人参、麦冬、淮小麦、茯苓、南枣、炙甘草。(《叶氏医案存真·卷二》)

胸中不爽，是痰气之阻，仿小青龙法，开太阳为主。盖少阴逆，太阳气化不至也。

五味、炙草、茯苓、杏仁、泡淡姜、生白芍。(《叶氏医案存真·卷三》)

阳困失旷，胸闷腰痛。

苓姜术桂汤。(《未刻本叶氏医案·方案》)

郁气不宣，胸闷噫气。

郁金、枇杷叶、半曲、枳壳、广橘红、茯苓。(《未刻本叶氏医案·方案》)

白，二六。脉沉小弦，为阴浊饮邪。禀质阳不充旺，胸中清气不得舒展旷达。偶触入寒冷，或误进寒物，饮邪暴冷，凝结胸痞。当平日食物，忌用酒肉腥浊，使清阳流行。常服仲景苓桂术甘汤百剂。若病来因冷，即服大顺散。(《临证指南医案·卷五》)

郭。风温入肺，气不肯降，形寒内热，胸痞，皆膹郁之象。辛凉佐以微苦，手太阴主治。

黑山栀、香豉、杏仁、桑叶、瓜蒌皮、郁金。(《临证指南医案·卷五》)

因嗔怒心胸痞胀三年，左胁下坚凝有形，偶触劳忿，则寒热无汗。此属郁痹气血，延成肥气。治当宣通营卫，流行脉络，佐入攻坚，俾寒热得止再议。

炒柴胡、生香附、半夏曲、丹皮、桃仁、青皮、姜汁炒栀仁、生牡蛎，临服入鳖血五匙。(《叶氏医案存真·卷一》)

某。热渐入里，胸痞便泄。议酸苦泄热。

黄芩、川连、枳实、白芍、广皮白、滑石、甘草、谷芽。

（《临证指南医案·卷七》）

施。阳明之阳已困，胸胀引背，动怒必发，医药无效。

人参、熟半夏、生白蜜、姜汁、茯苓。（《叶天士晚年方案真本·杂症》）

气痹不宣，胸膈不爽。

枇杷叶、桑叶、苏子、化橘红、杏仁、瓜蒌皮。（《未刻本叶氏医案·方案》）

朱，二十二岁。夏热秋燥，伤于气分，胸痞多嗳，大便燥结。凡上燥清肺，不取沉腻滋降。

大沙参、玉竹、苏子、桑叶、麦冬汁、蜜炒橘红。（《叶天士晚年方案真本·杂症》）

着右卧称甚气闷，阳明气未全降，宜补土降逆。

人参、白旋覆花、生白芍、茯苓、代赭石、南枣肉。（《眉寿堂方案选存·卷上》）

林。据说六七年前，惊骇起病。气从左胁有声，攻及胸膈，心中胀极，气降胀减，必汗出溲溺，此属肝厥。凡烦劳动怒，即刻举发。肝木风火内寄，其来必骤，且有声音。久恙非汤药可投，缓调须用丸药，更发作自必轻减。

人参、干姜、附子、桂枝、川椒、小川连、川楝子、当归、白芍。

乌梅肉丸。（《临证指南医案·卷七》）

◆ **惊恐**

陈，二九。心中若烟雾，嗳则气散，少顷即聚。易惊恐畏惧，呕逆不渴，自述难鸣苦况。泻后亡阴，热药劫阴，前议和胃不应，主以镇之摄之。

炙甘草、淮小麦、大枣、枣仁、青龙骨。（《临证指南医案·卷七》）

鬼神亡灵，皆属阴魅，寡居独阴无阳。病起惊恐，必肾肝致脏损所致。经水仍至。以宁摄神魂，定议韩祗和法。

当归身、羊肉、龙骨、肉桂心、生姜、牡蛎。（《眉寿堂方案选存·卷下》）

张小姐。时时惊恐，不食不便，状如神附，头面肌浮，舌强唇肿，寤不能寐，夜多妄言，经少紫黑。此五志煎厥，风阳上逆。仿俞氏治杨季登女例，用龙荟丸三钱。（《种福堂公选医案》）

某。惊恐伤神，不语。

建兰根汁、姜汁、金汁。

共和一处，隔汤炖，徐徐服。（《临证指南医案·卷七》）

惊自外触，恐自内起。《内经》论惊必伤肝、恐则伤肾。丹溪谓上升之气多从肝出，谓厥阳暴升莫制，则气塞于上。阴不上承，即天地不能交泰而为否塞。至于梦扰筋缩，乃精气不能护神，神无所依。用药当镇其怯，益其虚，渐引道以致二气之交合，是为医之能事。

妙香散。（《叶天士医案》）

◆ **不寐**

《灵枢经》云：人身阳气不纳入阳跷穴，则寤不得寐。饮以半夏汤，今宗之。

半夏、秫米。（《叶氏医案存真·卷一》）

蔡，南濠，四十三岁。操持太过，肝肾浮阳上冒，寤不成寐。

《金匮》酸枣仁汤。（《叶天士晚年方案真本·杂症》）

蔡。恶进谷食，舌干龈胀，不饥，不知味，寤多寐少。皆由疟汗呕逆，都令诸阳交升。胃气不降则不食。阳不下潜则无寐，肝风内震则火升心热。法当和胃阳，平肝气。肝平胃醒，必谷进能寝矣。

知母、北沙参、麦冬、新会皮、乌梅肉，新谷露（冲）。（《临证指南医案·卷六》）

陈。热病后，不饥能食，不寐。此胃气不和。

香豉、黑山栀、半夏、枳实、广皮白。（《临证指南医案·卷五》）

陈。阴精走泄，复因洞泻，重亡津液。致阳暴升，胃逆，食入欲呕，神识不静无寐。议酸枣仁汤。

枣仁五钱，炙草五分，知母二钱，茯苓二钱。（《临证指南医案·卷六》）

陈妪。热入膻中，夜烦无寐，心悸怔，舌绛而干，不嗜汤饮。乃营中之热，治在手经。

犀角、鲜生地、黑元参、连翘、石菖蒲、炒远志。

又：鲜生地、元参、天冬、麦冬、竹叶、茯神、金箔。

又：阳升风动，治以咸寒。

生地、阿胶、天冬、人参、川斛、茯神、麦冬。（《临证指南医案·卷五》）

程。娠八月，形寒气逆，神烦倦无寐，乃肝阳乘中之征。拟进息风和阳法。

黄芩、当归、生白芍、生牡蛎、橘红、茯神。

又：肝风眩晕，麻痹少寐。

熟首乌、炒黑杞子、白芍、女贞子、茯神、黑穞豆皮。（《临证指南医案·卷九》）

程氏。上昼气逆填脘，子夜寤不肯寐。乃阳气不降，议用温胆汤。

温胆去枳实，加金斛，滚痰丸二钱五分。(《临证指南医案·卷六》)

程妪。脉弦涩，外寒内热，齿痛舌干，无寐。乃肝脾郁结不舒。

郁金、钩藤、丹皮、夏枯草、生香附、薄荷、广皮、茯苓。(《临证指南医案·卷六》)

顾，四四。须鬓已苍，面色光亮，操心烦劳，阳上升动，痰饮亦得上溢。《灵枢》云：阳气下交入阴，阳跷脉满，令人得寐。今气越外泄，阳不入阴，勉饮酒醴，欲其神昏假寐，非调病之法程。凡中年已后，男子下元先损。早上宜用八味丸，晡时用半夏秫米汤。(《临证指南医案·卷六》)

寒热后不能寐，舌干，胃气不和耳。

竹茹、茯苓、木瓜、半夏、金斛、知母。(《未刻本叶氏医案·保元方案》)

金，六九。初起神呆遗溺，老人厥中显然。数月来夜不得寐，是阳气不交于阴。勿谓痰火，专以攻消。乃下虚不纳，议与潜阳。

龟腹甲心、熟地炭、干苁蓉、天冬、生虎胫骨、怀牛膝、炒杞子、黄柏。(《临证指南医案·卷一》)

金。热止，津津汗出，伏暑已解。只因病魔日久，平素积劳，形色脉象虚衰，深虑变病。今饮食未进，寤寐未宁。议以敛液补虚。

人参、茯神、麦冬、五味、炒白芍、块辰砂（绵裹同煎）一两。

又：热久，胃液被劫，不饥不便，亦病后常事耳。古人论病，必究寝食。今食未加餐，难寐，神识未清，为病伤元气，而热病必消烁真阴。议用三才汤意。

人参、天冬、生地、麦冬、五味子。(《临证指南医案·卷五》)

某，三三。寤不成寐，食不甘味，尪羸，脉细数涩。阴液内耗，厥阳外越，化火化风，燔燥煽动。此属阴损，最不易治。姑与仲景酸枣仁汤。

枣仁（炒黑勿研）三钱，知母一钱半，云茯神三钱，生甘草五分，川芎五分。(《临证指南医案·卷六》)

某，四二。脉涩，不能充长肌肉，夜寐不适。脾营消索，无以灌溉故耳。当用归脾汤意温之。

嫩黄芪、於术、茯神、远志、枣仁、当归、炙草、桂圆、新会皮。(《临证指南医案·卷六》)

某。不寐六十日，温胆诸药不效。呕痰不适，明系阳升不降。用《金匮》酸枣仁汤。

枣仁、知母、茯苓、川芎、炙草。(《临证指南医案·卷六》)

某。肝阳不降，夜无寐。进酸枣仁法。

枣仁、知母、炙草、茯神、小麦、川芎。(《临证指南医案·卷六》)

某。脉左弦，少寐，气从左升。泄肝和胃。

生左牡蛎五钱，川楝子肉一钱，化州橘红一钱半，茯苓三钱，泽泻一钱。(《临证指南医案·卷三》)

某。恼怒肝郁，思虑脾伤。面黄，脉涩，寤不成寐。宗薛氏法治之。

人参、黄芪、熟於术、茯神、枣仁、桂圆肉、当归、炙草、黑山栀、丹皮、远志。(《临证指南医案·卷六》)

某。血去胃伤，当从中治。况五年前劳怒而得病，肝木无不克土。医者温补竟进，气壅为胀。至夜咽干无寐，食物不思，杳不知味，为呕为咳，全是胃阳升逆。经云：胃不和则卧不安。而阳不潜降，似属浊气胶痰有形之物，阻挠升降而然。古人有二虚一实，当先治实，以开一面之文。余从胃病为主，制肝救中，理气清膈，乃不足中有余圆通之治，此机勿得乱治。

人参、枳实、半夏、杏仁、甘草、竹茹、生姜、大枣。(《临证指南医案·卷二》)

某。阳不交阴，夜卧寐躁。

小半夏汤。(《临证指南医案·卷六》)

倪。多痛阳升，阴液无以上注，舌润赤绛，烦不成寐。当益肾水以制心火。

鲜生地、元参、麦冬、绿豆皮、银花、竹叶心。(《临证指南医案·卷六》)

潘，十四。戒饮，浊减十四，略可加谷。近日竟夕无寐，目珠赤痛，阳升不交于阴。暂停妙香散。

桑叶、丹皮、夏枯草、黑山栀、川贝、苡仁。(《临证指南医案·卷八》)

情志怫郁，心阳与肾真不交，少寐，阳痿，体质多湿。柔腻之品不合，宜用王荆公妙香法。

人参、茯苓、龙骨、茯神、炙甘草、湘莲、远志、辰砂、广木香、益智仁。(《未刻本叶氏医案·保元方案》)

食减，少寐。

谷芽、枣仁、半曲、茯苓、建莲、橘红。(《未刻本叶氏医案·保元方案》)

暑侵少寐，心阳不宁耳。

辰砂拌麦冬、酸枣仁、灯心、细根小生地、鲜莲肉、茯神。
（《未刻本叶氏医案·保元方案》）

嗽减不寐，心中热。

温胆汤。（《未刻本叶氏医案·方案》）

汤，四十五岁。阳升巅顶，上虚下细。心有狐疑动多。阳不下潜，入夜心事交集，寤不成寐。潜阳益阴主治。

淮小麦、炙草、知母、生地、茯苓、丹参。（《叶天士晚年方案真本·杂症》）

田。脏液内耗，心腹热灼。阳气不交于阴，阳跷穴空，令人不成寐。《灵枢》有半夏秫米法，但此病乃损及肝肾，欲求阳和，须介属之咸，佐以酸收甘缓，庶几近理。

龟胶、淡菜、熟地、黄柏、茯苓、萸肉、五味、远志。

又：咸苦酸收已效。下焦液枯，须填实肝肾。

龟鹿胶、熟地、苁蓉、天冬、萸肉、五味、茯苓、羊内肾。

邵新甫按：不寐之故，虽非一种，总是阳不交阴所致。若因外邪而不寐者，如伤寒、疟疾等暴发，营卫必然窒塞，升降必然失常。愁楚呻吟，日夜难安。当速去其邪，攘外即所以安内也。若因里病而不寐者，或焦烦过度，而离宫内燃，从补心丹及枣仁汤法。或忧劳愤郁，而耗损心脾，宗养心汤及归脾汤法。或精不凝神，而龙雷震荡，当壮水之主，合静以制动法。或肝血无藏而魂摇神漾，有咸补甘缓法。胃病则阳跷穴满，有《灵枢》半夏秫米汤法。胆热则口苦心烦，前有温胆汤，先生又用桑叶、丹皮、山栀等轻清少阳法。营气伤极，人参、人乳并行；阳浮不摄，七味、八味可选。余如因惊宜镇，因怒宜疏，饮食痰火为实，新产病后为虚也。（《临证指南医案·卷六》）

王，七十七岁。高年气衰，不耐暑，伏久热迫，津液被伤，

阳不内归，寐少不静。例用竹叶地黄汤，养液除热，莫予气燥味劣，反致戕胃。（《叶天士晚年方案真本·杂症》）

吴。少阳郁火，不寐。

丹皮、半夏、钩藤、桑叶、茯苓、橘红。（《临证指南医案·卷六》）

阳不交阴，寤不成寐，内风乘巅，髓出鼻窍腥浊，必绝欲经年，可以却病。乃下焦病根，归脾汤永无效期，仿丹溪法。

淡菜、阿胶、熟地、龟板、茯神、天冬。（《叶氏医案存真·卷一》）

阳浮不潜，寤多寐少，神烦汗泄。

生地、茯苓、天冬、川斛、牡蛎、柏仁。（《未刻本叶氏医案·保元方案》）

叶，二九。五志阳升，神识迷惑，忽清忽甚者，非有形质之邪，乃热气化风上巅，至于竟夜不寐。攻痰疏利，决不效验。先以极苦之药，冀其亢阳潜降。

生地、龙胆草、丹参、木通、山栀、芦荟、青黛、薄荷。（《临证指南医案·卷七》）

阴亏阳浮不潜，暮热不寐。

生地、柏仁、左牡蛎、阿胶、茯苓、料豆壳。（《未刻本叶氏医案·方案》）

用泻白散颇效，但不能寐，舌心辣痛，阴亦亏矣。

生地、川贝、元参、麦冬、茯神、灯心。（《未刻本叶氏医案·方案》）

右脉平和，左寸关弦动甚锐，面色带赤，体质清癯，得木火之形。禀多动之性，加以操持烦虑，五志之阳无有不炽；宜乎寤多寐少，内风不息，眩晕自生。经云：阳气下入阴中，阴跷满乃

178

得寐。谋虑不决，则火动伤阴，肝阳独行，乏阴和协而魂不藏，则寐不安。总以益阴、和阳为主治，议加味补心丹兼和肝阳。

人参、生地、元参、桔梗、川连、茯神、天冬、丹参、枣仁、远志、羚羊角、琥珀、麦冬、白芍、杏仁、石菖蒲。

炼蜜丸。（《叶天士医案》）

张，二九。脉小弱，是阳虚体质。由郁勃内动少阳木火，木犯太阴脾土，遂致寝食不适。法当补土泄木。

人参一钱半，白术一钱半，半夏一钱，茯苓二钱，甘草五分，广皮一钱，丹皮三钱，桑叶一钱，姜一钱，枣二钱。（《临证指南医案·卷三》）

张，五七。痹中经年，眩晕汗出。阳气有升无降，内风无时不动。此竟夜不寐，属卫阳不肯交于营阴矣。沉痼之症，循理按法尚难速效，纷纷乱药，焉望向安？议用固阳明一法。

桂枝木、生黄芪、川熟附、炒远志、龙骨、牡蛎、姜、枣。（《临证指南医案·卷一》）

朱，四九。烦劳太过，阳伤，痰饮日聚。阳跷脉空，寤不成寐。卫阳失护，毛发自坠，乃日就其衰夺矣。初进通饮浊以苏阳，接服外台茯苓饮。（《临证指南医案·卷五》）

朱妪。心中热辣，寤烦不肯寐，皆春令地气主升，肝阳随以上扰。老年五液交枯，最有痫痉之虑。

生地、阿胶、生白芍、天冬、茯神、小黑稽豆皮（《临证指南医案·卷一》）

◆ **多寐**

肾阳告衰，嗜寐呵欠。

人参、附子、远志、茯苓、菟子、鹿茸。（《未刻本叶氏医

案·保元方案》）

◆ **多梦**

张，嘉兴，十八岁。阴火从晡暮而升，寐中呻吟，是浮阳不易归窟，形瘦食少，盗汗，摄固为是。

六味加人中白、阿胶。（《叶天士晚年方案真本·杂症》）

◆ **神昏**（神呆）

包。老年下虚，春温上受，痰潮昏谵，舌绛黄苔，面赤微痉。先清上焦。

天竺黄、金银花、竹叶心、连翘、竹沥。（《临证指南医案·卷五》）

暴冷外加，伏热更炽，邪郁则气血壅遏，痧疹不肯外达。痰气交阻，神昏喘促，渐入心胞，有内闭外脱之象。

连翘、射干、滑石、银花、菖蒲、通草。

又：牛黄丸。（《眉寿堂方案选存·卷下》）

鼻煤唇裂舌腐。频与芩连，热不肯已，此病轻药重，致流行之气结闭不行，郁遏不通，其热愈甚。上则不嗜饮纳食，小便虽利，便必管痛。三焦皆闭，神昏痉厥有诸矣。

竹叶、杏仁、川贝母、连翘、射干、鲜石菖蒲汁。（《眉寿堂方案选存·卷上》）

蔡。阳虚夹湿，邪热内陷，所以神识如蒙。议用泻心法。

人参、生干姜、黄芩、川连、枳实、生白芍。（《临证指南医案·卷五》）

蔡。仲景云：小便不利者，为无血也；小便利者，血症谛也。此症是暑湿气蒸，三焦弥漫，以致神昏，乃诸窍阻塞之兆。至小腹硬满，大便不下，全是湿郁气结。彼夯医犹然以滋味呆钝滞药，与气分结邪相反极矣。议用甘露饮法。

猪苓、浙茯苓、寒水石、晚蚕砂、皂荚子去皮。（《临证指南医案·卷五》）

陈。前方复疟昏迷，此皆阳气上冒。

救逆汤去姜，加芍。

又：镇逆厥止。议养心脾营阴，乃病后治法。

人参、炙草、杞子、桂圆、炒白芍、枣仁、茯神、远志。（《临证指南医案·卷六》）

此火虚阴邪上干，神志冒昧，头旋形寒。

八味丸。（《未刻本叶氏医案·方案》）

此暑热逼入胞络，神昏乱语，心中热。

竹卷心、川黄连、鲜莲子、赤麦冬、白茯神、灯心。（《未刻本叶氏医案·保元方案》）

方。此血痹之症，产蓐百脉皆动，春寒凛冽，客气乘隙袭入经络，始而热胜，继则寒多。邪渐陷于阴络，致夜分偏剧汗多，神昏谵语，由邪逼神明，岂是小病？正如仲景劫汗亡阳、惊谵同例。议救逆汤减芍药方治。（《叶氏医案存真·卷三》）

风温湿热，状如疟症。神昏妄言烦渴，已非表病。木防己汤主之。

木防己、黑栀、土萎皮、石膏、连翘、杏仁。（《眉寿堂方案选存·卷上》）

秽浊闭塞胸膈，神迷昏厥，速速开窍。

牛黄丸。（《眉寿堂方案选存·卷上》）

秽浊热气，蔽塞神昏，舌黄呃逆。势甚险笃，先用万氏清心牛黄丸一服。（《眉寿堂方案选存·卷上》）

金。暑热结聚于里，三焦交阻。上则神呆不语，牙关不开，下则少腹冲气，小溲不利。邪结皆无形之热闭塞，渐有痉厥之状。昨大便既下，而现此象，岂是垢滞？议芳香宣窍，通解在里蕴热。

紫雪丹一钱五分，开水化，匀三服。(《临证指南医案·卷七》)

金氏。人静则神昏，疠邪竟入膻。王先生方甚妙，愚意兼以芳香宣窍逐秽。

至宝丹。(《临证指南医案·卷五》)

惊恐起病，由怒而发，是为肝厥。阳气暴升，痰随气上，神识乃迷。近加小产后，必须养肝阴，佐入凉肝。

生地、柏仁、丹参、天冬、阿胶、茯神、白芍、人中白。(《眉寿堂方案选存·卷下》)

乐，二九。热多昏谵，舌边赤，舌心黄，烦渴，脉弱，是心经热疟。医投发散消导，津劫液涸，痉厥至矣。

犀角、竹叶、连翘、玄参、麦冬、银花。(《临证指南医案·卷六》)

凌。脉大不敛，神迷呓语。阴阳不相交合，为欲脱之象。救阴无速功，急急镇固阴阳，冀其苏息。

人参、茯神、阿胶、淮小麦、龙骨、牡蛎。

又：阴液枯槁，阳气独升，心热惊惕，倏热汗泄。议用复脉汤，甘以缓热，充养五液。

复脉去姜、桂，加牡蛎。

又：胃弱微呕，暂与养阳明胃津方。

人参、炒麦冬、炒白粳米、茯神、鲜莲子肉、川斛。

又：人参（秋石水拌、烘）、熟地炭、天冬、麦冬、茯神、鲜生地。

又：秋燥上薄，嗽甚微呕，宜调本，兼以清燥。

人参（秋石水拌、烘）、麦冬、玉竹、生甘草、南枣、白粳米。

又：安胃丸二钱，秋石拌人参汤送。（《临证指南医案·卷三》）

凌。一岁四气之交，夏季发泄为甚。凡夏至一阴初复，未及充盈，恰当产期，为阴气未充先泄，暑热乘隙内侵，正如《内经》最虚之处，便是容邪之处矣。产科未明此旨，徒晓产后逐瘀成药，苦辛破血，津液愈劫，所伏暑热，无由可驱，六气客邪，内迫脏腑，渐渐昏蒙内闭。攻热害正，养正邪留，药难立方调治。幼读仲景，揣摩圣诲，惟育阴可以除热。况乎暑必伤气，人参非益气之圣药乎？大队阴药，佐以人参，诚为阴分益气之法。服之热疖垒垒而起，恶露缓缓而下。扶正却邪，并行不悖。今谷食已安，谅无反复。难成易亏之阴，须安养可望图功。倘加情志感触，轻则奇损带淋，重则髓枯蓐损，莫道赠言之不详也。

雄乌骨鸡一只，人参（秋石拌）二两，鲜生地三两，柏子仁一两半，天冬一两半，麦冬二两，阿胶二两，建莲肉三两，茯神二两，熬膏。（《临证指南医案·卷九》）

陆，四七。邪深留阴，三日始有疟发。但热来必神昏谵妄，是膻中震动所致。议定未病两日，日进清心牛黄丸一服。试看后期，疟至何如。（《临证指南医案·卷六》）

脉来和静，舌苔已退，但时或烦热，胸中未适，此皆燥邪未尽之征，是以神识尚未全复，究竟必以滋燥为先。

阿胶、枇杷叶、麦冬、川斛、山栀、北沙参、茯神、菖蒲。（《叶氏医案存真·卷二》）

热缓神昏，咳痰呕逆，舌不能言。余邪渐入心包络，恐着瘛疭，进芳香入络法。

万氏牛黄丸。(《叶氏医案存真·卷二》)

热邪深入为厥，阳气上冒神昏。病魔多日，已在血分，况脐下坚满乎！仲景云：厥应下，下之不止，利者死。凡咸苦皆通阴，均谓之"下"，不必硝、黄也。

方未见。(《眉寿堂方案选存·卷上》)

舌暗强缩，干涸无津，邪气已入膻中，神识昏蒙，积劳心血及虚，致热竟入矣。诊脉虚小无力。俱补则热闭，今晚以至宝丹三分，凉开水调化，匀五六次铫服，明日再议。

又：心气久耗，营液暗伤，渐枯涸窒塞，小肠火腑失其变化传导，溲溺欲痛，舌刺欲缩，色仍白晦，岂是血滞实火？当滋液以救燔燥，仍佐苦味，以通火液。

鲜浙江生地、元参、竹卷心、人参、川连、菖蒲、百部、桔梗。

又：神气消索，五液枯寂，此昏躁妄言，乃阴阳不肯交合，欲作脱象。不忍坐视，议三才汤以滋水源，参入磁、朱以宁神志。

三才加磁、朱、金箔。

又：吸短欲躁，午后至更深为甚，热入阴中，子后清阳用事稍和。自云心中不舒，热熏脚楚。仿邪少虚多例，用仲景复脉汤。

炙草、生芍、人参、生地、麦冬、麻仁、阿胶、鸡子黄。
(《叶氏医案存真·卷一》)

胃津既伤，肝风上扰，神迷肢震，面浮欲喘，病势危险，勉拟救胃阴方。

人参、麦冬、生甘草、白粳米、炒半夏、南枣。(《叶氏医案存真·卷二》)

吴。神气如迷，不饥不食，乃苦辛消导发散，劫夺胃津所致。盖温邪手经为病，今世多以足六经主治，故致此。

细生地、竹叶心、麦冬、元参心、连翘心、郁金。(《临证指南医案·卷五》)

邪灼膻中，神迷，谵语，呕痰。

牛黄丸，竹叶灯心汤化服。(《叶氏医案存真·卷一》)

阳上冒，郁热蒙窍。

桑叶、鸡子白、海浮石、芦根、沙参、麦冬、川贝母。(《眉寿堂方案选存·卷下》)

杨。中后不复，交至节四日，寒战汗泄，遂神昏不醒。是阴阳失于交恋，真气欲绝，有暴脱之虑。拟进回阳摄阴法。

人参、干姜、淡附子、五味、猪胆汁。

又：人参三钱，附子三钱。

又：人参、附子、五味、龙骨、牡蛎。(《临证指南医案·卷一》)

张。昏昏如寐，神愦如迷。痰热内闭，势非轻渺。

半夏、石菖蒲、桔梗、枳实、郁金、橘红、竹沥、姜汁。(《临证指南医案·卷五》)

某。因惊外触，见症神怯欲迷，已经肢厥，冷汗，怕动。仿镇怯理虚。

人参、茯神、枣仁、生龙骨、石菖蒲、炙草、南枣、陈淮小麦，早上服。(《临证指南医案·卷七》)

施，三五。忽然神迷，逾时自醒。病起一年，频发渐近。今诊脉细弱，必未实热，此因忧虑，情志受伤。手厥阴膻中之清真，为浊涎所阻。内因之病，理难速攻，姑以宣通神明，兼理痰气为治。

午服，鲜菖蒲根、天南星、远志、竹节、附子、茯苓、姜汁。

夜服，白金丸。(《种福堂公选医案》)

赵，杨安浜，十九岁。惊恐起病，遇怒而发。肝厥乃阳气暴升，痰随气火上举，神识乃迷。近加小产后，必须养肝阴佐入凉肝。

原生地、茯神、清阿胶、天冬、柏子仁、白芍、人中白、紫丹参。(《叶天士晚年方案真本·杂症》)

某。平昔操持，身心皆动，悲忧惊恐，情志内伤。渐渐神志恍惚，有似癫痫，其病不在一脏矣。医药中七情致损，二千年来，从未有一方包罗者，然约旨总以阴阳迭偏为定评。凡动皆阳，当宗静以生阴是议。阳乘于络，脏阴不安，敛摄镇固，久进可效。家务见闻，必宜屏绝，百日为期。

人参、廉珠、茯神、枣仁、炙草、生龙骨、萸肉、五味、金箔。(《临证指南医案·卷七》)

时病伤阴，阳浮不潜，神识时清时昏，脉来弦数，宜益阴和阳。

生地、丹参、茯神、飞金、犀角、赤麦冬、灯珠（疑为"灯芯"，编者注)、廉珠。(《未刻本叶氏医案·保元方案》)

龙荟丸二服。(《临证指南医案·卷七》)

周，二三。暑风热，神呆。

鲜荷叶、苦丁茶、滑石、木通、杏仁、厚朴、广皮白、蔻仁。(《临证指南医案·卷五》)

虞，三四。脉数，舌白神呆，得之郁怒。

犀角、羚羊角、野郁金、炒远志、鲜石菖蒲、炒丹皮、黑山栀、茯神。(《临证指南医案·卷六》)

◆ 厥证

鲍，廿四岁。述厥冒来必迅疾，醒来亦速，既醒精神少灵慧，逾时卧息乃清。凡六气之速，莫如火风，此内起脏真之阳，肝脏最速，乃下焦肾水暗亏，水不生木。议填补酸收壮阴法。

真金箔、白廉珠、石菖蒲、熟地、远志肉、五味子、萸肉、茯苓、龟板。(《叶天士晚年方案真本·杂症》)

产后厥证，下虚为多。怕风寒，面肿，肌肉如虫行，腹泻肢纵。此方虚风，议和八脉。

枸杞、小茴、鹿角霜、菟丝子、杜仲、当归、沙苑、茯苓。

姜、枣汤泛丸。(《眉寿堂方案选存·卷下》)

陈。嗔怒微厥，肝阳升举。宜益胃阴以制伏。

人参冷冲、麦冬、茯神、鲜莲子、竹叶心、生甘草。

微温服。(《临证指南医案·卷七》)

程。厥邪热深，生姜性辛温，大泄肝阴，阳遂上冒，心热晕厥。但阴虚热炽，苦寒不可多进，以滋阴却热为稳。

生鳖甲、鲜生地、生白芍、知母、山栀、橘红。(《临证指南医案·卷七》)

此肝风夹阳，上逆为厥，得之恼怒惊忧，属七情之病。厥阴肝脉，贯膈乘胃，是以脘中不饥，不思纳谷，木犯土位也。其头晕目眩，亦肝风独行至高之地，而精华之血不得营矣。前用苦降、酸泄、辛宣，病有半月不愈，议兼重镇主之。

川连、吴萸(炒)、白芍、乌梅、淡干姜、生牡蛎。(《叶氏医案存真·卷一》)

此厥症也，缘情怀失旷，肝胆郁勃，阳气直上无制。夫肝脉贯膈入胃，循绕咽喉。今病发由脘至咽，四胶逆冷。所云上升之气，自肝而出，中夹相火，其病为甚。法以苦降、辛宣、酸泄之治，使阳和气平之后，接续峻补阳明，此病必发稀。以胃土久受木戕，土虚则木易乘克也。

川连、生芍、吴萸、乌梅、橘红、杏仁。(《叶氏医案存真·卷一》)

戴。酒客中虚多湿，阳明素虚，厥阴来乘。当谷雨土旺用事，风木与阳俱升逆，郁冒而厥。此平昔积劳内因，与外邪无涉。阅医多用风药，是再伤肌表护卫之阳，乃召风以致中耳。

川桂枝、羚羊角、炒半夏、橘红、明天麻、茯苓、当归、钩藤。(《临证指南医案·卷七》)

肝阳化风为厥，肾液下衰，水不生木，而藏纳失职，此壮盛年岁，已有下虚上实之象。大意养肾主以温润，治肝须得清凉，乃仿复方之法。

大熟地、茯苓、远志、苁蓉、鹿茸、柏子仁、补骨脂、怀牛膝、黄柏、天冬。

精羊肉煮烂捣为丸。(《叶氏医案存真·卷三》)

龚，五七。厥证，脉虚数，病在左躯。肾虚液少，肝风内动，为病偏枯，非外来之邪。

制首乌、生地、杞子、茯神、明天麻、菊花、川斛。(《临证指南医案·卷一》)

顾。此痿厥也。盖厥阴风旋，阳冒神迷则为厥。阳明络空，四末不用而为痿厥。午后黄昏，乃厥阴、阳明旺时，病机发现矣。凡此皆属络病，《金匮》篇中有之。仲景云：诸厥宜下，下之利不止者死。明不下降之药，皆可止厥。但不可硝、黄再伤阴阳耳。但积年沉疴，非旦夕速效可知矣。

活鳖甲、真阿胶、方诸水、鲜生地、元参、青黛。

又：照前方去元参，加天冬。

厥从肝起，其病在下。木必得水而生，阴水亏，斯阳风烁金，而络中热沸即厥。拙拟血属介类，味咸入阴，青色入肝，潜阳为法。

又：阴络空隙，厥阳内风掀然鼓动而为厥。余用咸味入阴和阳，介类有情之潜伏，颇见小效。但病根在下深远，汤剂轻浮，焉能填隙？改汤为膏，取药力味重以填实之，亦止厥一法。

鲜鳖甲、败龟板、猪脊髓、羊骨髓、生地、天冬、阿胶、淡菜、黄柏。

熬膏，早服七钱，午服四钱。（《临证指南医案·卷七》）

黄，二十。据述十一年前夏秋间，多用井水盐梅，因此昏厥，以后三五日一发。病愈虽醒，日瘦日减，间有语言不自接续。想其至理，水盐梅酸，大泄肝肾脏阴。厥者，阳气逆乱，冒神愦愦，势成沉痼，非痫厥门治痰治火清窍者。是脏阴受病，脏主乎藏蓄，医偏搜逐劫烁，凡阴涸欲绝，譬诸油尽，灯焰忽明忽昏，扑然息矣。先圣先贤，从无成法，未敢凑药欺人。常用人乳一杯。（《临证指南医案·卷七》）

江，章莲荡，廿二岁。惊恐内动肝肾，真阴不旺，阳失偶而浮越。下虚上实，过劳有厥仆之累。

熟地、龟板、天冬、白芍、菟肉、锁阳、归身、黄柏。

蜜丸。（《叶天士晚年方案真本·杂症》）

厥者，脉动而身静谓之尸厥。此气闭于外，气血未乱，通其阳则生。今厥而脉乱，气血并走于上，如天地之郁，则沙飞水涌，莫之可当，为之大厥。此入身之根蒂空虚，三阳并羸，俟其气返则生，不返则危矣。

大熟地、磁石、代赭石、五味子、白芍、人参、河车。（《叶氏医案存真·卷一》）

罗。温邪内陷，津液被劫，厥阳夹内风上逆，遂致痉厥。

生牡蛎、阿胶、熟地炭、生白芍、炒远志、石菖蒲。

又：厥阴误进刚药，五液劫尽，阳气与内风鸱张，遂变为痉。平昔内损，继以暴邪，本属难调。此阴气竭绝，戊亥当防。

熟地炭、磁石、生白芍、木瓜、远志、茯神。（《临证指南医案·卷七》）

某，二九。肾厥，由背脊而升，发时手足逆冷，口吐涎沫，喉如刀刺。盖足少阴经脉上循喉咙，夹舌本，阴浊自下上犯，必循经而至。仿许学士椒附意，通阳以泄浊阴耳。

炮附子、淡干姜、川椒、胡芦巴、半夏、茯苓。

姜汁泛丸。（《临证指南医案·卷七》）

某，二五。产后骤加惊恐，阳上督冒为厥。左肢麻木，耳窍失殖（疑为"聪"，编者注）。皆阳夹内风，混入清窍，以（当移到"镇阳填阴"前，编者注）上实下虚，镇阳填阴，味厚质静之药。

熟地、龟甲心、天冬、萸肉、五味、磁石、茯神、黑壳建莲。（《临证指南医案·卷九》）

某。热甚而厥，其热邪必在阴分，古称热深厥深。病中遗泄，阴伤邪陷。发表攻里，断难施用。和正托邪，是为正法。

草果、知母、人参、半夏、姜汁、乌梅。

邵新甫按：厥者，从下逆上之病也。痉者，明其风强之状也。所以二字每每并言，原与伤寒门所载者有间。想是症，总由气血日偏，阴阳一并而成。譬如风雷之猛烈，郁极而发也。若发而渐复者，犹可转危为安。若发而转逆者，必至直拔根荄乃已。斯存亡之机，在乎命脏之盈亏耳。考方书之名目不一，致病之因由亦繁。大抵可吐者，如痰食填塞于胸中，用瓜蒂散之类，及烧盐探引方法。可清可折者，如厥阳壮火升逆而莫制，用玉女煎，及宣明龙荟丸法。可开可降者，如气厥、薄厥而形气暴绝，有五磨饮子，及蒲黄酒法。秽浊蒙神而昏乱无知，有牛黄、至宝，及苏合香丸之两法。飞尸卒厥，先宜酒醴以引导，并可按穴而施针法及灸法。若从虚而论者，如内夺而厥，则为暗痱，有地黄饮子之通摄下焦法。烦劳阳张，令人煎厥，有人参固本，加入金箔、方诸水，为壮水制火法。血厥而阳腾络沸，参乎从阴从阳法。色厥而精脱于下，急与大剂挽元法。肾厥，宗许学士之椒附以通阳。蛔厥，有仲景之安蛔法。阳极用救阴峻剂，阴极有扶阳方法。种种规模，已为全备。及参案中，先生于是症独重在肝。盖肝者，将军之官，善干他脏者也。要知肝气一逆，则诸气皆逆，气逆则痰生，遂火沸风旋，神迷魂荡，无所不至矣。若犯于上者，不免凌金烁液，有门冬汤及琼玉膏之补金柔制法。若犯于中，而为呕为胀者，用六君去术，加木瓜、姜、芍之类，及附子粳米汤加人参，为补胃凝肝法。若震及心脾，而为悸为消者，用甘麦大枣汤，合龙、蛎之属，为缓急重镇法。若夹少阳之威而乘巅摇络者，用羚羊、钩藤、元参、连翘之剂，为息风清络法。若本脏自病，而体用失和者，以椒、梅、桂、芍之类，为益体宜用法。若因母脏之虚，而扰及子脏之位者，用三才配合龟、甲、磁、朱，及复脉减辛、味，复入鸡黄之属，为安摄其子母法。至于痿厥之治，尤觉神奇，取血肉介类，改汤为膏，谓其力味重实，填隙止厥最速。此岂非补前人之未备，开后学之法门者乎？参是案者，幸毋忽诸。（《临证指南医案·卷七》）

　　某。肾厥，气逆至头。

　　玉贞丸二十粒。（《临证指南医案·卷七》）

　　某。阳气暴张，精绝，令人煎厥。

　　细生地一两，阿胶三钱，出山铅（打薄）五钱。

　　调珍珠末一钱。

又：煎厥者，下焦阴液枯燥，冲气上逆为厥。议用咸寒降逆，血肉填阴。

细生地、元参、龟胶、阿胶、淡菜、蚌水。

又：液涸消渴，都是脏阴为病。前议填阴，药汁浓腻不能多进。但胃口不醒，生气何以再振？阳明阳土，非甘凉不复，况肝病治胃，自来有诸。

人参、麦冬、川斛、新会皮、白粳米、干佩兰叶。（《临证指南医案·卷七》）

怒劳阳升暴厥。苦降和阳，使清神不为浊蒙，便可清爽。此论平时调理，养肝肾之阴，宜至静之剂，从经旨下虚上盛主治。

生地、熟地、龟板、菖蒲、远志、茯苓。（《叶氏医案存真·卷三》）

潘，二八。肝阳化风，上冒为厥。风阳内烁，脂液涸而作痛。此非实症，刚燥忌用。

生地、阿胶、牡蛎、天冬、茯神、生白芍。（《临证指南医案·卷七》）

舌白肢厥，语错，丹疹背多胸少，汗大出，此湿邪着于气分。邪郁气痹，故现外寒，非虚脱也。生地、阿胶滋清凉血，则气湿愈阻。此属邪郁，不但分三焦，更须明在气在血。

羚羊角、天竺黄、射干、川贝、米仁、茯苓、石菖蒲。（《叶氏医案存真·卷二》）

盛，四九。脐上心下热炽，咽喉间陈腐气，遂神昏仆厥，经时汗出而醒。病来口涌血沫，乃膻中热拥，以致心窍受蒙。若非芳香清透，不能宣通络中瘀痹。

生乌犀角一两，天竺黄一两，丹参一两，郁金一两，云茯神一两，石菖蒲五钱，麝香一钱，冰片五分。

各生研，野赤豆皮煎汤泛丸，竹叶汤送下二钱，食后服。（《临证指南医案·卷七》）

史。温热已入厥阴，阴伤，致风阳上巅，遂为痉厥。厥发丑寅，阳明、少阳之阳震动。昨进咸苦，清其阴分之热已效，今复入镇阳以止厥。

生地、天冬、阿胶、鸡子黄、生龙骨、小麦。（《临证指南医案·卷七》）

唐。积劳伏暑，欲寐时，心中轰然上升，自觉神魂缥缈。此皆阳气上冒，内风鼓动，所以陡然昏厥。

石膏、知母、甘草、粳米、生地、麦冬、竹叶心。（《临证指南医案·卷七》）

体瘦阴亏，暑热更劫津液，风阳上燔为厥。清神兼顾其阳，议用景岳玉女煎。

鲜生地、知母、竹叶心、生石膏、甘草、连翘仁。（《眉寿堂方案选存·卷上》）

王，四一。经云：烦劳则张，精绝，辟积于夏，令人煎厥。夫劳动阳气弛张，则阴精不司留恋其阳，虽有若无，故曰绝。积之既久，逢夏季阳正开泄，五志火动风生，若煎熬者然，斯为晕厥耳。治法以清心益肾，使肝胆相火内风不为暴起，然必薄味静养为稳。

连翘心、元参心、竹叶心、知母、细生地、生白芍。（《临证指南医案·卷七》）

王。右脉已伏，左小紧。四肢冰冷，干呕烦渴。厥阴浊泛，胃阳欲绝，此属痛厥。姑以辛热，泄浊通阳。

泡淡吴萸、制附子、川楝子、延胡索、淡干姜、茯苓。

又：脉微为无阳，下利，冷汗，呕逆不食，肢厥不肯回阳。

一团浊阴阻蔽，却有闭脘之危。议四逆之属，护阳驱浊。

人参、淡附子、枳实、茯苓、生淡干姜。

又：肢厥，恶心，吞酸，胸满，大便不通有六日。

川连、淡干姜、人参、枳实、陈皮、半夏、茯苓。（《临证指南医案·卷七》）

伍女。室女经来，冲脉自动，动则阳升。内风绕旋不息，为薄厥、煎厥。阳明虚，胃失降，厥阴热，肝愈横。风阳上冒清空，神迷，诸窍似阻，皆入夏大地发泄之征。本虚表实，先理其实。议用局方龙荟丸，纯苦直降，非汤饮留连肠胃之比。每服三钱，不拘二三次分服。接用复脉法，去参、姜、桂。（《临证指南医案·卷七》）

夏，十九。少腹气攻有形，呕吐头胀。阴脉不至头，而厥阴脉上至巅顶。四肢逆冷，即厥象也，不是疟母宿冷。肝脉环绕阴器，为遗泄。

炒黑川椒、川楝子、炒橘核、青木香、小茴香、茯苓。（《临证指南医案·卷七》）

谢女。热郁于内，则机窍不灵。春令升泄，木火化风旋扰，瘈疭搐搦，有癫痫之虑。不可进通经，再劫其阴液。

细生地、郁金、犀角、丹参、石菖蒲、生白芍、竹沥。

又：火淫于内，治以苦寒，佐以咸寒。

黄连、黄芩、黄柏、黑山栀、牡蛎、生地。

冲入方诸水。

又：脉左坚，经阻半载，戌亥阴时，厥逆肢掣，逾时方苏，即欲渴饮。龙荟宣窍，咸苦清火未效。且大便两旬不解，定是热结在血。仿古人厥应下之义，用张子和玉烛散。

玉烛散。（《临证指南医案·卷七》）

血伤骤加惊恐，气郁热升风旋，清神受蒙为厥。凡厥皆隶厥阴，今左股麻痹，忽爽忽迷，皆肝胆中相火、内风未得宁静。病延数日，左脉小濡。热胜津液暗伤，不宜纯与攻涤苦寒，经旨以肝为刚脏，与胃腑对待。柔缓濡润，阳和液复，可免痫症。

鲜生地、石菖蒲、柏子仁、阿胶、天冬、茯神。（《叶氏医案存真·卷一》）

叶氏。脉右大，热升风动，郁冒为厥。宗陈无择羚羊角散方。

羚羊角、小生地、元参、丹参、连翘、黑豆皮。

又：厥后惊惕汗泄，阳风无制，都缘阴枯不主恋阳。议用六味，益阴和阳。

炒六味去山药，加人参、秋石。

又：渴不欲饮，阴不上乘。况寐醒神识不静，易惊汗出。法当敛补。

人参、萸肉炭、熟地、五味、茯神、远志。

又：半月经水两至，痛自下焦冲突而厥。病由阴维、冲、任，盖八脉所司也。此养营仅到中宫，所以无效。

苁蓉、鹿角霜、当归、柏子霜、桂枝木、茯苓。

又：前法已中病情，须从奇经治义。

照前方去桂枝木，加鹿角胶。

又：病去八九，仅以温补下元为法，不必穷治。

淡苁蓉、炒杞子、当归、柏子仁、茯苓、小茴香。（《临证指南医案·卷七》）

张。未病先有惊恐，先寒战，后发热，心中极热，干呕烦躁，渴饮冷，仍不解渴。诊脉小弦，舌白无胎，曾肢冷如冰。此热邪已入厥阴肝经，所谓热深厥深也。病全入里，极为棘手。议用紫雪丹，开深伏之热结，取其芳香宣窍。冀得躁扰势缓，方有转机。

紫雪丹二钱。(《临证指南医案·卷七》)

赵，廿三岁。当年厥症，用填精固摄乃愈，知少壮情念内萌，阴火突起，乱其神明。今夏热食减厥发，继而淋浊，热入伤阴，苟不绝欲，未必见效。

人参、茯苓、扁豆、炙草、炒麦冬、川石斛。(《叶天士晚年方案真本·杂症》)

诸动属阳，烦劳则损气；肝司藏血，怫郁则血菀于上；午后则气并于血，升降混淆为厥。脉来浮数，退而细涩，面黄唇白。热势稍轻，神昏如故。胸膈隐痛，必非停滞，谅有瘀聚所致。目眦、舌缩，为肾水竭绝之征，瘛疭不止乃肝虚风动之象，病名暴厥。赵养葵所谓薄厥、煎厥之类。开心窍不应，勉以蒲黄散去瘀舒郁，续进滋养天一之水，以冀风宁火息。

蒲黄散。(《叶天士医案》)

某氏。厥属肝病，几番病发，都因经水适来。夫血海贮聚既下，斯冲脉空乏，而风阳交动，厥之暴至之因由也。咸寒濡润，亦和阳泄内风之义，治之未应。下焦独冷，喉呛胸痹。思冲脉乃阳明所属，阳明虚则失阖，厥气上犯莫遏。《内经》治肝不应，当取阳明，制其侮也。暂用通补入腑，取乎腑以通为补。

小半夏汤加白糯米。(《临证指南医案·卷七》)

李。先因呕吐腹痛，随即昏迷，此气火痰上蒙清神为厥。先用乌梅擦牙，令牙关得开。然后用药。

至宝丹三分。(《临证指南医案·卷七》)

舌白灰刺，肢痉牵厥，神识少慧如寐，嘿嘿呓语。秽邪欲闭宜开，久延胃气已乏，辟秽须轻，辅以养胃。

人参、半夏、鲜菖蒲根汁、粳米、麦冬。(《眉寿堂方案选存·卷上》)

朱氏。上冬用温通奇经，带止经转，两月间纳谷神安。今二月初二日，偶涉嗔忿，即麻痹，干呕，耳聋，随即昏迷如厥。诊脉寸强尺弱，食减少，口味淡，微汗。此厥阴之阳化风，乘阳明上犯，蒙昧清空。法当和阳益胃治之。

人参一钱，茯苓三钱，炒半夏一钱半，生白芍一钱，乌梅七分肉，小川连二分，淡生姜二分，广皮白一钱。

此厥阴阳明药也。胃腑以通为补，故主之以大半夏汤。热拥于上，故少佐姜、连以泻心。肝为刚脏，参入白芍、乌梅以柔之也。

又：三月初五日，经水不至，腹中微痛，右胁蠕蠕而动。皆阳明脉络空虚，冲任无贮，当与通补入络。

人参一钱，当归二钱，蔚子二钱，香附（醋炒）一钱，茯苓三钱，小茴一钱，生杜仲二钱。

又：照方去茺蔚、杜仲、白芍、官桂。（《临证指南医案·卷三》）

自昏厥以来，耳聋舌白，呕逆涎沫，大便不通，必有暑邪吸入胃脘。此肝气升举，诸阳皆冒，腑气窒塞，恐内闭昏脱，最为可虑。体虚夹邪，先清邪以安胃，议以酸苦泄热驱暑。暑汗无止涩之例，总以勿进表散，乃里症治法也。

川黄连、黄芩、广皮白、乌梅肉、生姜汁、炒半夏、枳实。（《眉寿堂方案选存·卷上》）

◆ 多语

多言原从热治，诊脉小数，又当元气大泄之余，故壮水制阳，王道成法。若但说实火，纯以苦降，必致变症蜂起。试论食粥后，原有片时安静，岂非水谷镇胃，虚阳不致扰动，焉得纯以实火治。

以阴阳偏胜为理，不致败坏。

天冬、川黄连、生地、女贞、茯神、鸡子黄、阿胶、白芍。（《眉寿堂方案选存·卷上》）

◆ **痫证**

方，三二。正在壮年，交四月阳气升举。忽然跌仆无知，头摇肢搐，越旬又发，问病因忿怒所致。大凡病来迅速，莫如风火。郁怒由肝胆木火生风，从此而发痫厥。若仅谓痰火，用辛香燥剂，劫痰利气宣窍，厥阳不宁，病奚得减？

龙荟丸每服二钱四服。（《种福堂公选医案》）

金，二十。痫厥，神呆肢强。

犀角、羚羊角、元参、菖蒲、炒半夏、炒远志、郁金、橘红。（《临证指南医案·卷七》）

年方二七，长者呵责受惊，即起痫厥，惊气内应足厥阴肝。述前先见头摇，病发仰极反弓，是厥逆内风，由前上胸，起必噎然叹者，气冒膻中，神识自蒙蔽也。小溲通利得苏者，小肠赤府泄浊，心包蒙神下降也。是症当理手足厥阴，谅施针刺，以宣其络，服药未易有功。

至宝丹半丸化服。（《叶氏医案存真·卷二》）

孙，十八。神呆，脉沉。因惊恐以致痫疾，语言不甚明了，此痰火阻其灵窍。深戒酒肉厚味，静室善调，经年可愈。

黄连、黄芩、山栀、枳实、橘红、胆星、菖蒲、远志。（《临证指南医案·卷七》）

唐，十四。面青脉濡，神呆，舌缩不伸，语寂寂然。痫症，四肢皆震，口吐涎沫，此阴风已入脾络矣。

人参、生术、蜈蚣、全蝎、姜汁炒南星、姜汁炒白附。（《临

证指南医案·卷十》）

汪。惊恐，阳升风动，宿痫遂发。吐痰，呕逆，不言，络脉失利也。

羚羊角、石菖蒲、胆星、远志、连翘、钩藤、天麻、橘红。（《临证指南医案·卷七》）

吴，三十。肝风痫厥，迅发莫制，都因肾真内怯，平素多遗，诊脉苑弱。议用固本丸。

固本加五味、萸肉、龙骨、金箔、蜜丸。（《临证指南医案·卷七》）

痫厥议非痰病，用填摄下焦，潜阳息风颇应，但风木司气，春三月发陈，尤宜屏除烦劳恼怒，恐厥阳鼓动，厥复发耳。

熟地、天冬、虎骨、龟板、茯神、牛膝、牡蛎、黄柏、远志、海参、川斛、湘莲。（《未刻本叶氏医案·方案》）

虚体惊恐，遂成痫厥，议镇肝息风，养阴平阳法。

生龙骨、生地、生白芍、生牡蛎、阿胶、乌梅肉。（《眉寿堂方案选存·卷下》）

叶氏。每遇经来紫黑，痫疾必发。暮夜惊呼声震，昼则神呆，面青多笑，火风由肝而至。泄胆热以清神，再商后法。

丹皮、丹参、细生地、黑山栀、茺蔚子、胡黄连。

调入琥珀末。

龚商年按：天地，一阴阳也，阴阳和则天清地宁，一有偏胜，遂有非常之变。人身亦一阴阳也，阴阳和则神清气定，一有偏胜，自致不测之疴。故《内经》曰：重阳者狂，重阴者癫。痫与癫，其原则同也。古人集癫、痫、狂辨，以为阳并于阴，阴并于阳，此诚不刊之论。言乎现症，狂则少卧不饥，妄言妄笑，甚则上屋逾垣，其候多躁而常醒。癫则或歌或哭，如醉如痴，甚至不知秽洁，其候多静而常昏。痫则发作无时，卒然昏仆，筋脉瘛疭，口中作声，后人因其声似，分马痫、牛痫、猪痫、羊痫、鸡痫五名，其候经时而必止。推其病因，狂由大惊大怒，病在肝、胆、胃经，三阳并而上升，故火炽则痰涌，心窍为之闭塞。癫由积忧积郁，病在心、脾、胞络，三阴蔽而不宣，故气郁则痰迷，神志为之混淆。痫病或由惊恐，或由饮食不节，或由母腹中受惊，以致内脏不平，经久失调，一触积痰，厥气内风猝焉暴逆，莫能禁止，待其气反然后已。至于主治，察形证，诊脉候，以辨虚实。狂之实者，以承气、白虎直折阳明之火，生铁落饮重制肝胆之邪。虚者当壮水以制火，二阴煎之类主之。癫之实者，以滚痰丸开痰壅闭，清心丸泄火郁勃。虚者当养神而通志，归脾、枕中之类主之。痫之实者，用五痫丸以攻风，控涎丸以劫痰，龙荟丸以泻火。虚者当补助气血，调摄阴阳，养营汤、河车丸之类主之。狂、癫、痫三症治法，大旨不越乎此。今如肝风痰火者，苦辛以开泄。神虚火炎者，则清补并施。肝胆厥阳化风旋逆者，以极苦之药折之。神志两虚者，用交心肾法。劳神太过者，宗静以生阴意，为敛补镇摄。方案虽未详备，而零珠碎玉，不悉堪为世宝哉！医者惟调理其阴阳，不使有所偏胜，则郁逆自消，而神气得反其常焉矣。（《临证指南医案·卷七》）

张，二二。入冬不寐，痫疾遂发。此阳不潜藏，治在肝肾。用虎潜法。（《临证指南医案·卷七》）

张，五十岁。神不灵爽，乏欢悦之念。宿痫由情志不适而致，内因之恙，向老食少，理窍开结，治痰必佐参、苓养正。

人参、炒黑远志肉、茯苓块、石菖蒲、新会红、熟半夏、竹沥、姜汁。（《叶天士晚年方案真本·杂症》）

◆ **烦躁**

冬温失藏，稚年阴亏阳亢。三阴之阳，当夜分升腾烦躁，上热不宁，昼则安康人健，宜用六味磁石方法。

生六味加磁石、辰砂。（《叶氏医案存真·卷一》）

风温如疟烦倦，乃内热水亏。

犀角地黄汤加知母、泽泻。（《眉寿堂方案选存·卷上》）

脉沉舌赤，邪入血分，烦躁，神气欲昏，用竹叶地黄汤。

竹叶心、浙生地、犀角尖、连翘心、元参、细叶菖蒲。（《眉寿堂方案选存·卷上》）

某，三二。心烦不宁，目彩无光，少阴肾水枯槁，厥阳上越不潜。议用填阴潜阳。

人参一钱半，熟地五钱，天冬一钱，麦冬三钱，茯神三钱，龟板一两。（《临证指南医案·卷一》）

某。脉数右大，烦渴舌绛。温邪，气血两伤。与玉女煎。

生地、竹叶、石膏、知母、丹皮、甘草。（《临证指南医案·卷五》）

某。误下热陷于里，而成结胸。所以身不大热，但短气，胸满烦躁，此皆邪热内燔，扰乱神明，内闭之象。棘手重恙，仿仲景泻心法，备参末议，再候明眼定裁。

川连、黄芩、半夏、泡淡干姜、生姜、枳实。（《临证指南医案·卷五》）

下焦阴亏，心阳上炎，神烦舌干，当益阴潜阳。

生地、小人参、枣仁、灯心、天冬、赤麦冬、茯神、川连。（《未刻本叶氏医案·保元方案》）

徐。恰交第七日，鼾声呵欠，目瞑烦躁，诊脉微细而促，此

201

皆二气不相接续。衰脱之征最速，是清神息风方法，难以进商。急固根蒂，仿河间地黄饮。

熟地、附子、苁蓉、萸肉、杞子、远志、菖蒲、川斛。(《临证指南医案·卷三》)

张，二十。暑入心胞，烦热多惊，舌苔黄而不渴。

连翘、犀角尖、益元散、大竹叶、石菖蒲、川贝。(《种福堂公选医案》)

阳亢阴虚，烦躁妄言无寐。苟非镇静，焉得神清。议乙癸同治，息内风，和阳扰为近理。

水制熟地、茯苓、生白芍、磁石、泽泻、山药、丹皮、辰砂。(《眉寿堂方案选存·卷上》)

劳倦伏邪，初起即用柴胡、紫苏，三阳混散，津液被劫。热邪上结，胸中懊恼，神烦谵语，渴欲冷饮，诊得脉无神，舌色白，病在上焦气分。阅医药不分上下气血，况冬温聘泄，老人积劳，七日未见病退机关，此属重症。岂可藐视轻谈。

瓜蒌皮、黑栀子、白杏仁、郁金、香豉、枳壳汁。(《叶氏医案存真·卷一》)

阴阳两为病伤，热邪深陷至阴。阴液涸尽，遂躁乱不已，已属至危。思从前诸医发散、消导、苦寒、辛燥，都令劫烁阴阳。仲景云：凡元气有伤而病不减，可与甘药。仿此。

复脉汤。(《眉寿堂方案选存·卷上》)

◆ 癫狂

某。癫疾，脉不鼓指。议交心肾，益神志。

生地、龟甲、黄柏、川连酒炒、菖蒲、茯神、远志、山栀、竹叶。(《临证指南医案·卷七》)

倪。骤然惊惕，阳气上逆，遂神呆不寐，倏尔叫喊，不食，不饥，不便，有癫痫之象。

某。小产不及一月，忽有厥逆痰潮，此阴分既虚，厥阳上冒。今二便已通，神志似属愦散，病虽已成癫痫，却非痰火有余。肝肾位远，治宜镇补，拟陈无择琥珀散。

人参、白芍、铁落、辰砂、磁石、远志、菖蒲、牛黄、琥珀。（《临证指南医案·卷九》）

陈。动怒惊触，乃外加扰内，致五志阳越莫制。古人集癫、痫、狂辨，以阳并于阴，阴并于阳互异。今以阳逆狂乱，非苦药之降，未能清爽其神识也。

当归龙荟丸三钱。（《临证指南医案·卷七》）

病热，汗出复热而不少为身凉，此非痎疟，狂言失志。经所谓：阴阳交即是病也。交者，液交于外，阳陷于内耳，此属棘手症。

人参、生地、天冬。（《叶氏医案存真·卷一》）

褚。气郁，肝不疏泄，神狂谵语，非是外感，乃七情之病，先进涤痰汤法。

川连、胆星、石菖蒲、半夏、钩藤、山栀、远志、橘红。（《种福堂公选医案》）

方。热闭神狂，因乎食复。畏人与肢筋牵动，仍属暑病变痉。通三焦以清神明，冀有转机。

紫雪丹二钱。

又：舌欲痿，肤燥筋挈，热劫脂液殆尽为痉。用河间甘露饮，再服紫雪丹一钱。（《临证指南医案·卷七》）

狂痫陡发莫制，病去诸事皆清，发时面青食少，议泄肝胆。

龙荟丸二钱半，十服。（《叶氏医案存真·卷一》）

伤寒蓄血，都是邪入于里。《内经》谓：阴络伤，血乃下溢。阴为脏病，阴气从下走泄，阳气失恋上冒，遂令神识昏狂，乃脱症也。况在立冬大节之交关，阅医药，今朝所服，犹是羌、防、葛根。前此柴、防服之屡屡，身中阴阳遭此魔障劫尽，焉有安逸之理？虽急急收拾散越，恐未稳追返耳。

人参、茯神、禹余粮、木瓜、五味、小麦。（《叶氏医案存真·卷一》）

吴。惊狂，乃木火扰动，虽得平静，仍心悸怔忡，夜卧不寐。诊脉虚细如丝，已非痰火有余。议补心丹，以理心之用。

人参、茯神、枣仁、元参、丹参、天冬、麦冬、生地、川连、柏子仁、菖蒲、桔梗、远志。（《临证指南医案·卷七》）

袁，二一。神识不甚灵慧，陡然狂乱入并。夫暴病痰、火、风为多，今诊视色脉，产后未满百日，多惊怕，五味皆变。厥阴肝木顺乘阳明，古称一阴一阳变乱为痫。先以清心胞，解营热，食进便通，再酌调理。

犀角、生地、菖蒲、元参心、羚羊角、郁金、竹叶心、连翘心。

又：复脉汤去参、姜、桂。（《临证指南医案·卷九》）

◆ 胃脘痛

曹，四七。早食颇受，晚食必胃痛呕吐。阳气日微，浊阴聚则有形，夜痛至晓，阴邪用事乃剧。

半夏、姜汁、淡干姜、秦椒、厚朴、茯苓。（《临证指南医案·卷四》）

陈，六二。酒湿热气，气先入胆，湿着胃系，痰聚气窒，络血瘀痹，痛在脘，忽映少腹，气血交病。先和少阳阳明之阳，酒客恶甜，治以苦辛寒。

土蒌皮、半夏、枳实、川连、生姜。(《种福堂公选医案》)

陈，四十八岁。遇烦劳，必脘中气窒噎痛。望五年岁，不宜有此。

桂枝瓜蒌薤白汤。(《叶天士晚年方案真本·杂症》)

陈。脘中宿病，痛发呕吐黑水，五六日方止，诊脉左大而弦。肝木犯胃，浊气厥逆。大便数日不通。久病必在血络，久郁必从热化。用苦辛泄降，少佐通瘀。

川连、金铃子、山栀、元胡、半夏、橘红、桃仁。(《叶天士晚年方案真本·杂症》)

陈。宿病冲气胃痛，今饱食动怒痛发，呕吐，是肝木侵犯胃土，浊气上踞，胀痛不休，逆乱不已。变为先寒后热，烦躁，面赤，汗泄，此为厥象。厥阴肝脏之现症，显然在目。夫痛则不通，通字须究气血阴阳，便是看诊要旨矣。议用泻心法。

干姜、川连、人参、枳实、半夏、姜汁。(《临证指南医案·卷八》)

程氏。脉软，背寒，食入脘痛。

人参、茯苓、当归、白芍、炙草、煨姜、南枣。(《临证指南医案·卷八》)

戴，三九。始于伤阴，继则阳损。脘痛似乎拘束，食物逾时不运。当理中焦，健运二阳，通补为宜，守补则谬。

桂枝木、茯苓、生姜渣、炒焦远志、炒黄半夏、生益智仁。(《临证指南医案·卷八》)

丁。脉右弦，脘痛映背，得呕痛发，气鸣痛缓，乃胃气少降。寒暄七情，皆令痛发，病属肝胃，议河间金铃子散。

金铃子、延胡、炒半夏、姜汁、茯苓、橘红。(《种福堂公选

医案》）

董氏。产后三年，经水不转。胃痛，得食必呕，汗出形寒，腰左动气闪烁，大便七八日始通。脉细弦，右涩，舌白稍渴，脘中响动，下行痛缓。病属厥阴顺乘阳明，胃土久伤，肝木愈横。法当辛酸两和厥阴体用，仍参通补阳明之阳。俾浊少上僭，痛有缓期。

人参（同煎）一钱，开口吴萸（滚水泡洗十次）一钱，生白芍三钱，良姜七分，熟半夏（醋炒焦）二钱，云茯苓（切块）三钱。（《临证指南医案·卷八》）

动怒肝气上逆，脘痛有形攻触。

川楝、麦芽、茯苓、青皮、香附、橘红。（《未刻本叶氏医案·方案》）

杜。少腹气冲胃脘，每痛呕恶，吐黏涎。三年频发，少腹已结瘕形，月事迟。肝胃病始伤及冲脉，病是嗔忿而得。治法不越调经，俾气血流行。不致逆攻犯络。《内经》论痛，皆曰络病。医药不入络脉，乃无效矣。

南楂肉、小茴香、延胡索（醋炒）、蓬莪术、川椒、金铃子、生香附、云茯苓、青葱管。（《叶天士晚年方案真本·杂症》）

杜。酒客胃中酿热，嗔怒，亦令肝阳犯胃，今纳谷脘中微痛，乃阳逆失降。酒家忌用甘腻，辛苦清降，平肝和胃治之。

川连、吴萸、半夏、姜汁、茯苓、橘红、竹沥。（《种福堂公选医案》）

范，湖州，二十五岁。形色黄瘦，脘痛呛血，问纳食减平日之七，自初春至霜降不得醒复。此内损七情，淹淹劳怯，若不扶其脾胃，但以嗽呛为治，殆不可为矣。

参归建中汤。（《叶天士晚年方案真本·杂症》）

范氏。诸豆皆能闭气，浆凝为腐，宛是呆滞食物。食已脘痞痛胀，乃清气之阻。诊脉小涩，舌白黏腻。当理气以开旷胸中。

杏仁、厚朴、老苏梗、广皮白、白蔻仁、枳壳汁、桔梗汁。

邵新甫按：阳明乃十二经脉之长，其作痛之因甚多。盖胃者汇也，乃冲繁要道，为患最易。虚邪贼邪之乘机窃发，其间消长不一。习俗辛香温燥之治，断不容一例而漫施。然而是病，其要何在？所云初病在经，久痛入络，以经主气，络主血，则可知其治气治血之当然也。凡气既久阻，血亦应病，循行之脉络自痹，而辛香理气，辛柔和血之法，实为对待必然之理。又如饱食痛甚，得食痛缓之类，于此有宜补不宜补之分焉。若素虚之体，时就烦劳，水谷之精微不足以供其消磨，而营气日虚，脉络枯涩，求助于食者，甘温填补等法，所宜频进也。若有形之滞堵塞其中，容纳早已无权，得助而为实实，攻之逐之等剂，又不可缓也。寒温两法，从乎喜暖喜凉；滋燥之殊，询其便涩便滑。至于饮停必吞酸，食滞当嗳腐。厥气乃散漫无形，瘀伤则定而有象。蛔虫动扰，当频痛而吐沫；痰湿壅塞，必善吐而脉滑。营气两虚者，不离乎嘈辣动悸。肝阳冲克者，定期烦渴而呕逆。阴邪之势，其来必速。郁火之患，由渐而剧也。（《临证指南医案·卷八》）

费，二九。劳力气泄阳伤，胸脘痛发，得食自缓，已非质滞停蓄。然初病气伤，久泄不止，营络亦伤，古谓络虚则痛也。攻痰破气，不去病即伤胃，致纳食不甘，嗳噫欲呕，显见胃伤阳败。当以辛甘温方。

人参、桂枝、茯苓、炙草、煨姜、南枣。（《临证指南医案·卷八》）

冯。悬饮流入胃中，令人酸痛，涌噫酸水。当辛通其阳以驱饮。

桂枝木、半夏、茯苓、炒黑川椒、姜汁。

又：照前方加淡附子。（《临证指南医案·卷五》）

服理中后，胃痛泄泻转加，心热渴不欲饮，必有暑湿内结，暂用酸苦泄热。

川连、淡黄芩、炒广皮、乌梅、生白芍、木瓜。（《眉寿堂方案选存·卷上》）

肝积攻逆，脘痛肢冷。

吴萸、桂枝、小青皮、茯苓、麦芽、川楝子。（《未刻本叶氏医案·方案》）

肝逆犯胃，呕恶脘痛。

川楝子、吴萸、半夏、桂枝木、黄连、茯苓。（《未刻本叶氏医案·方案》）

肝逆脘痛，右关独弦。

川楝子、茯苓、半夏、香附汁、良姜、青皮。（《未刻本叶氏医案·方案》）

肝气不疏，脘痛，呕恶。

川楝、延胡索、香附、青皮、川连、大麦芽、橘红。（《未刻本叶氏医案·保元方案》）

肝郁乘中，中脘按之有形且痛，食下䐜胀，肠红易怒。

加味逍遥散。（《未刻本叶氏医案·方案》）

高。脉虚涩，胃痛久。治在血分。

桃仁、当归、桂枝、茯神、远志、炙草。（《临证指南医案·卷八》）

龚，茜泾，六十八岁。心下胃口之上，痛有两月，问酒客往昔肠血。每痛发，食进少其痛始缓，食进多痛即立至，据说饮热酒，脘中爽然，则知浊凝厚味，皆助阴伤阳，宜戒。

荜茇、红豆蔻、乌药、苏梗、良姜、延胡、生香附。（《叶天士晚年方案真本·杂症》）

顾，五十。清阳失职，脘中痹痛，得嗳旷达。当辛以通之。

薤白、半夏、桂枝、茯苓、干姜。（《临证指南医案·卷八》）

顾，五一。营虚胃痛，进以辛甘。

当归一钱半，甜桂枝一钱，茯苓三钱，炙草五分，煨姜一钱半，南枣肉二钱。（《临证指南医案·卷八》）

顾，五一。脉弦，胃脘痹痛，子后清水泛溢，由少腹涌起，显是肝厥胃痛之症。

吴萸五分，川楝子一钱，延胡一钱，茯苓三钱，桂枝木五分，高良姜一钱。（《临证指南医案·卷三》）

顾氏。天癸当绝仍来，昔壮年已有头晕。七年前秋起胃痛若嘈，今春悲哀，先麻木头眩，痛发下部，膝胫冷三日，病属肝厥胃痛。述痛引背胁，是久病络脉空隙，厥阳热气，因情志郁勃拂逆，气攻乘络，内风旋动，袭阳明，致呕逆不能进食。

九孔石决明、清阿胶、生地、枸杞子、茯苓、桑寄生、川石斛。（《临证指南医案·卷八》）

何，三六。脉沉，目黄舌肿，周身四肢疹发，胃痛，肢末皆肿强，遇冷饮凉即病。此久伏湿邪，阳气伤损。议温气分以通周行之脉。

川乌头、生白术、桂枝木、茯苓、半夏、姜汁。（《临证指南医案·卷七》）

胡，十四岁。性情执拗，郁勃气逆，粒米入脘即痛，父训即若痴呆。由肝胆木横来劫胃土。上年入冬自愈，秋金肃降，木火不主威，非狗肉温浊之功能，乃适逢其时耳。

夏枯草、生香附、川贝、土瓜蒌、黑栀皮、化州橘红。（《叶

天士晚年方案真本·杂症》）

华，南京，二十二岁。胃痛已久，呕水，大便结燥，药已不可用。

桃仁、姜汁、茯苓、延胡、半夏、广皮白。（《叶天士晚年方案真本·杂症》）

怀抱抑郁，营血受伤，入暮脘痛喜按，乃伤阴络，非实痛也。

柏仁、桂圆、茯神、远志、广皮。（《叶氏医案存真·卷三》）

黄，六十九岁。凡食腥油浊物，胃脘必痛。老人运行之阳已衰，浊味皆阴凝内痛，必以取气阳药。沉香、白蔻破泄真气，误用则刺其凶。

人参、小熟附子、生姜、白蜜、桂枝、茯苓。（《叶天士晚年方案真本·杂症》）

积着于胃，脘中痹痛，高年宜和不宜攻。

姜渣、麦芽、茯苓、厚朴、延胡、半曲。（《未刻本叶氏医案·方案》）

江，二十。胃疼缓，气逆不降。

鲜枇杷叶、杏仁、生香附、降香汁、厚朴、橘红、桔梗、白蔻。（《临证指南医案·卷八》）

蒋。阳微气阻，右脘痛痹，据云努力痛起。当两调气血。

延胡、半夏、厚朴、橘红、桂枝木、良姜、瓜蒌皮、茯苓。（《临证指南医案·卷八》）

金，三十六岁。脐间冲气上逆，自觉垒（疑为"屡"，编者注）攻及脘中，痛胀兼作。若响动下行，痛胀始缓，嗳多呕沫，大便艰涩。十年宿病，图效颇难。

桃仁、延胡、郁李仁、川楝、火麻仁、冬葵子。（《叶天士晚年方案真本·杂症》）

精气不足体质，再加思虑郁结心脾，营血受伤，口味甜，血随溢，稍过饥，脘中痛。营主中焦，宜以归脾养营之属。

人参、大枣、远志、茯神、甘草、归身、白芍、桂圆。(《叶氏医案存真·卷三》)

厥逆初平，胃口下脘，触着便痛，小便自利，大便黑黏不爽。前者经来暴止，血海恐有凝瘀。议以轻缓通血方法。

丹皮、泽兰、桃仁、料豆皮、小生地、姜汁。(《叶氏医案存真·卷一》)

劳伤胃痛。

熟桃仁、延胡索、柏子仁、当归尾、炒丹皮、漏芦。(《叶氏医案存真·卷三》)

冷物伤中，脘痛脉沉。

杏仁、藿梗、半夏、厚朴、枳壳、橘白。(《未刻本叶氏医案·方案》)

冷物伤中，脘痛呕恶，大便如油。

丁香柄、半夏、吴萸、淡附子、茯苓、干姜。(《未刻本叶氏医案·方案》)

李，劳久伤阳，胃痛吞酸，痰多。

熟半夏、延胡索、葫芦巴、高良姜、老生姜、川楝子、块茯苓。(《叶天士晚年方案真本·杂症》)

李氏。舌白胸痞，脘痛如束，干呕便难。气阻凝痰聚膈，当以泄降宣剂。若竟攻荡，当夏热土旺，伤及太阴，恐滋胀满之忧。

醋炒半夏、川楝子、延胡、橘红、杏仁、厚朴。(《临证指南医案·卷八》)

刘，五四。脉左小弦，右濡涩。五旬又四，阴阳日衰。劳烦奔走，阳愈伤，致清气欲结，食入脘痛，痰涎涌逆，皆噎膈反胃

211

见症。其饮酒愈甚，由正气先馁，非酒能致病。

川连、枳实汁、茯苓、半夏、广皮白、黑山栀、姜汁、竹沥。（《临证指南医案·卷四》）

吕，同里，四十五岁。心痛得食反缓，是积劳营虚，大忌破降气药。

桃仁、桂圆肉、炒黑芝麻、当归身、柏子仁。（《叶天士晚年方案真本·杂症》）

脉缓弱，脘中痛胀，呕涌清涎，是脾胃阳微，得之积劳。午后病甚，阳不用事也。大凡脾阳宣通则运，温补极是；而守中及腻滞，皆非通府，勿佐用之。

人参、半夏、淡干姜、生益智、茯苓、生姜汁。

脉涩胃痛，此营阴枯槁，络气不疏使然。

柏仁、新绛、延胡、桃仁、青葱、麦芽。（《未刻本叶氏医案·保元方案》）

脉细，脘痛暮盛，吐出食物未化。此胃阳受戕，失宣降之司，所谓痛则不通是也。良由得之饥饱烦劳使然，以脉论之，日久恐有关格大患，未可不早为图之。

人参、开花吴茱萸、淡附子、茯苓、真四川花椒、淡干姜。（《未刻本叶氏医案·保元方案》）

脉细而涩，脘痛，食下拒纳，乃血格之候，症重。

枇杷叶、苏子、桃仁、郁金汁、橘红、茯苓。（《未刻本叶氏医案·方案》）

脉弦，舌白，吐涎，食入膈上即涌出。自述由动怒得之，春病至霜降不愈，心中反痛。以肝病犯胃治法。

金铃子、延胡索、良姜、茯苓、炒半夏、砂仁壳。（《叶氏医案存真·卷一》）

脉弦，胃痛年久，病在于络。

桃仁、归须、闽姜、茯神、柏仁、延胡。（《未刻本叶氏医案·保元方案》）

毛。目微黄，舌黄烦渴，胁肋板实，呼吸周身牵掣，起于频吐食物痰饮，即胸脘痛胀。此肝木犯胃，诸气痹阻。虽平昔宜于温补，今治病宜宣通气分。

半夏一钱半，广皮白一钱，大杏仁十粒，白蔻仁八分，川楝子一钱，炒延胡一钱，生姜五分，土瓜蒌皮一钱。

又：心中懊恼，噎痛。气分热痰未平，用温胆法。

竹茹（炒黄）一钱，炒半夏一钱，茯苓一钱半，枳实一钱，桔梗八分，橘红一钱，生姜三分。（《临证指南医案·卷三》）

毛氏。旧有胃痛、脘痹、呕吐之病，秋前举发，已得小安。近痛呕复来，身体燔热。宿病未罢，而暑热秽气上窍侵入，三焦混淆，恐内闭变现痉厥。

川连、淡黄芩、半夏、姜汁、黑山栀、枳实汁。（《临证指南医案·卷四》）

苗，三十六岁。痛起寒月，胃脘贯及右胁，腹鸣攻至少腹，少腹气还攻胃口，呕吐酸浊，或食或不食，三年之久。病由胃络逆走入肝，肝木复来乘胃土，主以辛热，佐以苦降。

吴萸、良姜、茯苓、川楝、延胡、蓬术。（《叶天士晚年方案真本·杂症》）

某，二八。努力，饥饱失时，好饮冷酒，脉弦硬，中脘痛。

熟半夏三钱，云茯苓三钱，桃仁（去皮尖，炒研）二钱，良姜一钱，延胡一钱，红豆蔻（去壳）一钱。

方丸：熟半夏（炒）三两，云茯苓二两，生厚朴二两，小附子（炙）一两，草果仁（去衣）一两，高良姜（生）一两。老姜

213

汁法丸，每服三钱。（《临证指南医案·卷八》）

某，二九。脉左弦右涩，中脘痛及少腹，病在肝胃。

川楝子、青皮、生香附、小茴、茯苓、南枣。（《临证指南医案·卷三》）

某，三六。舌白脘痛，呕恶腹鸣。此湿阻气分，胃痹成痛，是不通之象。

炒半夏三钱，高良姜一钱，广藿香一钱，橘红一钱，乌药一钱，香附一钱半。（《临证指南医案·卷四》）

某，三五。劳力，气阻胃痛。

川楝子、延胡、炒半夏、乌药、橘红、生香附汁。（《临证指南医案·卷八》）

某，四一。肝逆犯胃，脘痛腹鸣，气撑至咽。

川楝子、桂枝木、淡干姜、川椒、生白芍、吴萸、乌梅、茯苓。（《临证指南医案·卷三》）

某。饥饱劳碌，中州受伤。中脘痛，两胁胀，嗳泄气宽，静则安，大便艰。

柏子仁、归须、菠菜、韭菜、五灵脂、桃仁、丹皮。（《临证指南医案·卷四》）

某。积劳有年，阳气渐衰，浊凝瘀阻，脘中常痛，怕成噎膈便塞之症。

桃仁、红花、延胡、川楝子、半夏、橘红、郁金汁、瓜蒌皮。（《临证指南医案·卷四》）

某。积滞久着，胃腑不宣，不时脘痛，已经数载。阳伤奚疑。

炒半夏、淡干姜、荜茇、草果、广皮、茯苓。（《临证指南医案·卷八》）

某。味淡短气，脘中微痛。

人参、淡附子、桂枝、炒远志、煨姜。(《临证指南医案·卷八》)

某。胃痛得瘀血去而减，两三年宿病复起，食进痞闷，怕其清阳结而成膈。大意益气佐通，仍兼血络为治。

人参、半夏、茯苓、新会皮、木香、生益智、当归、桃仁，水法丸，服三钱。(《临证指南医案·卷四》)

某。胃痛已久，间发风疹。此非客气外感，由乎情怀郁勃，气血少于流畅。夫思虑郁结，心脾营血暗伤。年前主归脾一法，原有成效。今食减形瘦，当培中土，而理营辅之。

异功加归、芍，用南枣肉汤泛丸。(《临证指南医案·卷八》)

某。胃痛欲呕，肢冷，痛引腰背，产后病发更甚。

当归、炒沙苑、炒黑杞子、炒黑小茴、鹿角霜，生精羊肉煎服。

丸方：人参、鹿茸、生杜仲、炒杞子、当归、鹿角霜、茯苓、沙苑、小茴，羊腰子蒸熟捣丸。(《临证指南医案·卷九》)

某。胁痛入脘，呕吐黄浊水液。因惊动肝，肝风震起犯胃。平昔液衰，难用刚燥。议养胃汁以息风方。

人参、茯苓、半夏、广皮白、麦冬、白粳米。(《临证指南医案·卷八》)

某。中州阳失健运，脘中痛，食不化。

益智仁、谷芽、广皮、炙草、茯苓、檀香汁、半夏曲、炒荷叶。(《临证指南医案·卷八》)

某女。形寒脘痛，得食甚，手按少缓，非有余客邪病。拟进和营卫法。

归桂枝去芍，加茯苓。(《临证指南医案·卷八》)

某氏。胃痛引胁。

川楝子、柴胡、黑山栀、钩藤、半夏、橘红。(《临证指南医案·卷八》)

某妪。阳微痰滞，胃酸痛胀。用阿魏丸六分。(《临证指南医案·卷八》)

木火郁于中焦，脘痛，嘈杂。

越鞠丸。(《未刻本叶氏医案·方案》)

钮，湖州，廿八岁。五六年胃痛，发必呕吐不便。

桃仁（炒）、麻仁、墨汁、延胡、归须、南楂（炒），加韭汁十五匙。(《叶天士晚年方案真本·杂症》)

疟后湿热未净，脘中不爽且痛，味甜。

金斛、麦芽、半夏片、茯苓、橘白、枳实皮。(《未刻本叶氏医案·保元方案》)

平。酒客脾胃阳微，下午阴气渐漫，脘中微痛，不饥。服苦降重坠辛燥愈加不适者，清阳再受伤触也。宗仲景圣训，以转旋胸次之阳为法。

苓桂术甘汤。(《临证指南医案·卷四》)

浦氏。胸膈迷漫，胃痛呕食，肢节屈曲处冷痛。月经落后，来时周身腰脊不舒，脉弦沉，痛即便溏。此湿郁阻闭，气血不行。用药先须断酒。

生茅术、炮黑川乌、姜汁、白芥子、厚朴、广皮、荜茇、茯苓。(《临证指南医案·卷五》)

气血不谐，脘痛，经不宣达。

归身、香附、苏梗、丹皮、白芍、茯苓、黄芩、楂炭。(《未刻本叶氏医案·方案》)

钱，三六。酒肉滞气胃痛，乡人称为穿心箭风，方书所无，不可稽考。苦辛泄降可效。

延胡、川楝子、桃仁、蒲黄、五灵脂。（《临证指南医案·卷八》）

秦，二七。面长身瘦，禀乎木火之形。气阻脘中，食少碍痛，胃口为逆，乃气火独炽之象。忌用燥热劫津，治以平肝和胃。

降香、郁金、山栀、橘红、枇杷叶、苏子、川贝母、姜皮。（《临证指南医案·卷三》）

秦，廿二岁。据述久逗客邸，情志不适，致脘中两胁按之而痛。大便久不爽利，脉形弦坚，面色不华，纳食已少，虚中有滞，以宣通腑络。

熟桃仁、海石、土瓜蒌、熟半夏、橘红、枳实皮。（《叶天士晚年方案真本·杂症》）

秦。久有胃痛，更加劳力，致络中血瘀，经气逆，其患总在络脉中痹窒耳。医药或攻里，或攻表，置病不理，宜乎无效。形瘦清减，用缓逐其瘀一法。

蜣螂虫（炙）一两，䗪虫（炙）一两，五灵脂（炒）一两，桃仁二两，川桂枝尖（生）五钱，蜀漆（炒黑）三钱。

用老韭根白捣汁泛丸。每服二钱，滚水下。（《临证指南医案·卷八》）

芮。前议肝病入胃，上下格拒。考《内经》诸痛，皆主寒客。但经年累月久痛，寒必化热，故六气都从火化，河间特补病机一十九条亦然。思初病在气，久必入血，以经脉主气，络脉主血也。此脏腑经络气血，须分晰辨明，投剂自可入彀。更询初病因惊，夫惊则气逆。初病肝气之逆，久则诸气均逆，而三焦皆受，不特胃当其冲矣。谨陈缓急先后进药方法。"厥阴篇"云：气上撞心，饥不能食，欲呕，口吐涎沫。夫木既犯胃，胃受克为虚，仲景谓制木必先安土，恐防久克难复。议用安胃一法。

川连、川楝子、川椒、生白芍、乌梅、淡姜渣、归须、橘红。

又：春分前七日，诊右脉虚弦带涩，左脉小弦劲而数。胃痛已缓，但常有畏寒鼓栗，俄顷发热而解，此肝病先厥后热也。今岁厥阴司天，春季风木主气，肝病既久，脾胃必虚。风木郁于土宫，营卫二气，未能流畅于经脉为营养护卫，此偏热偏寒所由来矣。夫木郁于土位，古人制肝补脾，升阳散郁，皆理偏就和为治，勿徒攻补寒热为调。今春半天令渐温，拟两和气血，佐以宣畅少阳太阴，至小满气暖泄越，必大培脾胃后天，方合岁气体质调理。定春季煎、丸二方。

人参、茯苓、广皮、炙草、当归、白芍、丹皮、桑叶，姜枣汤法丸。

间用煎方：人参、广皮、谷芽、炙草、白芍、黄芩、丹皮、柴胡。（《临证指南医案·卷三》）

僧，四七。俗语云：膏粱无厌发痈疽，淡泊不堪生肿胀。今素有脘痛，气逆呕吐，渐起肿胀。乃太阴脾脏之阳受伤，不司鼓动运行。阴土宜温，佐以制木治。

生於术、茯苓、广皮、椒目、厚朴、益智仁、良姜。（《临证指南医案·卷三》）

盛，三六。胃痛喜得暖食，肠中泄气则安。数年痛必入络，治在血中之气。

桂枝木、桃仁、韭白汁、归须、茯苓块。

又：阳微胃痛。

当归、桂枝木、桃仁、炙甘草、煨姜、南枣。（《临证指南医案·卷八》）

施，六二。胃痛，浊痰上逆。

代赭石、炒半夏、淡吴萸、淡干姜、茯苓、广皮、荜茇、生

益智仁。(《临证指南医案·卷八》)

食物失宜，冷着于中。胃痛复作，先宜理之。

半夏、茯苓、麦芽、煨姜、橘红、苏梗。(《未刻本叶氏医案·方案》)

孙，十四。食物随入即吐，并不渴饮。当年以苦辛得效，三载不发。今心下常痛如辣，大便六七日始通。议通膈上，用生姜泻心汤。

生姜汁（调）四分，川连（炒）六分，黄芩（泡十次）二钱，熟半夏（炒）三钱，枳实一钱，人参（同煎）五分。

又：问或不吐食物，腹中腰臀似乎气坠。自长夏起，心痛头重，至今未减。思夏热必兼湿，在里水谷之湿，与外来之热相洽，结聚饮邪矣，当缓攻之。议用控涎丹五分，间日一用。(《临证指南医案·卷四》)

泰兴，三十七，眷。十年前因夜食，凝滞闭气，食物遂胃脘痛，呕吐。病发腹大如怀妊，得气后泄而胀消。经准不孕，来必腹痛．病根全在气分。用药必兼祛血分寒凝，乃合病机。

吴茱萸、秦椒、川楝子、高良姜、延胡索、蓬莪术、生香附、南山楂。

生姜捣汁泛丸。(《叶氏医案存真·卷三》)

痰饮内阻，清阳失旷，脘痛拒纳，乃噎格之象，开怀为要。

半夏、吴萸、茯苓、干姜。(《未刻本叶氏医案·保元方案》)

脘痛，经事淋漓，腹胀，此气阻络痹，辛以润之。

旋覆花汤加柏仁、橘红、归须。(《未刻本叶氏医案·保元方案》)

脘痛得热饮则止，胃阳困耳。

高良姜、延胡索、红枣皮煎汤丸。(《未刻本叶氏医案·方

案》）

脘痛脉弦。

吴萸、桂枝、延胡索、茯苓、白芍、川楝子。（《未刻本叶氏医案·方案》）

汪，五七。诊脉弦涩，胃痛绕背，谷食渐减。病经数载，已入胃络，姑与辛通法。

甜桂枝八分，延胡索一钱，半夏一钱，茯苓三钱，良姜一钱。
蜜水煮生姜一钱半。（《临证指南医案·卷八》）

汪姬。脉小涩，久因悒郁，脘痛引及背胁，病入血络，经年延绵。更兼茹素数载，阳明虚馁，肩臂不举。仓卒难于奏效，是缓调为宜。议通血络润补，勿投燥热劫液。

归须、柏子仁、桂枝木、桃仁、生鹿角、片姜黄。（《临证指南医案·卷八》）

王，北濠，廿五岁。中焦痛起，四肢逆冷，汗出，呕涎及食物，此属脾厥。

极黑附子、草果仁、粗桂皮、片姜黄、延胡索。（《叶天士晚年方案真本·杂症》）

王，三十一岁。劳力气血逆乱，内聚瘀血，壅阻气分，痛而呕，紫滞形色。久病只宜缓逐，不可急攻。

桃仁、莪蔚子、延胡、归尾、南楂、漏芦、青葱。（《叶天士晚年方案真本·杂症》）

王，山塘，廿四岁。八日间痛发一次，日来不饥，大便不爽。凡痛呕出黄浊，水难下咽。浊气自下上涌，即有呕吐之状，肠中滞气不行，胃中涎沫不泻。

半硫丸，每服一钱二分。（《叶天士晚年方案真本·杂症》）

王，四三。劳伤胃痛，明是阳伤，错认箭风，钓药敷贴，更服丸药。心下坚实，按之痛，舌白烦渴，二便涩少，喘急不得进食。从痞结论治。

生姜汁、生淡干姜、泡淡黄芩、枳实、姜汁炒川连、半夏。

姚亦陶按：案中六淫外侵，用仲景泻心汤。脾胃内伤，用仲景苓姜桂甘法。即遵古贤治痞之以苦为泄，辛甘为散二法。其于邪伤津液者，用苦辛开泄，而必资酸味以助之。于上焦不舒者，既有枳、桔、杏、蒌开降，而又用栀、豉除热化腐，疏畅清阳之气，是又从古人有形至无形论内化出妙用。若所用保和化食，白金驱痰，附姜暖中，参苓养胃，生脉敛液，总在临症视其阴阳虚实，灵机应变耳。（《临证指南医案·卷四》）

王，四三。胃脘痛，高突而坚，呕清涎血沫，滴水不能下咽，四肢冷，肌肤麻木。捶背脊，病势略缓。此属肝厥犯胃。

开口吴萸、金铃子、炒延胡、生香附、高良姜、南山楂。（《临证指南医案·卷三》）

王。心中疼热，耳聋自利，热邪已入厥阴。三日不厥，方有好音。

郁金、川连、秦皮、黄芩、连翘心、石菖蒲汁。（《临证指南医案·卷七》）

王氏。气逆填胸阻咽，脘痹而痛。病由肝脏厥气，乘胃入膈，致阳明经脉失和。周身掣痛，夜甚昼缓者，戌亥至阴，为肝旺时候也。此症多从惊恐嗔郁所致，失治变为昏厥。

半夏、姜汁、金铃子、延胡、杏仁、瓜蒌皮、香豉、白蔻。

又：痛缓，夜深复炽，前后心胸板掣，脉左数，病在血络中。

金铃子、延胡、桃仁、归须、郁金、白蔻仁。（《临证指南医案·卷八》）

王姬。温热十三日，舌黄，心中闷痛。初病手经，不当用足经方。老人怕其液涸，甘寒醒胃却热。

鲜生地、竹叶心、麦冬、郁金、川斛、菖蒲根。（《临证指南医案·卷五》）

胃痛便艰，脉涩，营虚络痹。恐延关格。

旋覆花汤加柏子仁、瓜蒌皮、桃仁。（《未刻本叶氏医案·保元方案》）

形盛脉微，阴浊内盛，阳困不宣之象。食下膜胀，中脘时作胀痛，阳以通为运，阳气流行，阴浊不得上干矣。所谓：离照当空，阴霾消散是也。而久痛非寒，偏于辛热刚愎又非所宜，惟和之而已。

外台茯苓丸。（《未刻本叶氏医案·方案》）

胃脘痛起，必经漏带淋，呕吐不纳食。医者多以开泄理肝，及参、连、姜、桂治三月，病几危殆。六月念四诊，议宗《内经》阴维脉病获效。秋燥冬温气加，因咳嗽而吐血。思络空气乘，非偏寒偏热可治。女人肝为先天，首重调经，恪守此议为正。

乌骨鸡胶、生地、女贞、建莲、桂圆膏、白归身、阿胶、柏仁、茯神。

胶、膏为丸。（《眉寿堂方案选存·卷下》）

吴，三八。胃痛三月不止，茹素面黄，产后吞酸少食。中焦阳惫，岂宜再加攻泄。与辛补血络方。

桃仁、归须、公丁香皮、川桂枝、半夏、茯苓。（《临证指南医案·卷九》）

吴，三七。食仓痛发，呕水涎沫，六年久病入络。述大便忽闭忽溏，患处漉漉有声。议通胃阳，兼制木侮。

淡吴萸、良姜、半夏、延胡、炮川乌、茯苓、蒲黄。（《临证指南医案·卷八》）

吴，通关坊，四十四岁。劳伤治不以法，反受药伤，络血涸而为痛。食入痛来，病在胃络，以甘缓肝，急以救胃。

桂圆肉、炒桃仁。（《叶天士晚年方案真本·杂症》）

吴文生。胃中不和，痛泻。

茅术、厚朴、广皮、木香、炮姜、茯苓、猪苓、泽泻、砂仁。（《叶氏医案存真·卷三》）

席。经几年宿病，病必在络。痛非虚症，因久延，体质气馁，遇食物不适，或情怀郁勃，痰因气滞，气阻血瘀，诸脉逆乱，频吐污浊而大便反秘。医见呕吐肢冷，认为虚脱，以理中加附子温里护阳。夫阳气皆属无形，况乎病发有因，决非阳微欲脱。忆当年病来，宛是肝病，凡疏通气血皆效。其病之未得全好，由乎性情食物居多。夏季专以太阴、阳明通剂。今痛处在脘，久则瘀浊复聚，宜淡味薄味清养。初三竹沥泛丸仍用。早上另立通瘀方法。

苏木、人参、郁金、桃仁、归尾、柏子仁、琥珀、茺蔚，红枣肉丸。早服二钱。（《临证指南医案·卷八》）

喜饮热酒，胃络积热血瘀，中脘痹痛，谷食渐减，脉来弦涩，年已望五，最虑营枯气结，他日有关格之患。

半夏延胡酒法丸。（《未刻本叶氏医案·方案》）

徐。少腹冲及心下，脘中痛而胀满。若云肝气犯胃，必有呕逆。前法益阴和阳不应，显是产后下虚，厥气上攻。议用柔阳之药。

炒归身、苁蓉、炒枸杞、柏子仁、小茴、茯神。

又：冲逆震动而痛，是产后冲任空乏。按之痛减，尤为虚象。缘胃弱减谷，未便汤剂之多，防胃倒耳。

当归、苁蓉、紫石英、茯苓、河车、鹿角霜。

又：冲脉逆，则诸脉皆动，天朗晴和少安，由阴分虚及阳分可征。前法包举大气，温养佐通，是为络方。日来春升，略有衄血，然无清寒可投，加咸味佐其入阴，从产后下焦先伤耳。原方减鹿角、归身，亦恐升阳也。加枸杞、桂圆，以痛在左，故养肝是议。(《临证指南医案·卷九》)

宣，三五。痛而纳食稍安，病在脾络，因饥饿而得。当养中焦之营，甘以缓之，是其治法。

归建中汤。(《临证指南医案·卷三》)

严，二十。胃痛半年，干呕。

金铃子、延胡、半夏、茯苓、山栀、生香附。(《临证指南医案·卷八》)

阳浮气动，嘈杂，中脘刺痛，耳鸣，且摄阴以和阳。

熟地、苁蓉、茯神、萸肉、川斛、杞巴戟、牛膝。(《未刻本叶氏医案·保元方案》)

营枯气阻，胃痛。

当归、新绛、柏子仁、延胡、桃仁、桂圆肉。(《未刻本叶氏医案·保元方案》)

右关沉涩，左脉弦劲。此木火内亢，阳明络泣，脘痛，嘈杂，头旋。

桑叶、桃仁、黑芝麻、柏仁、红花、大淡菜。(《未刻本叶氏医案·方案》)

余，三四。胃疼发，前后心冷，呕吐。

淡吴萸、炒半夏、荜茇、淡干姜、草果仁、厚朴、广皮、桂枝木。(《临证指南医案·卷八》)

俞，齐门，廿八岁。气自少腹攻至心下则痛，气渐下归而散。问惊恐为病，由肝肾之厥逆。仲景厥阴例，不以纯刚。

乌梅、白及、川椒、川楝、桂枝、淡干姜。(《叶天士晚年方

案真本·杂症》）

张，包衙前，四十五岁。自胃痛起，咽食又噎，近加涌泛黏涎，经营劳瘁伤阳，清气不转旋，上不知饥，大便不爽，九窍不和，都属胃病。

人参、熟半夏、茯苓、胡芦巴、荜茇、老姜汁。（《叶天士晚年方案真本·杂症》）

张，十九。壮年面色痿黄，脉濡小无力，胃脘常痛，情志不适即发，或饮暖酒暂解，食物不易消化。脾胃之土受克，却因肝木来乘。怡情放怀，可愈此病。

人参、广皮、半夏、茯苓、苡仁、桑叶、丹皮、桔梗、山栀（姜汁炒）。

水泛丸。（《临证指南医案·卷八》）

张，四八。阳微浊凝，胃下疼。

炒黑川椒（去目）一钱，炮黑川乌三钱，炮黑川附子三钱，炮淡干姜一钱半。（《临证指南医案·卷八》）

张。冲气上攻成形，痛呕，痛后则散。此厥阴顺乘阳明，阳明虚，筋骨亦掣痛。

安蛔丸三钱，四服，椒梅汤送。（《临证指南医案·卷八》）

张。老年郁勃，肝阳直犯胃络，为心下痛。久则液枯气结成格。

金铃子、延胡、黑山栀、淡豆豉炒香。（《临证指南医案·卷八》）

张。阳微不司外卫，脉络牵掣不和。胃痛，夏秋不发，阴内阳外也。当冬寒骤加，宜急护其阳，用桂枝附子汤。

桂枝、附子、炙草、煨姜、南枣。（《临证指南医案·卷八》）

赵，三十三岁。脘痛映脊，甚则四肢逆冷，问当年产后瘕泄，今带、漏，脊椎酸垂。《内经》云：阴维脉病苦心痛。医不知维脉阴阳异治，谓痛以破气降气，何见识浅陋乃尔！

鹿茸、角霜、当归、小茴、枸杞、白蒺藜、茯苓、苁蓉。（《叶天士晚年方案真本·杂症》）

中脘痛痹，不时有形攻逆，且频频遗泄，此营虚气结络痹，法宜益虚和之。

当归、桂心、炙草、茯苓、白芍、新会。（《未刻本叶氏医案·方案》）

中阳困顿，湿饮内阻，脘痛，飧泄，咳嗽，法宜温阳。

苓桂术姜汤。（《未刻本叶氏医案·保元方案》）

周，四二。脉缓弱，脘中痛胀，呕涌清涎。是脾胃阳微，得之积劳。午后病甚，阳不用事也。大凡脾阳宜动则运，温补极是，而守中及腻滞皆非，其通腑阳间佐用之。

人参、半夏、茯苓、生益智、生姜汁、淡干姜。

大便不爽，间用半硫丸。（《临证指南医案·卷三》）

朱，带城桥，廿三岁。阳虚胃痛，用辛温见效。街衢往来，秽气内入伤阳，痛再作，先驱秽浊。

苏合香丸。（《叶天士晚年方案真本·杂症》）

朱。痛固虚寒，吐痰泄气稍缓。当通阳明，勿杂多歧。

人参、半夏、姜汁、淡附子、茯苓、淡干姜。（《临证指南医案·卷八》）

朱氏。苦寒辛通。

川连、土瓜蒌皮、白芥子、茯苓、炒半夏、姜汁、橘红、竹茹。

又：肝厥胃痛，兼有痰饮。只因误用芪、术、人参，固守中焦，痰气阻闭，致痛结痞胀。更医但知理气使降，不知气闭热自内生，是不中窾。前方专以苦寒辛通为法，已得效验。况酸味亦属火化。议河间法。

金铃子、延胡、川连、黑山栀、橘红、半夏。（《临证指南医案·卷八》）

谢。冲气至脘则痛，散漫高突，气聚如瘕。由乎过劳伤阳。

薤白、桂枝、茯苓、甘草。

临服冲入白酒一小杯。（《临证指南医案·卷四》）

张氏。肝病犯胃，心痛，干呕不能纳食，肢冷泄泻，腑经阳失流展，非虚寒也。

金铃子散加川连、乌梅、桂枝、生姜。（《临证指南医案·卷三》）

胡，二六。疾走作劳，身前胁腹闪气，上下串痛。交正月，寒战气冲，呼吸皆阻，腹胀，脐上横梗，有形作痛。自痢已两月，思劳必伤阳，春令病加，是木旺侮土，中阳困惫，浊气充塞，正气全伤，大肉尽削。述食入逾时，必加呕噫，后天生化之源大困，议急理中土之阳。

人参、茯苓、公丁香柄、川椒、乌梅肉、炒黄干姜。（《种福堂公选医案》）

中年饱食，虚里穴痛胀，引之吐出，痛胀势减，必起寒热，旬日乃已。夫脾主营，胃主卫。因吐动中，营卫造偏周行，脉中脉外参差，遂致寒热。且纳物主胃，运化在脾，皆因阳健失司，法当暖中，用火生土意，再以脉沉弦细参论，都系阴象，有年反胃格胀，清阳渐弱，浊阴僭窃为多。症脉属虚，温补宜佐宣通，守中非法。

生淡干姜、茯苓、人参、熟半夏、白粳米。（《叶氏医案存真·卷一》）

金，关上，四十九岁。凡痞胀治在气，燥实治在血，四者全见，攻之宜急。此症肝络少血，木火气上膈而痛，辛润柔降，得以止痛，通大便。厥是肝阳化风，燥升受热，动怒必来，不在医药中事。

芝麻、柏子仁、天冬、生地、苏子。（《叶天士晚年方案真本·杂症》）

潘氏。脉弦涩，经事不至，寒热，胃痛拒格，呕恶不纳。此因久病胃痛，瘀血积于胃络。议辛通瘀滞法。

川楝子、延胡、桂枝木、五灵脂、蒲黄、香附。（《临证指南医案·卷八》）

汪。胃阳伤残，浊气上攻，将为痛厥。当治阳明之阳。

吴茱萸、姜汁、半夏、茯苓、粳米。

又：照前方去吴萸，加广皮。（《临证指南医案·卷七》）

◆ **脾瘅**

某。口甜，是脾胃伏热未清。宜用温胆汤法。

川连、山栀、人参、枳实、花粉、丹皮、橘红、竹茹、生姜。

邵新甫按：口甘一症，《内经》谓之脾瘅。此甘，非甘美之甘，瘅即热之谓也。人之饮食入胃，赖脾真以运之，命阳以腐之，譬犹造酒蒸酿者然。倘一有不和，肥甘之疾顿发。五液清华，失其本来之真味，则淫淫之甜味，上泛不已也。胸脘必痞，口舌必腻，不饥不食之由，从此至矣。《内经》设一兰草汤，其味辛，足以散结，其气清，足以化浊，除陈解郁，利水和营，为奇方之祖也。夹暑夹湿之候，每兼是患，以此为君，参以苦辛之胜，配合泻心等法。又如胃虚谷少之人，亦有是症，又当宗大半夏汤及六君子法，远甘益辛可也。

华岫云按：脾瘅症，经言因数食甘肥所致。盖甘性缓，肥性腻，使脾气遏郁，致有口甘、内热、中满之患。故云：治之以兰，除陈气也。陈气者，即甘肥酿成陈腐之气也。夫兰草即为佩兰，俗名为省头草。妇人插于髻中，以辟发中油秽之气。其形似马兰而高大，其气香，其味辛，其性凉，亦与马兰相类。用以醒脾气，涤甘肥也。今二案中，虽未曾用，然用人参以助正气，余用苦辛寒以开气泄热，枳实以理气滞，亦祖兰之意，即所谓除陈气也。此症久延，即化燥热，转为消渴。故前贤有膏粱无厌发痈疽，热燥所致，淡薄不堪生肿胀，寒湿而然之论。余于甘肥生内热一症，悟出治胃寒之一法。若贫人淡薄茹素，不因外邪，亦非冷饮停滞，其本质有胃寒症者，人皆用良姜、丁香、荜茇、吴萸、干姜、附子等以温之。不知辛热刚燥能散气，徒使胃中阳气，逼而外泄。故初用似效，继用则无功。莫若渐以甘肥投之，或稍佐咸温，或佐酸温，凝养胃阳，使胃脂胃气日厚，此所谓药补不如食补也。又有肾阳胃阳兼虚者，曾见久服鹿角胶而愈，即此意也。未识高明者以为然否？（《临证指南医案·卷六》）

◆ **脘胀**

艾。上焦之病，都是气分，气窒则上下不通，而中宫遂胀。热气蒸灼，喉舌疳蚀。清气之中，必佐解毒。皆受重药之累瘁。

银花二钱，川贝三钱，马兜铃五分，连翘心一钱半，川通草一钱，白金汁一杯，活水芦根汁半杯。

又：余热蒸痰壅气，当脘膈因咳而痛。议以润降清肃。

甜杏仁、花粉、川贝、甘草、桔梗。（《临证指南医案·卷八》）

常山，四十三。食入脘闷，嗳气呕吐觉爽，少焉仍然痞闷。

视形躯充伟，按脉形小濡。中年阳微不运，即为不足，泄降气分，攻痰是为有余治法，非脉症所宜。

治中法。(《叶氏医案存真·卷三》)

陈，东仓，三十三岁。脉小缓涩，自胃脘胀至少腹，大便已溏泄。肝苦辛，小效不愈，少壮形色已衰。法当理阳宣通，虑其肿浮腹大。

人参、木瓜、广皮、炮姜、益智、茯苓。(《叶天士晚年方案真本·杂症》)

陈，二七。吐血八日，脘闷胁痛，肢冷。络伤气窒，先与降气和血。

苏子、郁金、杏仁、茯苓、桃仁、降香。(《临证指南医案·卷二》)

陈妪。痰饮夹气火上踞，脘痞胀不爽。宜理气热。

半夏、茯苓、瓜蒌皮、黑栀皮、橘红、郁金。(《临证指南医案·卷五》)

程，廿二岁。偶食闭气物，胸中痞闷不饥，脉小涩，怕冷。清阳受伤，不宜专用消克。

杏仁、生姜、广皮、厚朴、荜茇、生益智，苏合香丸。(《叶天士晚年方案真本·杂症》)

程，三六。暑风必夹湿，湿必伤于气分。断疟疮发，即湿邪内发之征。湿伏热蕴，致气壅塞咽底脘中。及至进谷无碍，二便通调，中下无病显然。

白通草、西瓜翠衣、活水芦根、苡仁。(《临证指南医案·卷五》)

程，四六。少阳络病，必犯太阴。脾阳衰微，中焦痞结。色痿如瘁，便后有血。论脾乃柔脏，非刚不能苏阳。然郁勃致病，温燥难投。议补土泄木方法。

人参、当归、枳实汁、炒半夏、桑叶、丹皮。

参、归养脾之营，枳、半通阳明之滞，桑、丹泄少阳之郁。（《临证指南医案·卷七》）

程。暑久入营，夜寐不安，不饥微痞。阴虚体质，议理心营。

鲜生地、元参、川连、银花、连翘、丹参。（《临证指南医案·卷五》）

邓，廿七岁。精损在下，奇经久空，阳维脉络空隙，寒热已历几月，相沿日久，渐干中焦，能食仍有痞闷便溏。阴伤已入阳位，是虚损大症。俗医无知，惟有寒热滋降而已。

人参、麋茸、生菟丝子、炒黑川椒、茯苓、炒黑茴香。（《叶天士晚年方案真本·杂症》）

丁，四十八岁。平日酒肉浊物助阴，脘中凝结有形，此皆阳气流行之所。仲景陷胸、泻心皆治痞结，谓外邪内陷治法。今是内伤，与阳气邪结异例。

荜茇、良姜、乌药、川乌、红豆蔻、香附、茯苓。（《叶天士晚年方案真本·杂症》）

丁，口鼻吸入热秽，肺先受邪，气痹不主宣通，其邪热由中及于募原，布散营卫，遂为寒热。既为邪踞，自然痞闷不饥，虽邪轻，未为深害，留连不已，热蒸形消，所谓病伤，渐至于损而后已。

桂枝白虎汤。

又：气分之热稍平，日久胃津消乏，不饥，不欲纳食。大忌香燥破气之药，以景岳玉女煎，多进可效。忌食辛辣肥腻自安。

竹叶石膏汤加鲜枸杞根皮。（《临证指南医案·卷五》）

暑热未退，胃气已虚，蛔逆中痞，呕吐涎沫，是厥阴犯胃，胃气有欲到之象，进安胃法。

进安胃法呕逆稍缓，夜寐神识不安，辰前寒战畏冷，是寒热反复，阴阳并伤，有散失之势，拟救逆法，镇摄阴阳，得安其位，然后病机可减。

龙骨、桂枝木、人参、牡蛎、生白芍、蜀漆。（《眉寿堂方案选存·卷上》）

顾，五十。阳明脉衰，形寒，痞，饥不食，心痛，洞泄兼呕。

人参、吴萸、茯苓、半夏、生姜、炒黄粳米。（《临证指南医案》）

瓜果水寒，暴凉迅风，内外两因，舌白，渴不能饮，脘中胀满，烦不肯寐，身无热，头不疼，微呕，此足太阴中寒。已经冷汗肢厥，脉弱濡伏，医犹以疲敝方药，正如隔靴搔痒矣。

生草果、生於术、藿梗、淡干姜、厚朴、丁香柄。（《叶氏医案存真·卷二》）

寒热已止，脘痞不饥，此清阳不主运通，益气佐以芳香醒中。

人参、白蔻仁、炒白芍、陈皮、炒半夏、茯苓。（《眉寿堂方案选存·卷上》）

寒湿损伤脾阳，遂成中满之症，乃淡泊不堪所致。

附子、干姜、茯苓、白芍、胡芦巴。（《叶氏医案存真·卷三》）

秽浊不正之气扰中，痞闷，恶心，头疼，烦渴，形寒内热，邪不在表，未可发散。

杏仁、菱皮、滑石、通草、白蔻、郁金、花粉、连翘。（《叶氏医案存真·卷二》）

交寅卯，两手及臂冷，是脾胃虚，阳失旋运，至午前复温，以阳旺于日中，故虽进稀粥，脘中痞闷，议进治中汤，健运中宫，使肝邪不敢戕伐中土。所谓疟痢之病，多因脾弱也。

人参、半曲、乌梅、茯苓、益智仁、广皮、木瓜、泽泻。（《眉寿堂方案选存·卷上》）

酒客湿胜，中焦阳气素亏，易痞易溏，不饥不饱，皆清阳不肯转旋。况烦劳伤阳，亦属内症发热，非外感所致也。

杏仁、广皮白、煨姜、茯苓、厚朴、白蔻仁、半夏、泽泻。（《眉寿堂方案选存·卷上》）

李，三一。饮酒少谷，中气先虚，酒力温散助热，络血随热气以上沸。血止之后，顿然食减脘痞，显是中气已困败。静坐稍舒，烦言咳急。当以调中为急，若见血见咳，即投寒凉，清阳愈伤，日就败坏矣。虽酒客忌甘，然救其苦寒药伤，勿拘此例。

戊己去术，加南枣。（《临证指南医案·卷二》）

李，寿星桥，五十七岁。寒湿伤阳，痞满妨食，脉沉色黄，是脾胃病。议辛温通中焦之阳。

生益智、荜茇、檀香末、姜汁、茯苓、炒焦半夏。（《叶天士晚年方案真本·杂症》）

李。据云两次服辛温药，瘀浊随溢出口，此必热瘀在肝胃络间，故脘胁痞胀，大便阻塞不通。芦荟苦寒通其阴，仅仅更衣，究竟未能却瘀攻病。有年久恙，自当缓攻，汤药荡涤，理难于用。议以桃仁承气汤为丸。（《临证指南医案·卷四》）

林，五二。中年清阳日薄，忽然脘中痞闷，乃清阳不自转旋，酒肉湿浊之气得以凝聚矣。过饮溏泻，湿伤脾胃，胃阳微。仲景法，以轻剂宣通其阳。若投破气开降，最伤阳气，有格拒之害。

苓桂术甘汤。

华岫云按：湿为重浊有质之邪，若从外而受者，皆由地中之气升腾，从内而生者，皆由脾阳之不运。虽云雾露雨湿，上先

233

受之，地中潮湿，下先受之，然雾露雨湿，亦必由地气上升而致。若地气不升，则天气不降，皆成燥症矣，何湿之有？其伤人也，或从上，或从下，或遍体皆受，此论外感之湿邪着于肌躯者也。此虽未必即入于脏腑，治法原宜于表散，但不可大汗耳。更当察其兼症，若兼风者，微微散之，兼寒者，佐以温药，兼热者，佐以清药，此言外受之湿也。然水流湿，火就燥．有同气相感之理。如其人饮食不节，脾家有湿，脾主肌肉四肢，则外感肌躯之湿亦渐次入于脏腑矣。亦有外不受湿，而俱湿从内生者，必其人膏粱酒醴过度，或嗜饮茶汤太多，或食生冷瓜果及甜腻之物。治法总宜辨其体质阴阳，斯可以知寒热虚实之治。若其人色苍赤而瘦，肌肉坚结者，其体属阳，此外感湿邪必易于化热。若内生湿邪，多因膏粱酒醴，必患湿热、湿火之症。若其人色白而肥，肌肉柔软者，其体属阴，若外感湿邪不易化热，若内生之湿，多因茶汤生冷太过，必患寒湿之症。人身若一小天地，今观先生治法，若湿阻上焦者，用开肺气，佐淡渗，通膀胱，是即启上闸，开支河，导水势下行之理也。若脾阳不运，湿滞中焦者，用术、朴、姜、半之属以温运之，以苓、泽、腹皮、滑石等渗泄之，亦犹低窳湿处，必得烈日晒之，或以刚燥之土培之，或开沟渠以泄之耳。其用药总以苦辛寒治湿热，以苦辛温治寒湿，概以淡渗佐之，或再加风药。甘酸腻浊，在所不用。总之，肾阳充旺，脾土健运，自无寒湿诸症。肺金清肃之气下降，膀胱之气化通调，自无湿火、湿热、暑湿诸症。若夫失治变幻，则有肿胀、黄疸、泄泻、淋闭、痰饮等类，俱于各门兼参之可也。（《临证指南医案·卷五》）

刘。热气痞结，非因食滞，胃汁消烁，舌干便难。苦辛开气，酸苦泄热，是治法矣。

川连、生姜、人参、枳实、橘红、乌梅、生白芍。（《临证指

南医案·卷四》）

陆。湿滞如痞。

山茵陈、草果仁、茯苓皮、大腹皮绒、厚朴、广皮、猪苓、泽泻。（《临证指南医案·卷五》）

罗，十八。因左脉坚搏，两投柔剂和阳益阴，血未得止，而右胸似痞，左胁中刺痛。此少阳络脉经由之所，夫胆为清净之腑，阴柔滋养，未能宣通络中，是痛咳未罢。议以辛润宣畅通剂。

桃仁、丹皮、归须、柏子仁、泽兰、降香末。

又：照前方去降香末、泽兰，加黑山栀皮。

又：辛润，痛嗽皆减，略进苦降，胁右皆痛。不但络空，气分亦馁。古人以身半以上为阳，原无取乎沉苦。

桃仁、柏子仁、鲜生地、玄参、鲜银花。（《临证指南医案·卷二》）

脉沉弦，脘胀噫气，口燥不寐，宜和肝胃。

川黄连、茯苓、枳实、淡干姜、半夏、橘白。（《未刻本叶氏医案·方案》）

脉渐阴浊上僭，与真武法，减术换参。

真武法两日，脘中有知饥意，与阳渐结痞无疑。阴浊得泄，即当温养太阴，使脾阳鼓动健运，冀其纳谷安然，用治中法。

人参、益智仁、淡干姜、茯苓、广皮白、木瓜。（《眉寿堂方案选存·卷上》）

脉弦且出鱼际，木火郁而不泄，阳明无有不受其戕，是以食下稍有不适，则为膜胀，饥则嘈杂难耐。自宜肝胃同治，肝木宜疏，胃腑宜降，乃其治也。

归身、焦术、陈皮、柴胡、神曲、白芍、茯苓、炙草、香附、麦芽。（《未刻本叶氏医案·方案》）

脉虚数，舌白。身痛脘痞，有痰，寒热日迟。此阴阳两损，时令湿邪外薄，内应太阴，谓之虚邪，宜从中治。

人参、半夏、知母、生姜、茅术、陈皮、草果仁、乌梅肉。（《眉寿堂方案选存·卷上》）

脉右弦，中痞。暑邪入里，三焦俱病。况发汗后热不解，其病不在表可知矣。进苦胜于辛方法。

杏仁、金石斛、黄芩、花粉、桔梗、陈皮白、草果。（《眉寿堂方案选存·卷上》）

冒暑伏热，引饮过多，脾胃既受寒湿，阳气郁遏，不主转旋，遂痞结欲呕。古人以大顺散温中下气为治。

杏仁、炙甘草、茯苓、炒干姜、肉桂心、半夏。（《眉寿堂方案选存·卷上》）

莫，无锡，四十六岁。易怒，气火逆行，脘中微窒，气阻妨食，先开上痹，瘦人脉数弦，勿投香燥。

枇杷叶，降香末，黑栀皮，土萎皮，杜苏子，新会皮、去白。（《叶天士晚年方案真本·杂症》）

某，二八。努力伤络，失血面黄，口中味甜，脘中烦闷冲气，病在肝胃。勿以失血，治以滋腻。

旋覆花、代赭石、半夏、淡干姜、块茯苓、南枣肉。（《临证指南医案·卷二》）

某，三七。疮疡服凉药，阳伤气阻，脘闷不运，腹膨。最怕疡毒内闭，急宜通阳。

厚朴、广皮、姜皮、茯苓皮、连皮杏仁、桂枝木、泽泻、大腹皮。（《临证指南医案·卷八》）

某，四三。三疟早截，中阳窒塞，脘胀不运，背寒肢冷。

草果仁、杏仁、半夏、茯苓、桂枝、厚朴、广皮、生姜。

（《临证指南医案·卷六》）

某，五十。秽湿邪吸受，由募原分布三焦，升降失司，脘腹胀闷，大便不爽。当用正气散法。

藿香梗、厚朴、杏仁、广皮白、茯苓皮、神曲、麦芽、绵茵陈。（《临证指南医案·卷五》）

某。产后下虚，血病为多。今脘中痞胀，减食不适，全是气分之恙。但调气宽中，勿动下焦为稳。

香附、神曲、苏梗、白蔻仁、茯苓、桔梗。（《临证指南医案·卷九》）

某。劳怒伤阳，气逆血郁致痛，痞胀便溏，风木侮土。前方既效，与通补阳明厥阴。

大半夏汤去蜜，加桃仁、柏子仁、当归，姜枣汤法丸。（《临证指南医案·卷三》）

某。脉不清，神烦倦，中痞恶心，乃热邪里结。进泻心法。

炒半夏、黄芩、黄连、干姜、枳实、杏仁。（《临证指南医案·卷四》）

某。舌白脘闷，中焦阳气不宣。

半夏、草果、厚朴、广皮、茯苓、藿香梗。（《临证指南医案·卷四》）

某。食后脘中痞阻，按之漉漉有声，手麻胁痛，心烦，耳目昏眩。是气不流行，痰饮内聚中焦。用桂苓丸，竹沥、姜汁法丸。

又：桂枝、人参、茯苓、半夏、广皮、炙草。（《临证指南医案·卷五》）

倪妪。湿热脚气，上攻心胸，脘中满胀，呕逆，乃湿上甚为热化。与苦辛先平在上之满胀，用泻心法。

川连、黄芩、枳实、半夏、姜汁、杏仁。（《临证指南医

案·卷三》)

疟止太早，邪热未尽，脘痞不饥，口渴自利，防有滞下。

川连、黄芩、半夏、枳实、白芍、橘白。(《眉寿堂方案选存·卷上》)

脾弱少运，食下膜胀。

焦术、广木香、人参、茯苓、广皮、砂仁壳。(《未刻本叶氏医案·方案》)

气钝失运，食下则胀，大便不爽。

香砂枳术丸。(《未刻本叶氏医案·方案》)

气阻脘痹不饥。

枳壳、炒麦芽、半夏曲、橘红、老苏梗、白茯苓。(《未刻本叶氏医案·方案》)

气阻脘胀，法宜疏之。

香砂枳术丸。(《未刻本叶氏医案·保元方案》)

秦。老年肿胀，四胶俱冷，皆阳气衰惫，浊阴僭踞。盖脾阳主运，肾阳司纳，今食入愈胀，二便不爽，中下之阳消乏，岂可小视此病?

炮黑附子、淡干姜、生白术、生厚朴、茯苓、泽泻。(《种福堂公选医案》)

热深日多，至于动血。血属阴象，主乎养胎。邪热乘袭，胎元难固，因此变症有诸，况呕家最能伤胎。今脘痞潮热为病证，徒攻病，置胎气于不理，非也。

川连、条芩、知母、乌梅、生芍、枳实汁。(《眉寿堂方案选存·卷上》)

热邪入里，脘痞，按之痛，脉浮滑者，此邪结阳分，拟仲景小陷胸汤。

川黄连、瓜蒌实、半夏、杏仁、枳实。（《叶氏医案存真·卷二》）

舌绛口渴，夜热神烦，大便不实，胸中痞闷。乃伏暑入里，非表散可解，进开心胞一法。

竹叶、犀角、细叶菖蒲、川连、元参、郁金。（《眉寿堂方案选存·卷上》）

舌苔黄，脘胀。

杏仁、茵陈、厚朴、连皮苓、半夏、广皮、草果、滑石粉。（《未刻本叶氏医案·保元方案》）

沈，二四。精气内损，是皆脏病。萸、地甘酸，未为背谬。缘清阳先伤于上，柔阴之药反碍阳气之旋运，食减中痞，显然明白。病人食姜稍舒者，得辛以助阳之用也。至于黄芪、麦冬、枣仁，更蒙上焦，斯为背谬极。议辛甘理阳可效。

桂枝汤去芍，加茯苓。（《临证指南医案·卷四》）

时热食复，胸痞，恶心欲呕，进半夏泻心法。

炒半夏、川连、枳实、杏仁、姜汁、厚朴、草蔻。

又方：人参、山楂、枳实、干姜、姜汁、炒半夏。（《叶氏医案存真·卷二》）

食物不调，脘胀噫气。

杏仁、厚朴、苏子、枳壳、麦芽、橘白。（《未刻本叶氏医案·方案》）

食下拒纳，肢痛脘胀。

川楝子、半夏、川连、吴萸、茯苓、青皮汁。（《未刻本叶氏医案·方案》）

食下䐜胀脘痞。

半夏、茯苓、枳实、干姜、橘红、肉桂。（《未刻本叶氏医

239

案·方案》）

暑风湿邪夏郁，怯风脘胀。

藿香、杏仁、茯苓、厚朴、半夏、陈皮。（《未刻本叶氏医案·保元方案》）

述胸脘胀痞，不饥不食，大便溏滑，已有五年。夫胸中乃清气转旋。清阳失运，浊气凝聚为患，水谷气蒸之湿，湿胜遂成五泄，阳气日微，宣脾阳，可使气机之运，气行湿自去耳。

生白术、益智仁、真茅术、厚朴、茯苓、荜茇、广木香、新会皮。（《叶氏医案存真·卷二》）

宋。前议辛润下气以治肺痹，谓上焦不行，则下脘不通，古称痞闷，都属气分之郁也。两番大便，胸次稍舒，而未为全爽，此岂有形之滞？乃气郁必热，陈腐黏凝胶聚，故脘腹热气下注，隐然微痛。法当用仲景栀子豉汤，解其陈腐郁热。暮卧另进白金丸一钱。盖热必生痰，气阻痰滞。一汤一丸，以有形无形之各异也。

黑山栀、香豉、郁金、杏仁、桃仁、瓜蒌皮、降香。

另付白金丸五钱。（《临证指南医案·卷四》）

宋。食入脘胀，此属胃病。视色苍形瘦，自述饮酒呕吐而得。又述耳鸣肉瞤，是木火犯中，郁勃病甚。议用逍遥减白术，合左金方。（《临证指南医案·卷三》）

谈氏。胸痞不饥，热不止，舌白而渴，此暑邪未尽。仍清气分。

鲜竹茹、淡黄芩、知母、橘红盐水炒、滑石、桔梗、枳壳汁、郁金汁。（《临证指南医案·卷四》）

痰滞得秽浊胶结，湿中热起，蒸变发黄，脘中痞闷，病在气分。两进消导理气，面目黄色略减，而痞结如故，议与治疸疏滞，兼以苏合香丸逐秽为法。

茵陈、草果仁、枳实、厚朴、广皮、木通。

暮服苏合香丸，一丸三服。

复诊：生白术、茯苓块、茵陈、猪苓、厚朴、滑石、泽泻。
(《叶氏医案存真·卷一》)

唐，三五。病是劳伤阳气，阳衰不主流行，清浊升降不得自如，是为虚痞之结.《内经》谓劳者温之。此"温"字，乃"温养"之称。若吴萸大热开泄，仍是攻克，与劳伤原气相反。

苓桂术甘汤。(《种福堂公选医案》)

唐。积劳内伤，脘闷胁胀，呕吐格拒，眩晕不得卧。阳夹内风暴张，恐其忽然痉厥。议通胃平肝法。

小川连、姜汁、半夏、牡蛎、川楝子、生白芍。(《临证指南医案·卷三》)

唐。痞逆恶心，是肝气犯胃。食入卧着，痛而且胀，夜寐不安，亦是胃中不和。贵乎平肝养胃致其复，若见有形冲逆之状，攻伐竞进，有痞满成胀之患。

川连、神曲、吴萸、川楝子、楂肉、郁金。(《临证指南医案·卷三》)

脘痞不饥，脉沉弦，味酸苦，疟后致此，宜苦辛开泄。

川连、人参、枳实、干姜、茯苓、半夏。(《未刻本叶氏医案·保元方案》)

脘痞呕恶，吐涎沫，水饮内结，中阳不宣使然。

川连、半夏、枳实、干姜、茯苓、橘白。(《未刻本叶氏医案·保元方案》)

脘下胀及少腹，疏肝平胃，不应；肾气，加辛香，又不应。食物仍进，二便仍利。病既非停着有形之滞，自属阳微气结。议与通阳润剂。

阿魏、麝香。

丸服。（《叶天士医案》）

汪。脉沉，中脘不爽，肢冷。

人参七分，淡干姜一钱，炒半夏一钱半，川熟附七分，茯苓三钱，草果仁八分。（《临证指南医案·卷四》）

王，三七。食入不运，脘中膜胀，病由悒郁，经年不愈。视色黄形瘦，按脉小而涩，喜凉饮，欲恶热，大便未经通调。九窍不和，皆胃病矣。

川连、鸡肫皮、枳实、广皮、桔梗、瓜蒌实、半夏、莱菔子、郁金、杏仁。

姜汁、竹沥丸。（《临证指南医案·卷三》）

吴，三十四岁。操家烦冗，兼有嗔怒，肝脾不和，膜胀由胁至脘，木犯中土，必妨食不饥。理气舒郁，和其中宫。

南楂、生香附、神曲、茯苓、钩藤、橘红。（《叶天士晚年方案真本·杂症》）

吴。背寒，疟来渐晏，邪有入阴之意。此伏邪不肯解散，都因久积烦劳，未病先虚也。饮水少腹如坠，脘中痞结不舒，中焦屡受邪迫，阳气先已馁弱。议两和太阴阳明法。

草果、知母、半夏、厚朴、姜汁、乌梅、黄芩、花粉。

又：进两和阴阳，寒热已止。诊脉右濡，明是气衰。宜和胃生津，使余邪不攻自解。

人参、知母、炙鳖甲、生白芍、乌梅肉、大麦仁、炒丹皮。

又：脉左数，舌绛，暮渴。

炒麦冬、人参、首乌、白芍、丹皮、茯神。

另，更衣丸二钱。（《临证指南医案·卷六》）

张，五十三岁。三疟久延两三年，面肌黄萎，唇口枯白，食入脘腹膜胀。足痿如堕，至晚浮肿。其所伤者脾阳肾阳，然脾以运行则健，肾宜收纳为命根，非一方兼用，按古法。

早服肾气丸，晚服理中汤。(《叶天士晚年方案真本·杂症》)

项。阳气最薄，暑入为疟，先由肺病，桂枝白虎汤气分以通营卫为正治。今中焦痞阻，冷饮不适，热邪宜清，胃阳亦须扶护。用半夏泻心法。

半夏、川连、姜汁、茯苓、人参、枳实。(《临证指南医案·卷六》)

徐。脉数，左寸大，关弦。疟后食大荤太早，胃气受伤，不得下降。致痞闷恶心，痰多唇燥，大便不利，俱是腑气不宣之象。拟进温胆汤法，以和胃气。

炒焦竹茹、炒焦半夏、草果仁、生枳实、杏仁、橘红、金斛、花粉。(《临证指南医案·卷六》)

徐氏。经候适来，肢骸若撒，环口肉眴蠕动，两踝臂肘常冷。夫冲脉血下，跷维脉怯不用，冲隶阳明，厥阴对峙。因惊肝病，木乘土位，以致胃衰。初则气升至咽，久则懒食脘痞。昔人有治肝不应，当取阳明。阳明不阖，空洞若谷，厥气上加，势必呕胀吞酸。然阳明胃腑，通补为宜。刚药畏其劫阴，少济以柔药，法当如是。

人参二钱，半夏（姜汁炒）三钱，茯苓三钱，淡附子七分，白粳米五钱，木瓜二钱。(《临证指南医案·卷三》)

许，常熟。奔驰劳动摇精，精腐溺浊，继出血筋，真阴大泄于下。胸痞不知饥，腹中鸣响攻动，乃清阳结闭于上，此皆不知阴阳虚实，但以淡渗凉降，反伤胃中之阳。

茯苓、炙甘草、煨熟广木香、人参、茯神、益智仁、生谷芽、

新会皮。(《叶天士晚年方案真本·杂症》)

阳困不宣，脘胀少运，二便不爽，法宜温理中阳。

厚朴、橘白、生干姜、半夏、茯苓、大枳实。(《未刻本叶氏医案·方案》)

阳明湿热，痞结心下，拟苦降辛泄，则邪自解耳。

泡干姜、半夏、桔梗、杏仁、川连、厚朴、枳实、豆豉、至宝丹。(《叶氏医案存真·卷二》)

杨，二八。暑热必夹湿，吸气而受，先伤于上。故仲景伤寒，先分六经；河间温热，须究三焦。大凡暑热伤气，湿着阻气。肺主一身周行之气，位高，为手太阴经。据述病样，面赤足冷，上脘痞塞，其为上焦受病显著。缘平素善饮，胃中湿热久伏。辛温燥烈，不但肺病不合，而胃中湿热，得燥热锢闭，下利稀水，即协热下利。故黄连苦寒，每进必利甚者，苦寒以胜其辛热，药味尚留于胃底也，然与初受之肺邪无当。此石膏辛寒，辛先入肺，知母为味清凉，为肺之母气。然不明肺邪，徒曰生津，焉是至理？昔孙真人未诊先问，最不误事。再据主家说及病起两旬，从无汗泄。经云：暑当汗出勿止。气分窒塞日久，热侵入血中，咯痰带血，舌红赤，不甚渴饮。上焦不解，漫延中下，此皆急清三焦，是第一章旨。故热病之瘀热，留络而为遗毒，注腑肠而为洞利，便为束手无策。再论湿乃重浊之邪，热为熏蒸之气。热处湿中，蒸淫之气上迫清窍，耳为失聪，不与少阳耳聋同例。青蒿减柴胡一等，亦是少阳本药。且大病如大敌，选药若选将，苟非慎重，鲜克有济。议三焦分清治，从河间法。初三日。

飞滑石、生石膏、寒水石、大杏仁、炒黄竹茹、川通草、莹白金汁、金银花露。

又：暮诊。诊脉后，腹胸肌腠发现瘾疹，气分湿热原有暗泄之机，早间所谈余邪遗热必兼解。毒者为此。下午进药后，诊脉，较大于早晨，神识亦如前。但舌赤，中心甚干燥，身体扪之，热甚于早间，此阴分亦被热气蒸伤。瘦人虑其液涸，然痰咯不清，养阴药无往而非腻滞。议得早进清膈一剂，而三焦热秽之蓄，当用紫雪丹二三匙，藉其芳香宣窍逐秽，斯锢热可解，浊痰不黏。继此调理之方，清营分，滋胃汁，始可瞻顾。其宿垢欲去，犹在旬日之外。古人谓下不嫌迟，非臆说也。

紫雪丹一钱六分，知母、竹叶心、连翘心、炒川贝、竹沥、犀角、元参、金汁、银花露。

又：一剂后，用竹叶心、知母、绿豆皮、元参、鲜生地、金银花。

又：一剂后，去银花、绿豆皮，加人参、麦冬。

又：初十申刻诊。经月时邪，脉形小数，小为病退，数为余热。故皮腠麸蜕，气血有流行之义，思食欲餐，胃中有醒豁之机，皆佳兆也。第舌赤而中心黄苔，热蒸既久，胃津阴液俱伤，致咽物咽中若阻，溺溲尿管犹痛。咯痰浓厚，宿垢未下。若急遽攻夺，恐真阴更涸矣。此存阴为主，而清腑兼之。故乱进食物，便是助热。惟清淡之味，与病不悖。自来热病，最怕食复劳复，举世共闻，非臆说也。

细生地、元参心、知母、炒川贝、麦冬、地骨皮、银花露、竹沥。

又：脉症如昨。仍议滋清阴分余热，佐清上脘热痰。

照昨日方去地骨皮、银花露，加盐水炒橘红。

邵新甫按：天之暑热一动，地之湿浊自腾。人在蒸淫热迫之中，若正气设或有隙，则邪从口鼻吸入。气分先阻，上焦清肃不行，输化之机失于常度，水谷之精微，亦蕴结而为湿也。人身一小天地，内外相应，故暑病必夹湿者，即此义耳。前人有因动因静之分，或伤或中之候，以及入心入肝，为疟为痢，中痧霍乱，暴厥卒死，种种传变之原，各有精义可参，兹不重悉。想大江以南，地卑气薄，湿胜热蒸，当此时候，更须防患于先。昔李笠翁记中所谓：使天只有三时而无夏，则人之病也必稀。此语最确。盖暑湿之伤，骤者在当时为患，缓者于秋后为伏气之疾。其候也，脉色必滞，口舌必腻，或有微寒，或单发热，热时脘痞气窒，渴闷烦冤，每至午后则甚，入暮更剧，热至天明，得汗则诸恙稍缓，日日如是。必要两三候外，日减一日，方得全解。倘如元气不支，或调理非法，不治者甚多。然是病比之伤寒，其势觉缓。比之疟疾，寒热又不分明。其变幻与伤寒无二，其愈期反觉缠绵。若表之汗不易彻，攻之便易溏泻，过清则肢冷呕恶，过燥则唇齿燥裂。每遇秋来，最多是症。求之古训，不载者多，独《己任编》（指清代医家高鼓峰编纂的《医宗己任编》，编者注）名之曰秋时晚发。感症似疟，总当以感症之法治之。要知伏气为病，四时皆有，但不比风寒之邪，一汗而解，温热之气，投凉即安。夫暑与湿，为熏蒸黏腻之邪也，最难骤愈。若治不中窾（指切中要害，编者注），暑热从阳上薰，而伤阴化燥，湿邪从阴下沉，而伤阳变浊。以致神昏耳聋，舌干龈血，脘痞呕恶，洞泄肢冷。棘手之候丛生，竟至溃败莫救矣。参先生用意，宗刘河间三焦论立法，认明暑湿二气，何者为重，再究其病，实在营气何分。大凡六气伤人，因人而化。阴虚者火旺，邪归营分为多。阳虚者湿胜，邪伤气分为多。一则耐清，一则耐温。脏性之阴阳，从此可知也。于是在上者，以辛凉微苦，如竹叶、连翘、杏仁、薄荷之类。在中者，以苦辛宣通，如半夏泻心之类。在下者，以温行寒性，质重开下，如桂苓甘露饮之类。此皆治三焦之大意也。或有所夹，又须通变。至于治气分有寒温之别，寒者宗诸白虎法，及天水散意，温者从乎二陈汤，及正气散法。理营分知清补之宜，清者如犀角地黄，加入心之品，补者有三才、复脉等方。又如湿热沉混之苍术石膏汤，气血两燔之玉女法。开闭逐秽，与牛黄及至宝、紫雪等剂。扶虚进参附及两仪诸法。随其变幻，审其阴阳，运用之妙，存乎心也。

徐大椿按：所列诸案，皆平素伏暑之症为多，其卒然受暑之病绝少。若卒受之症，则当以香茹饮为主，不可不知也。此老治暑邪，能用轻清凉润之品以和肺，是其所长。但暑邪深入，必有闷乱烦躁等症，近于霍乱，此则更有治法。至于病重症危，属热邪横逆，不但人参不可轻用，而桂、附、干姜服之，无不立毙，乃亦仿仲景伤寒坏症治法，轻于一试。当时不知有害与否，而耳食之徒，竟以为必用之药，托名本于此老。我见死者甚多，伤心惨目，不得不归咎于作俑之人也。（《临证指南医案·卷五》）

杨，廿二岁。心事闷萦，胸膈痞痹，多嗳吐涎。述脐左及小腹有形而坚，按之微痛，大便亦不爽适，此属小肠部位，腑病宜通。

枳实、桔梗、蓬术、青皮、槟榔、芦荟。

葱汁泛丸。（《叶天士晚年方案真本·杂症》）

杨，十六。味过辛酸，脾胃气伤结聚，食入则胀满。曾服礞石大黄丸，滞浊既下不愈，病不在乎肠中。前贤治胀治满，必曰分消。攻有形不效，自属气聚为瘕。疏胃宜清，调脾当暖，此宗前贤立法。

生茅术、广皮、丁香皮、黄柏、草豆蔻、川黄连、厚朴、茯苓、泽泻，水法丸。

姚亦陶按：肿胀证，大约肿本乎水，胀由乎气。肿分阳水阴水，其有因风因湿，因气因热，外来者为有余，即为阳水。因于大病后.因脾肺虚弱，不能通调水道，因心火克金，肺不能生肾水，以致小便不利，因肾经阴亏，虚火烁肺金而溺少，误用行气分利之剂，渐至喘急痰盛，小水短赤，酿成肿证，内发者为不足，即为阴水。若胀病之因更多，所胀之位各异。或因湿因郁，因寒因热，因气因血，因痰因积因虫，皆可为胀。或在脏在腑，在脉络在皮肤，在身之上下表里，皆能作胀。更或始因于寒，久郁为热，或始为热中，末传寒中。且也胀不必兼肿，而肿则必兼胀，亦有肿胀同时并至者。其病形变幻不一，其病机之参伍错综，更难叙述。故案中诸症，有湿在下者，用分利，有湿在上中下者，用分消。有湿而着里者，用五苓散通达膀胱，有湿郁热兼者，用半夏泻心法苦辛通降。有湿热气郁积者，用鸡金散加减，消利并行。有气血郁积，夹湿热之邪久留而不散者，用小温中丸，清理相火，健运中州。有湿热与水寒之气交横，气喘溺少，通身肿胀者，用禹余粮丸，崇土制水，暖下泄浊。有寒湿在乎气分，则用姜、附，有寒湿入于血分，则用桂、附。有湿上甚为热，则用麻、杏、膏、苡等味，清肃上焦之气，有湿下着为痹，则用加味活络等剂，宣通下焦之郁。有藉乎薤白、瓜蒌者，滑润气机之痹结于腹胁也，有藉乎制黄、归尾者，搜逐血沫之凝涩于经隧也。有藉乎玉壶、控涎、神保、神芎者，视其或轻或重之痰饮水积而驱之也。此皆未损夫脏气，而第在腑之上下，膜之表里者也。若有胃阳虚者，参、苓必进，脾阳衰者，术、附必投。更有伤及乎肾者，则又需加减八味、济生等丸矣。其他如养阳明之大半夏汤，疏厥阴之逍遥散，盖由证之牵连而及，是又案中法外之法也已。（《临证指南医案·卷三》）

杨，四十。肝郁乘胃为胀，经年内结有形。用缓消一法。

生茅术、鸡肫皮、川连、生厚朴、淡姜渣、针砂（制）。

椒目汤法丸。（《临证指南医案·卷三》）

杨。疟母用针，是泄肝胆结邪。瘦人疟热伤阴，梦遗，五心烦热，亦近理有诸。继患脘膈痞闷，不饥食减，大便不爽，乃气滞于上。与前病两歧，焉得用滋阴凝滞之药？思必病后饮食无忌，中焦清浊不和所致。

杏仁、土瓜蒌、桔梗、半夏、黑山栀、枳实、香附汁。（《临证指南医案·卷四》）

姚。老年伏气温邪，五十日不解，脘痞不饥，心中胁内独热，药下咽则呕，痰多呃逆，舌焦微渴，四末微冷。此胃伤已极，久乏谷气，致津液不复，气机郁闷，用药须忌苦燥辛温妨胃，先议芳香轻清，兼以谷气开醒上中。

香梗（指藿香梗，编者注）露、香橼露、玫瑰露、银花露、米浆。（《种福堂公选医案》）

阴疟脉沉，渐背寒肢冷，脘中食入痞满。此属阳气伤极，春深木旺，恐变浮肿胀病，宜理中兼理下焦，勿得驱邪治疟。

附子桂枝人参汤，加块茯苓、生姜、大枣。（《眉寿堂方案选存·卷上》）

尤。由肝气升举犯胃，胃逆不降，幽门不通，旁趋为胀，数月久延，气分已入血分。

桃仁、郁李仁、降香、归须、川楝、山栀。（《种福堂公选医案》）

张，六一。此湿蕴气中，足太阴之气不为鼓动运行，试以痞结胸满，仲景列于"太阴篇"中，概可推求其理矣。

半夏（醋炒）、茯苓、川连、厚朴、通草，汤煎。（《临证指南医案·卷五》）

张，五二。胃寒涌涎，中痞。

泡淡吴萸、干姜、茯苓、半夏、橘红、川楝子。(《临证指南医案·卷四》)

张。脉涩，脘痞不饥。口干有痰，当清理上焦。

枇杷叶、杏仁、山栀、香豆豉、郁金、瓜蒌皮，加姜汁炒竹茹。(《临证指南医案·卷四》)

胀后成痞，清阳失旷，饮邪内阻耳。

苓姜术桂汤。(《未刻本叶氏医案·保元方案》)

赵，五四。胸腹胀满，久病痰多。

生白术二两，茯苓二两，厚朴一两，肉桂五钱，姜汁丸。(《临证指南医案·卷三》)

诊脉百至，左小涩结，右部弦大。缘高年中焦清阳已微，浊阴渐阻，致脘中窒塞日盛，物不能纳。下焦阴液枯槁，肠中气痹，溺少便涩。虞花溪（指明代著名医学家虞抟，字天民，著有《医学正传》等。编者注）云：噎膈反胃，阴枯阳结为多。衰老之象，最难调理，诚情志偏胜，无形之伤也。若夫痰气瘀血积聚，亦有是病，有形有象即易为力矣；惟无形致伤，以有形之药饵施治，鲜有奏效。当以阴阳二气推求，在上为阳，在下为阴，通则流通，守则呆钝，古人成法，宜遵其言。居恒颐养，不在药饵中矣。议宣通之味，以冀小效。

大半夏汤加枳实、姜汁、川连。(《叶天士医案》)

知饥，食下膜胀，脾钝胃强使然。

焦术、茯苓、神曲、炙甘草、广皮、川连、白芍、麦芽、山楂肉炭、青皮。(《未刻本叶氏医案·方案》)

朱。脉右涩小数，左弦促，纳食脘胀，常有甘酸浊味，微呕吐清涎，旬朝始一更衣，仍不通爽。询知病起情怀抑郁，由气郁化热，如《内经》五志过极，皆从火化。就怀妊恶阻，按徐之才逐月安养，亦在足少阳经，正取清热养胎。况肝胆相火内寄，非凉剂无以和平。古人治病，以偏救偏，幸勿畏虚以贻患。

金石斛、黑山栀、茯苓、半夏曲、橘红、竹茹、枳实。（《临证指南医案·卷九》）

自停狠药，日有向愈之机。胃困则痞闷不欲食，今虽未加餐，已知甘美，皆醒之渐也。童真无下虚之理，溲溺欲出，尿管必痛，良由肺津胃汁因苦辛燥烈气味劫夺枯槁，无以运行。若必以分利为治，所谓泉源既竭，当滋其化源。九窍不和，都属胃病也。

甜杏仁、蔗汁、麦冬、梨汁。（《眉寿堂方案选存·卷上》）

陈。壮盛年岁，形消色夺，诊脉右小促，左小弦劲。病起上年秋季，脘中卒痛，有形梗突。病后陡遇惊触，渐次食减不适，食入不运，停留上脘，腹形胀满，甚则胁肋皆胀，四肢不暖，暮夜渐温，大便旬日始通，便后必带血出。清早未食，自按脐上气海，有痕形甚小，按之微痛，身动饮水，寂然无踪。天气稍冷，爪甲色紫。细推病属肝脾，气血不通，则为郁遏，久则阳微痹结，上下不行，有若否卦之义。阅医药或消或补，总不见效者，未知通阳之奥耳。

薤白、桂枝、瓜蒌仁、生姜、半夏、茯苓。

又：薤白汁、桂枝木、瓜蒌实、川楝子皮、半夏、茯苓、归须、桃仁、延胡、姜汁。

二汁法丸。（《临证指南医案·卷三》）

方，五九。诊脉百至，右缓涩，左弦劲。始而肠鸣泄气，由渐腹满膜胀，纳食几废，便难溺少。此皆情怀少旷，清气不转，肝木侵侮胃土，腑阳窒塞，胀满日甚。据云，先因胃脘心下痛症，气郁显然，非旦晚图功之象。议河间分消法。

杏仁、厚朴、海金沙、陈香橼、郁金、莱菔子、木通、鸡肫皮。(《临证指南医案·卷三》)

封，泰兴，三十七岁。十年前夜饱凝滞，食闭气物，遂胃脘痛呕吐。病中腹大如怀妊，得气下泄而胀消，经准不育，来必腹痛。久病焉有速效，祛寒凝开气为主。

吴萸、秦椒、川楝子、高良姜、延胡、蓬术、香附、山楂，姜汁泛丸。(《叶天士晚年方案真本·杂症》)

脉左弦右浮涩，始由脘痛贯胁，继则腹大高凸，纳食减少，二便艰涩不爽。此乃有年操持，萦虑太甚，肝木怫郁，脾土自困，清浊混淆，胀势乃成。盖脏真日漓，府阳不运。考古治胀名家，以通阳为务。若滋阴柔药微加桂、附，凝阴洇浊，岂是良法？议用局方禹余粮丸，暖其水脏，攻其秽浊，俟其小效；兼进通阳刚补，是为虚症内伤胀满治法。至于攻泻劫夺，都为有形而设，与气伤之病不同也。

禹余粮丸。(《叶天士医案》)

唐女。气臌三年，近日跌仆呕吐，因惊气火更逆，胸臆填塞胀满。二便皆通，自非质滞。喜凉饮，面起痦瘰，从"病能篇"骤胀属热。

川连、淡黄芩、半夏、枳实、干姜、生白芍、铁锈针。(《临证指南医案·卷三》)

程女。脉数，恶心，脘胀。

炒半夏，广皮，藿香（黄连一分煎水拌），茯苓，郁金。

又：暑伤脾胃，则肝木犯土，左腹膨，泄泻。

人参、厚朴、广皮、炒泽泻、茯苓、木瓜、炙草、炒楂肉。

又：人参、炒柴胡、炒白芍、炒黄芩、茯苓、炙草、生姜、大枣。(《临证指南医案·卷三》)

痰阻热蒸，发热脘闷。

竹茹、半夏、橘红、枳实、茯苓、桑叶。(《未刻本叶氏医案·方案》)

本为少阴夹邪下利，但舌苔浊腻，脘闷不爽。太阴亦伤矣，症势最险。

真武汤。(《未刻本叶氏医案·保元方案》)

伏暑，发热形寒，脘闷，身痛，恶心。

藿香、杏仁、橘白、厚朴、半夏、滑石。(《未刻本叶氏医案·保元方案》)

复受客邪，身痛脘闷。

苏梗、半夏、枳壳、橘红、杏仁、麦芽。(《未刻本叶氏医案·方案》)

肝郁不疏，味酸脘闷。

左金丸。(《未刻本叶氏医案·保元方案》)

寒起四末，舌白脘闷，温其脾阳。

草果仁、制附子、生姜、白茯苓、乌梅肉、广皮。(《未刻本叶氏医案·方案》)

寒热却，脘中闷，疏其肝胃。

香附、茯苓、青皮、大麦芽、半曲、新会。(《未刻本叶氏医案·保元方案》)

秽气混于募原，脘闷恶心。

藿香、杏仁、枳壳、厚朴、半夏、广皮。(《未刻本叶氏医案·方案》)

李，四十三岁。令寒暑疟初减，而脘腹痞闷，是宿病。宜清虚旬日。

厚朴、草果、半夏、生姜、广皮、茯苓皮。

送保和丸二钱五分。(《叶天士晚年方案真本·杂症》)

脉弦胃减，是以脘闷，食下膜胀，便溏不爽。良由脾阳呆钝，不能默运水谷之湿滞。脾主升，胃主降，升降之机得宜，湿滞自宣，中脘自爽，莫谓体弱即投以腻滞补药。

人参、茯苓、橘白、半曲、厚朴、谷芽。(《未刻本叶氏医案·保元方案》)

某，二二。不耐烦劳是本虚，脘闷便泄属湿邪。先治湿，后治本。

藿香梗、广皮、茯苓、大腹皮、厚朴、谷芽。(《临证指南医案·卷五》)

某，六一。舌黄，脘闷，头胀，口渴，溺短，此吸受秽气所致。

飞滑石三钱，白蔻仁七分，杏仁三钱，厚朴一钱半，通草一钱半，广皮白一钱半。(《临证指南医案·卷五》)

某，三三。秽暑吸入，内结募原，脘闷腹痛，便泄不爽。法宜芳香逐秽，以疏中焦为主。

藿香梗、杏仁、厚朴、茯苓皮、半夏曲、广皮、香附、麦芽。(《临证指南医案·卷五》)

某。舌白脘闷，寒起四末，渴喜热饮。此湿邪内蕴，脾阳不主宣达，而成湿疟。

厚朴一钱半，杏仁一钱半，草果仁一钱，半夏一钱半，茯苓三钱，广皮白一钱半。(《临证指南医案·卷六》)

疟伤脾阳，脘闷少运，脉细，法宜温理中焦。

焦术、神曲、广皮、茯苓、谷芽、煨姜。(《未刻本叶氏医案·方案》)

气郁脘闷。

枇杷叶、橘红、郁金、苦杏仁、枳壳、茯苓。(《未刻本叶氏医案·保元方案》)

气郁脘闷。

香附、青皮、郁金、麦冬、茯苓、橘红。(《未刻本叶氏医案·保元方案》)

气郁脘闷噫气，病在肝胃。

竹茹、熟半夏、橘红、枳实、白茯苓、川连（吴萸泡汤拌炒）。(《未刻本叶氏医案·保元方案》)

色晦，脘闷腹痛。此冷湿内着，阳气怫郁使然。

杏仁、藿香、茵陈、厚朴、茯皮、橘白。(《未刻本叶氏医案·保元方案》)

疝后肢冷汗泄，浊阴上干，阳乃伤矣。是以妨食脘闷，大便不行，从火虚治。

半硫丸。(《未刻本叶氏医案·保元方案》)

湿邪阻于中焦，蒸热，脘闷，腹膨，法宜苦辛开泄。

杏仁、藿香、白蔻、槟榔汁、厚朴、半夏、广皮白。(《未刻本叶氏医案·保元方案》)

湿阻气痹，脘闷不爽，身痛。

杏仁、半夏、茯苓、桂枝、干姜、木防己。(《未刻本叶氏医案·方案》)

暑湿内伏，阳气怫郁，肢冷头汗，脘闷噫气。

杏仁、半夏、藿梗、豆蔻、茯苓、橘白。(《未刻本叶氏医案·保元方案》)

湿痰内阻，脘闷不爽，大便溏泄。

益智、广皮、广木香、茯苓、厚朴、砂仁末。(《未刻本叶氏医案·方案》)

脘闷不爽，不时头胀发热，此木火内郁，升降之机不泄，肝胃同治。

丹皮、半夏曲、钩藤、茯苓、黑山栀、橘红。（《未刻本叶氏医案·方案》）

汪，三三。舌黄脘闷，秽湿内着，气机不宣。如久酿蒸，必化热气，即有身热之累。

杏仁、藿香、茯苓皮、滑石、厚朴、广皮白。（《临证指南医案·卷五》）

温邪未净，脘闷，咳嗽。

杏仁、白茯苓、桑皮、半夏、广橘红、米仁。（《未刻本叶氏医案·方案》）

席。积劳气血凝遏，脘闷胁痹食减，治以宣通脉络。

桃仁、当归须、郁金、柏子仁、小胡麻、桑叶，桑芽膏丸。（《种福堂公选医案》）

下焦不纳，气逆脘闷。

熟地、牛膝、紫石英、泽泻、茯苓、川斛、沉香汁、萸肉。（《未刻本叶氏医案·方案》）

阳微，阴浊上干，脘闷，气冲至咽，大便溏泄，议用真武法。

真武汤。（《未刻本叶氏医案·方案》）

阳微饮阻，脘闷恶心。

於术、半夏、橘红、茯苓、干姜、枳实。（《未刻本叶氏医案·方案》）

阳郁形凛，脘闷身疼。

杏仁、厚朴、广皮、桂枝、防己、泽泻。（《未刻本叶氏医案·保元方案》）

阴伤，气阻脘闷，嗽逆气急。

熟地、茯神、丹皮、牛膝炭、川斛、牡蛎、泽泻、穞豆皮。（《未刻本叶氏医案·保元方案》）

赵，四四。郁勃日久，五志气火上升，胃气逆则脘闷不饥。肝阳上僭，风火凌窍，必旋晕咽痹。自觉冷者，非真寒也，皆气痹不通之象。"病能篇"以诸禁鼓栗属火，丹溪谓上升之气从肝胆相火，非无据矣。

生地、阿胶、玄参、丹参、川斛、黑穞豆皮。（《临证指南医案·卷六》）

阳微少运，脘不爽利，转气则舒，腑阳以通为用明矣。

茯苓、厚朴、附子、於术、泽泻、干姜。（《未刻本叶氏医案·方案》）

◆ **脘痹**

气郁脘痹。

苏梗汁、香附汁、枳壳汁、桔梗汁。（《未刻本叶氏医案·保元方案》）

气阻脘痹。

枇叶、杏仁、枳壳、苏子、橘红、桔梗。（《未刻本叶氏医案·保元方案》）

气阻脘痹。

苏梗汁、香附汁、枳壳汁、桔梗汁。（《未刻本叶氏医案·方案》）

气阻脘痹。

枳壳、茯苓、厚朴、半夏、橘白、杏仁。（《未刻本叶氏医案·方案》）

何，三七。烦劳之人，卫气少固，雾露雨湿，伤其流行清肃，疮痍外涸，脘胁反痹。乃经脉为病，无关腑脏。

钩藤、生白蒺、郁金、白蔻仁、桑叶、橘红。

又：气窒热郁，仍治上可以通痹。

杏仁、郁金、香附、瓜蒌皮、黑山栀、苏梗。（《临证指南医案·卷四》）

秽浊未清，中焦气痹。

杏仁、藿香、广橘白、厚朴、半夏、生香附。（《未刻本叶氏医案·保元方案》）

金。气血久郁成热，脘胁痹闷不通。常有风疹，腹痛，瘀痹已深。发时宜用通圣一剂，平时以通调气热之郁。

土瓜蒌皮、枇杷叶、黑山栀、郁金、桃仁、杏仁。（《临证指南医案·卷六》）

某。气阻脘痹，饮下作痛，当开上焦。

枇杷叶、大杏仁、苏子、降香汁、白蔻仁、橘红。（《临证指南医案·卷四》）

热退脘痹，不饥不大便。

杏仁、半夏、连皮茯苓、厚朴、橘白、炒熟麦芽。（《未刻本叶氏医案·保元方案》）

孙。寒热由四末以扰胃，非药从口入以扰胃，邪热、津液互胶成痰，气不展舒，阻痹脘中。治法不但攻病，前议停药，欲谬药气尽，病自退避三舍耳。

人参、川连盐水炒、枳实、半夏、郁金、石菖蒲。（《临证指南医案·卷四》）

俞女。脘痹身热，当开气分。

杏仁、瓜蒌皮、枇杷叶、广皮、枳壳汁、桔梗。（《临证指南医案·卷四》）

曹，四六。述去冬因恼怒时食厚味，遂致不饥，嗳气脘痞，食物不下，视舌上布苔如粉，不渴饮，大便通调。议从太阴脾阳为寒痰浊气凝遏，辛温定法。

厚朴、草果仁、姜汁、荜茇、生益智仁、广皮白。

又：前因阳结浊聚，舌苔白厚，不渴饮，用芳香辛温得效。近日食物不慎，水谷气凝，清阳再窒为呕，舌苔犹未净，便下白腻如冻，腑阳亦衰。

公丁香柄、荜茇、茯苓、生益智仁、厚朴、生干姜。（《种福堂公选医案》）

气郁不宣，脘痞不饥。

金石斛、半夏、枇杷叶、广皮白、杏仁、枳壳。（《未刻本叶氏医案·保元方案》）

湿阻不泄，脘痞不饥。

杏仁、半夏、茵陈、莱菔子、厚朴、广白、苓皮、槟榔汁。（《未刻本叶氏医案·保元方案》）

饥饱不调，中阳饮停，脘痞不饥，涎沫泛溢，宜理阳明。

外台茯苓饮去术易半夏。（《未刻本叶氏医案·保元方案》）

◆ **嘈杂**

程氏。血虚心嘈，咽呛。

生地、天冬、麦冬、女贞子、生白芍、炙草、茯神、麻仁。（《临证指南医案·卷六》）

经云：脾气散精，上输于肺，地气上升也；肺主治节，通调水道，下输膀胱，天气下降也。愤郁戕肝，肝气拂逆；忧思伤肺，肺气失降。左右二藏即乖，上下不交而否象成，中宫亦不和畅，至晨夕嘈杂。食少无味，下脘如纳粗物，病久胃汁枯，四肢无力，显然脾病。右胁少腹作痛，升降有声，寅卯病进，午后病退，是清阳之气闭结。若仍勤劳家政，深秋关格是虑。

香附、延胡索、黑山栀、归身、柏子霜、桂圆肉。(《叶天士医案》)

罗，六十三岁。情怀内起之热，燔燎身中脂液，嘈杂如饥，厌恶食物无味。胃是阳土，以阴为用，津液既穷，五火皆燃，非六气外客之邪，膏、连苦辛寒不可用。必神静安坐，五志自宁，日饵汤药无用。

人参、知母、茯神、甘草、生地、天冬、鲜莲子。(《叶天士晚年方案真本·杂症》)

脉迟便血，心中嘈杂，由操劳使然，伤在心脾。

归脾汤。(《未刻本叶氏医案·保元方案》)

某，二五。遗止，心嘈目泪。仍是阳气过动，当填阴和阳。

熟地、杞子、天冬、萸肉、五味、生地、茯苓、菊花、山药，

某。固护胞元，诸症俱减，惟心嘈觉甚。阴火上升，营虚之征。

人参、桑寄生、熟地、阿胶、丝绵灰、条芩、白芍、当归、茯苓、香附。(《临证指南医案·卷九》)

某。心中烦热，头上汗泄，汗止自安，易嘈。

淮小麦、柏子仁、茯神、炙草、南枣、辰砂。(《临证指南医案·卷六》)

某。阳升嘈杂。

麦冬三钱，生地二钱，柏子仁一钱，川斛三钱，茯神三钱，黑穞豆皮三钱。(《临证指南医案·卷六》)

某氏。经半月一至，夜嘈痛。

生地、阿胶、天冬、茯神、白芍、丹参。

华岫云按：嘈有虚实真伪，其病总在于胃。经云：饮入于胃，

游溢精气，上输于脾，脾气散精，上归于肺。又云：脾与胃以膜相连耳。又云：脾主为胃行其津液者也。由此观之，脾属阴，主乎血；胃属阳，主乎气。胃易燥，全赖脾阴以和之；脾易湿，必赖胃阳以运之。故一阴一阳.互相表里，合冲和之德，而为后天生化之源也。若脾阴一虚，则胃家饮食游溢之精气，全输于脾，不能稍留津液以自润，则胃过于燥而有火矣。故欲得食以自资，稍迟则嘈杂愈甚，得食则嘈可暂止。若失治，则延便闭、三消、噎膈之症。治当补脾阴，养营血，兼补胃阴，甘凉濡润，或稍佐微酸，此乃脾阴之虚而致胃家之燥也。更有一切热病之后，胃气虽渐复，津液尚未充，亦有是症。此但以饮食调之，可以自愈。此二种，乃为虚嘈症。所谓实者，年岁壮盛，脾胃生发之气与肾阳充旺，食易消磨，多食易饥而嘈，得食即止。此非病也，不必服药。以上皆是真嘈症。所云伪者，因胃有痰火，以致饮食输化不清，或现恶心，吞酸，微烦，眩晕，少寐，似饥非饥，虽饱食亦不能止。此乃痰火为患，治宜清胃，稍佐降痰。苦寒及腻滞之药，不宜多用。又有胃阳衰微，以致积饮内聚，水气泛溢，似有凌心之状，凄凄戚戚，似酸非酸，似辣非辣，饮食减少。此属脾胃阳虚，治宜温通，仿痰饮门而治之。此二种乃似嘈之伪症，若夫所云心嘈者误也。心但有烦而无嘈，胃但有嘈而无烦，亦不可不辨明之。今先生之法，仅有四案，倘好善之士更能搜采补入，则幸甚。（《临证指南医案·卷六》）

◆ 嗳气

程，四十七岁。肌色淡白，脉右弦左缓弱，大便久溏，嗳噫哕声不已。日前谓吐蛔起见，以酸苦和胃理肝，病人述用药不饥脘闷。乃中宫阳微，味多酸浊。酸苦属阴，不中病矣。议运行中焦之阳气，辛可以胜酸。

人参、茯苓、益智仁、生姜、胡芦巴、厚朴。(《叶天士晚年方案真本·杂症》)

此水气结聚，壅遏经隧，致呼吸有阻为噫气，而其声在咽疟。况任脉行乎身前，母子经行，必关冲、任。今气痹水蓄，血亦化水为肿胀，胸高腹大。水性就下，搏激可使过额。下窍久闭，状如瓮疟。曷不效禹治水之功？徒执寒热补泻为法，宜乎久药无功也。

十枣丸。(《眉寿堂方案选存·卷下》)

丁，三十。嗔怒，气血逆乱，右胁不和，夜食嗳噫䐜胀，乃肝胃病。治以解郁，宣通气血。

钩藤、丹皮、桑叶、生香附、茯苓、神曲、降香木、炒黑楂肉。(《临证指南医案·卷三》)

枫桥，十八。春正月，寒威未去，吸受寒气，先伤胸膈胃脘之阳。食已，嗳噫陈腐酸浊之气，是清阳不为转旋。忌进黏腥厚味，暂用蔬食数日。

荜茇、益智仁、砂仁壳、土萎皮、生姜。(《叶氏医案存真·卷三》)

服威喜丸稍安，用凉润剂不适。想过进辛寒，辛则伤肺，寒则伤胃，食入不化，嗳气甚多，咯痰气闪欲痛，大便涩少不畅，流行既钝，必清阳转旋，得向愈之理。

蜜炙生姜、茯苓、炙甘草、南枣、桂枝、米仁。(《叶氏医案存真·卷一》)

高年正气已衰，热邪陷伏，故间疟延为三日，此属厥象。舌涸脘痹，噫气欲呕，胃虚客逆，恐有呕吐呃忒之变。议用旋覆代赭，镇其逆乱之气，合泻心法以开热邪壅结为主。

人参、川连、干姜、白芍、旋覆花、代赭石、乌梅、牡蛎、半夏。

服一剂，减去半夏、干姜服。（《叶氏医案存真·卷二》）

顾，四十六岁。据云：负重闪气，继而与人争哄，劳力气泄为虚，呕气（疑为"怄气"，编者注）怫意为实。声出于上，金空乃鸣。凡房劳动精，亦令阴火上灼，议左归法。（《叶天士晚年方案真本·杂症》）

郭，谈家巷。凡滋味食下不化，嗳出不变气味。盖在地所产梁肉成形者，皆阴类。宜食飞翔之物，以质轻无油膘浊凝。医用妙香，谓香能醒脾，不致燥烈伤肾。

人参、茯苓、茯神、石菖蒲、檀香末、生益智。（《叶天士晚年方案真本·杂症》）

胡，二十。受湿患疮，久疮阳乏气泄，半年淹淹无力。食少，嗳噫难化，此脾胃病。法以运中阳为要。

茯苓、桂枝、生於术、炙草、苡仁、生姜。（《临证指南医案·卷五》）

两尺空大，少阴空虚，食下少运，噫气，亦肾为胃关之义。

菟丝饼、胡芦巴、茯苓、砂仁末、益智仁、广皮。（《未刻本叶氏医案·方案》）

脉右涩左微，色悴不华，食减不能健运，嗳呕溏泄，此中宫阳气欲寂。法宜辛温通补，失治酿成中满难调。

人参、泡茱萸、茯苓、泡淡姜、胡芦巴。（《叶氏医案存真·卷三》）

某。嗳气，腹微痛，脾胃未和。

人参、焦白芍、茯苓、炙甘草。（《临证指南医案·卷四》）

某。气郁不舒，木不条达，嗳则少宽。

逍遥散去白术，加香附。(《临证指南医案·卷六》)

某。味淡，呕恶嗳气，胃虚浊逆。

白旋覆花、钉头代赭、炒黄半夏、姜汁、人参、茯苓。(《临证指南医案·卷四》)

疟止，脾气未振，知饥少运，噫气。

生谷芽、半曲、新会皮、宣木瓜、茯苓、砂仁壳。(《未刻本叶氏医案·保元方案》)

沈。年岁壮盛，脘有气瘕，嗳噫震动，气降乃平。流痰未愈，睾丸肿硬。今入夜将寐，少腹气冲至心，竟夕但寤不寐，头眩目花，耳内风雷，四肢麻痹，肌腠如刺，如虫行。此属操持怒劳，内损乎肝，致少阳上聚为瘕，厥阴下结为疝。冲脉不静，脉中气逆混扰，气燥热化，风阳交动，营液日耗，变乱种种，总是肝风之害。非攻消温补能治，惟以静养，勿加怒劳，半年可望有成。

阿胶、细生地、天冬、茯神、陈小麦、南枣肉。(《临证指南医案·卷一》)

四十二岁。右脉涩，左脉微，饮食不能健运，嗳呕，间或溏泄，此中宫阳气欲寂，当用辛温以补之。

人参、干姜、茯苓、淡吴萸、胡芦巴。(《叶氏医案存真·卷三》)

汪，三十。壮年饮酒聚湿，脾阳受伤已久。积劳饥饱，亦令伤阳，遂食入反出，噫气不爽。格拒在乎中焦，总以温通镇逆为例。

白旋覆花、钉头代赭、茯苓、半夏、淡附子、淡干姜。(《临证指南医案·卷四》)

王，二二。初用辛通见效，多服不应。想雨湿泛潮，都是浊阴上加，致胃阳更困。仿仲景胃中虚，客气上逆，噫气不除例。

人参、旋覆花、代赭石、半夏、茯苓、干姜。（《临证指南医案·卷四》）

王。脉搏劲，舌干赤，嗳气不展，状如呃忒。缘频吐胃伤，诸经之气上逆，填胸聚脘，出入几逆，周行脉痹，肌肉着席而痛转加。平昔辛香燥药不受，先议治肺经，以肺主一身之气化耳。

枇杷叶汁、杏仁共煎汤，冲桔梗、枳实汁。（《临证指南医案·卷四》）

徐。噫气不爽，食后甚。

杏仁、半夏曲、橘红、厚朴、郁金、桔梗。

邹时乘按：《内经》止有噫字，而无嗳字，故经云：五气所病，心为噫。又云：寒气客于胃，厥逆从下上散，复出于胃，故为噫，夫噫嗳一症，或伤寒病后，及大病后，多有此症。盖以汗、吐、下后，大邪虽解，胃气弱而不和，三焦因之失职，故清无所归而不升，浊无所纳而不降，是以邪气留连，嗳酸作饱，胸膈不爽，而为心下痞硬，噫气不除，乃胃阳虚而为阴所格阻。阳足则充周流动，不足则胶固格阻矣。仲景立旋覆代赭汤，用人参、甘草养正补虚，姜、枣以和脾养胃，所以安定中州者至矣。更以旋覆花之力，旋转于上，使阴中格阻之阳，升而上达。又用代赭石之重镇坠于下，使恋阳留滞之阴，降而下达。然后参、甘、大枣，可施其补虚之功，而生姜、半夏，可奏其开痞之效。而前贤治噫嗳一症，无出仲景上矣。故先生于胃虚客气上逆，及胃阳虚脾胃不和，肺气不降而为噫嗳者，每宗仲景法加减出入，或加杏仁、桔梗以开肺，智仁、朴、术以散满，甘草、白芍以和胃，靡不应手取愈，可谓得仲景心法矣。（《临证指南医案·卷四》）

杨。发堕于少壮之年，能食不化，噫气，小溲淋浊，便粪渐细。少年脾肾损伤，宜暖下焦以醒中阳。

济生丸三钱，开水送下。(《临证指南医案·卷一》)

噫气，脉弦长，此木火上逆刑金，清降之司失职，延久有噎格之患，开怀为主。

枇杷叶、黑山栀、橘红、杜苏子、香附子、茯苓。(《未刻本叶氏医案·方案》)

噫气嗽逆，当降肺胃。

枇杷叶、半夏、广橘红、青竹茹、茯苓、白粳米。(《未刻本叶氏医案·方案》)

詹，四十三岁。食入脘闷，嗳气，呕吐觉爽，少焉仍然痞闷，形躯充伟，脉形小濡，中年阳微不运，是为不足。泄降气分攻痰，有余治法，非此脉症所宜。

治中法。(《叶天士晚年方案真本·杂症》)

吴。两番探吐，脘痛立止。气固宣畅，胃津未能无损。风木来乘，外冷里热。诊脉右大，并不搏指。当少少进谷以养胃，多噫多下泄气，调和中焦为宜。

炒竹茹、半夏、川斛、橘红、黑山栀、香豉。(《临证指南医案·卷四》)

脉转劲，舌干赤，嗳气不展，状如呃忒。缘频吐胃伤，诸经之气上逆，填胸聚脘，出入机逆。周行脉痹，肌肉着席而痛，转加平昔辛香燥药不受，先议治肺经，以肺主一身之气化耳。

炒香枇杷叶、苦杏仁（去皮、炒），二味水煎一杯许，冲入桔梗、枳壳汁。(《叶氏医案存真·卷一》)

◆ 呃逆

陈。食伤脾胃复病，呕吐发呃下利。诊两脉微涩，是阳气欲尽，浊阴冲逆。阅方虽有姜、附之理阳，反杂入芪、归呆钝牵制，后方代赭重坠，又混表药，总属不解。今事危至急，舍理阳驱阴无别法。

人参、茯苓、丁香、柿蒂、炮附子、干姜、吴萸。（《临证指南医案·卷四》）

黄。脉小舌白，气逆呃忒，畏寒微战。胃阳虚，肝木上犯。议用镇肝安胃理阳。

人参、代赭石、丁香皮、茯苓、炒半夏、淡干姜。

又：舌白胎厚，胃阳未醒，厥逆，浊阴上干为呃。仍用通法。

人参、淡附子、丁香皮、淡干姜、茯苓。

又：照方加姜汁、柿蒂。

又：人参、炒川椒、附子、茯苓、淡干姜、炒粳米。

邹时乘按：呃逆一症，古无是名，其在《内经》本谓之哕，因其呃呃连声，故今人以呃逆名之。观《内经》治哕之法，以草刺鼻嚏，嚏而已，无息而疾迎引之立已，大惊之亦可已。然历考呃逆之症，其因不一。有胃中虚冷，阴凝阳滞而为呃者，当用仲景橘皮汤、生姜半夏汤。有胃虚虚阳上逆，病深声哕者，宜用仲景橘皮竹茹汤。有中焦脾胃虚寒，气逆为呃者，宜理中汤加丁香，或温胃饮加丁香。有下焦虚寒，阳气竭而为呃者，正以元阳无力，易为抑遏，不能畅达而然，宜用景岳归气饮，或理阴煎加丁香。有食滞而呃者，宜加减二陈加山楂、乌药之属，或大和中饮加干姜、木香。凡此诸法，不过略述其端，其中有宜有不宜，各宜随症施治，不可以此为不易之法。故先生谓肺气有郁痹，及阳虚浊阴上逆，亦能为呃，每以开上焦之痹，及理阳驱阴，从中调治为法，可谓补前人之不逮。丹溪谓呃逆属于肝肾之阴虚者，其气必从脐下直冲，上出于口，断续作声，必由相火炎上，夹其冲气，乃能逆上为呃，用大补阴丸峻补真阴，承制相火。东垣尝谓阴火上冲，而吸气不得入，胃脉反逆，阴中伏阳即为呃，用滋肾丸以泻阴中伏热。二法均为至当，审证参用，高明裁酌可也。（《临证指南医案·卷四》）

某。脉沉，舌白，呃忒，时时烦躁。向系阳虚痰饮，疟发三次即止。此邪窒不能宣越，并非邪去病解。今已变病，阴泣痰浊阻塞于中，致上下气机不相维续，症势险笃。舍通阳一法，无方可拟。必得中阳流运，疟症复作，庶有愈机。

淡附子一钱半，生草果仁钱半，生白芍三钱，茯苓三钱，生厚朴一钱，姜汁五分。

一剂。此冷香、真武合剂。（《临证指南医案·卷六》）

某。脉歇止，汗出呃逆，大便溏。此劳倦积伤，胃中虚冷，阴浊上干。

人参、茯苓、生淡干姜、炒川椒、炒乌梅肉、钉头代赭石。（《临证指南医案·卷四》）

某。面冷频呃，总在咽中不爽。此属肺气膹郁，当开上焦之痹。盖心胸背部，须藉在上清阳舒展，乃能旷达耳。

枇杷叶、炒川贝、郁金、射干、白通草、香豉。（《临证指南医案·卷四》）

气逆呃忒，宜降肺胃。

茯苓、半夏、枇杷叶、橘白、积壳、旋覆花。（《未刻本叶氏医案·方案》）

王。脉微弱，面亮戴阳，呃逆胁痛，自利。先曾寒热下利，加以劳烦伤阳，高年岂宜反覆，乃欲脱之象。三焦俱有见症，议从中治。

人参、附子、丁香皮、柿蒂、茯苓、生干姜。（《临证指南医案·卷四》）

胃为肝阳之扰，冲气如呃，热时烦躁不眠，纯属里证，法当酸苦泄热，俾阳明凝和。

知母、淡黄芩、生鳖甲、卷心竹叶、丹皮、生白芍、乌梅肉。（《眉寿堂方案选存·卷上》）

杨，关上，四十五岁。疟痢乃长夏湿热二气之邪，医不分气血，反伤胃中之阳，呃逆六七昼夜不已，味变焦苦，议和肝胃。

人参、炒黑川椒、茯苓、乌梅肉、生淡干姜、生白芍。（《叶天士晚年方案真本·杂症》）

袁。脉濡，面赤，呃，呕吐自利。此太阴脾阳受伤，浊阴逆侮。高年不可纯消，拟用理中法。

人参、炒黄干姜、厚朴姜汁炒、炒半夏。

又：中下阳微，呕呃下利，温中不应，恐延衰脱。夫阳宜通，阴宜守，此关闸不致溃散。春回寒谷，生气有以把握，候王先生主议。

人参、附子、炮姜、炒粳米、赤石脂、生白芍。（《种福堂公选医案》）

◆ **吞酸**

卜，二八。春夏必吞酸，肢痿麻木。此体虚不耐阳气升泄，乃热伤气分为病。宗东垣清暑益气之议。

人参、黄芪、白术、甘草、麦冬、五味、青皮、陈皮、泽泻、葛根、升麻、黄柏、归身、神曲。（《临证指南医案·卷五》）

此木郁也！扰阳明则吞酸呕逆，法宜疏之。

越鞠丸。（《未刻本叶氏医案·保元方案》）

江宁，廿一。食已夕顷，酸水涌呕，饥时不食，又不安适。此久病胃虚，而阳乏运行，浊阴凝聚使然。春季以辛温开导气分不效，思虚中夹滞，泄浊温通必佐养正。苟不知避忌食物，焉能取效？

吴茱萸、淡干姜、茯苓、熟川附、小川连、熟半夏。（《叶氏医案存真·卷三》）

脉出鱼际，吞酸神倦，此木火内郁，阳明受戕，所谓壮火食气是也。

川黄连、茯苓、枳实、吴茱萸、半夏、干姜。（《未刻本叶氏医案·方案》）

某。郁热吞酸。

温胆汤加山栀、丹皮、郁金、姜汁、炒黄连。（《临证指南医案·卷六》）

沈，五十三岁。吞酸嘈杂，不化食味。

藿香、橘白、川连、金石斛、茯苓、黑栀皮。（《叶天士晚年方案真本·杂症》）

吞酸，脘胀。

人参、制半夏、吴茱萸、枳实、茯苓、淡干姜、广橘皮、川连。（《未刻本叶氏医案·方案》）

胃弱，肝气不和，口中吞酸作苦，食物无味。拟进加味温胆汤法。

温胆汤加人参、川斛。（《叶氏医案存真·卷三》）

胃虚木乘，气逆吞酸，头旋腰痛。

北参、左牡蛎、川石斛、茯神、淮小麦、稽豆皮。（《未刻本叶氏医案·方案》）

朱，五四。阳微，食后吞酸。

茯苓四两，炒半夏二两，广皮二两，生於术二两，厚朴一两，淡干姜一两，荜澄茄一两，淡吴萸一两，公丁香五钱，水法丸。

（《临证指南医案·卷三》）

◆ **恶心**

胃逆不降，食下呕恶。

吴萸、茯苓、半夏、川连、枳实、干姜。（《未刻本叶氏医案·方案》）

范。脉虚无神，闻谷干呕，汗出振寒。此胃阳大虚，不必因寒热而攻邪。

人参、茯苓、炒半夏、姜汁、乌梅、陈皮。

又：脉微细小，胃阳大衰。以理中兼摄其下。

人参、淡熟附子、茯苓、炒白粳米、炒黄淡干姜。

又：人参、茯苓、干姜、煨益智仁、广皮、生白芍。（《临证指南医案·卷四》）

顾，三十岁。体质是阴虚，夏季时热，必伤胃口，不易饥，进食恶心，皆胃口不和，不宜荤浊。

炒扁豆、茯苓、广藿香、生谷芽、广皮、金石斛。（《叶天士晚年方案真本·杂症》）

郭。脉弦，心中热，欲呕，不思食，大便不爽。乃厥阴肝阳顺乘胃口，阳明脉络不宣，身体掣痛。当两和其阳，酸苦泄热，少佐微辛。

川连、桂枝木、生牡蛎、乌梅、生白芍、川楝子。（《临证指南医案·卷三》）

胡氏。经后寒热，气冲欲呕，忽又如饥，仍不能食。视其鼻准亮，咳汗气短。多药胃伤，肝木升逆，非上焦表病。

炙甘草、小生地、芝麻仁、阿胶、麦冬、白芍、牡蛎。

又：照前方去牡蛎，加人参。

又：冲阳上逆，则烦不得安，仍是阴弱。夫胃是阳土，以阴为用，木火无制，都系胃汁之枯，故肠中之垢不行。既知阴亏，不必强动大便。

人参、鲜生地、火麻仁、天冬、麦冬、炙草。（《临证指南医案·卷三》）

脉涩火升，食下稍有不适，即漾漾欲呕，究属下焦空虚，气冲无制使然，法宜填摄。

六味丸加湘莲、川斛、芡实、牡蛎。（《未刻本叶氏医案·方案》）

脉无力，寒热夜作，烦渴恶心，舌黄中痞。虽是伏暑为疟，然平素烦劳，即属内伤。未可泥于发散消食，先进泻心汤以泄蕴热。

川连、淡黄芩、花粉、枳实、姜汁炒半夏、豆蔻、橘红。（《眉寿堂方案选存·卷上》）

脉虚软，晨起恶心，胃阳薄也。

旋覆代赭汤。（《未刻本叶氏医案·保元方案》）

某，三二。舌白恶心，液沫泛溢，病在肝胃。当通阳泄浊。

吴萸七分，干姜一钱，姜汁三分，茯苓三钱，南枣一枚。（《临证指南医案·卷三》）

某。冷湿伤胃，肝木上侮，冲气欲呕，腹痛。

淡吴萸、厚朴、草蔻、藿香梗、木瓜、茯苓。（《临证指南医案·卷四》）

某。脉弦虚，食已漾漾欲吐，咽阻，中痞有痰。

人参、吴萸、茯苓、半夏、广皮、姜汁。（《临证指南医案·卷四》）

疟后呕恶，头肿，怕正虚难任。

藿香、杏仁、橘白、厚朴、半夏、茯苓。（《未刻本叶氏医

案·保元方案》）

呕恶，拒纳，口苦。

旋覆花代赭汤。（《未刻本叶氏医案·方案》）

呕恶妨食，宜养胃气。

半夏曲、谷芽、麦冬、川石斛、茯神、广白。（《未刻本叶氏医案·方案》）

沈。食过逾时，漾漾涌涎欲吐，诊脉濡涩，以胃虚肝乘。宗仲景旋覆代赭法。

旋覆花、代赭石、人参、半夏、茯苓、广皮。（《临证指南医案·卷四》）

湿郁蒸热，恶心，舌白，脉来弦数，转疟为顺。

藿香、杏仁、半夏、厚朴、橘白、生姜。（《未刻本叶氏医案·保元方案》）

食下呕恶。

温胆汤。（《未刻本叶氏医案·保元方案》）

痰多，恶心，脘闷。

白旋覆花、钩藤、黑栀、瓜蒌仁霜、茯苓、橘红。（《未刻本叶氏医案·方案》）

痰饮内阻，阳失流行，晨起恶心，身痛，便溏。

於术、橘白、干姜、茯苓、半夏、枳实皮。（《未刻本叶氏医案·保元方案》）

汪。面色鲜明，脘中漾漾欲呕，因郁勃热气蒸为痰饮。宜暂缓参、术，务清中焦热痰。

杏仁、枳实汁、橘红、瓜蒌皮、郁金、半夏曲、桔梗、黑栀皮。（《临证指南医案·卷五》）

王，十三。癖积是重着有质，今痛升有形，痛解无迹，发于暮夜，冲逆，欲呕不吐，明是厥气攻胃。由恼怒强食，气滞紊乱而成病。发时用河间金铃子散，兼以宣通阳明，凝遏可愈。

金铃子、延胡、半夏、瓜蒌皮、山栀、橘红。（《临证指南医案·卷三》）

颜氏。干呕胁痛，因恼怒而病。是厥阴侵侮阳明，脉虚不食。当与通补。

大半夏汤加姜汁、桂枝、南枣。（《临证指南医案·卷四》）

杨，四一。肝风化热犯胃，恶心痞闷，食入作胀，口渴，议养胃制肝。

人参、金石斛、乌梅肉、麦冬、新会皮。（《种福堂公选医案》）

朱氏。嗔怒动肝，气逆恶心，胸胁闪动，气下坠欲便。是中下二焦损伤不复，约束之司失职。拟进培土泄木法，亦暂时之计。

乌梅、干姜、川连、川椒、人参、茯苓、川楝、生白芍。（《临证指南医案·卷三》）

浊气上逆，恶心不食，冷汗烦躁，最防暴脱。不可但执恶露滞满，而专泄气攻血。

人参、淡干姜、淡附子、泽泻。

冲入童便。（《叶氏医案存真·卷一》）

左脉弦数，肝阴不足，切勿动怒，他日恐有失血之患。近今妨食恶心，暂和肝胃而已。

生谷芽、茯苓、半曲、宣木瓜、白芍、陈皮。（《未刻本叶氏医案·保元方案》）

◆ 反胃

包，六十。胸脘痞闷，嗳逆，三四日必呕吐黏腻或黄绿水液，此属反胃。六旬有年，是亦重病。

川连、半夏、枳实、郁金、竹茹、姜汁。(《临证指南医案·卷四》)

高，七一。老年逆气右升，脘阻妨食，涎沫上涌，此属反胃。夫阳气结闭，为无形之伤，前药小效，未几反复，以老人生阳不至耳。

人参、生淡干姜、炒黑附子、猪胆汁。(《种福堂公选医案》)

顾，四十。脉濡缓无力，中年胸胁时痛，继以早食晚吐，此属反胃。乃胃中无阳，浊阴腐壅。议仿仲景阳明辛热宣通例。

吴萸、半夏、荜茇、淡干姜、茯苓。

又：辛热开浊，吐减。行走劳力，即吐痰水食物，阳气伤也。用吴萸理中汤。(《临证指南医案·卷四》)

钱，同里，五十六岁。酒热入血，瘀呕盈盆，越六七年变成反胃妨食，呕吐涎沫，问大便仍通，结闭在脘中，姑以通瘀开闭。

韭白汁、桃仁、延胡、京墨汁、生蒲黄、片子姜黄。(《叶天士晚年方案真本·杂症》)

苏，五四。向来翻胃，原可撑持。秋季骤加惊忧，厥阳陡升莫制，遂废食不便，消渴不已。如心热，呕吐涎沫，五味中喜食酸甘，肝阴胃汁，枯槁殆尽，难任燥药通关。胃属阳土，宜凉宜润；肝为刚脏，宜柔宜和。酸甘两济其阴。

乌梅肉、人参、鲜生地、阿胶、麦冬汁、生白芍。(《临证指南医案·卷四》)

孙，五十九岁。食入气冲，痰升阻塞咽干，此为反胃。病根起于久积烦劳，壮盛不觉，及气血已衰有年，人恒有此症。未见医愈，自能身心安逸，可望久延年月。

黑栀、半夏、橘红、茯苓、金斛、竹沥一两，姜汁三分。

（《叶天士晚年方案真本·杂症》）

王，二四。早上水饮米粥，至晚吐出不化，知浊阴酉戌升逆，瘕形痛而渐大，丸药吐出不化，胃阳乏极矣。两进平肝理气不效，法当辛热开浊。

吴萸、熟附子、良姜、川楝子、茯苓、草果。（《临证指南医案·卷四》）

王，四六。望五年岁，真阳已衰。纳食逾二三日，反胃涌吐，仍有不化之形，痰涎浊水俱出，大便渐秘。此关格大症，阴枯阳结使然。

人参、半夏、茯苓、泡淡吴萸、生淡干姜。

夜另服半硫丸一钱五分。（《种福堂公选医案》）

武进，四十六。阳伤胃反。

熟附子、淡干姜、桂枝、黄连、厚朴、茯苓。（《叶氏医案存真·卷三》）

萧，五十三岁。面色萎黄少采，脉来小濡微涩，此皆壮盛积劳，向衰阳弱，病至食下咽，气迎阻挡，明明反胃格拒。安静快活，可延年岁。

大半夏汤。（《叶天士晚年方案真本·杂症》）

姚，六二。腑阳不通降，浊壅为反胃，累遭病反，老年难以恢复。自能潜心安养，望其悠久而已，药不能愈是病矣。

人参、附子、干姜、公丁香，姜汁和丸。（《临证指南医案·卷四》）

张，三三。早食暮吐，大便不爽，病在中下。初因劳伤胃痛，痰瘀有形之阻。

半夏、枳实、制大黄、桃仁、韭白汁。（《临证指南医案·卷四》）

甘，五三。脉左微弱，右弦。前议入夜反胃脘痛，是浊阴上攻。据说食粥不化，早食至晚吐出，仍是不变之形。火土不生，不司腐熟，温药一定至理。第气攻膈中，究泻不得爽，必肠间屈曲隐处，无以旋转机关，风动则鸣。议用半硫丸。（《临证指南医案·卷四》）

钱，五一。中年食入，涎沫上壅吐食，此属反胃。姑以淡薄滋味，清肃上气，平昔饮酒恶甜，药不宜重以损胃。

鲜枇杷叶、杜苏子、降香、橘红、芦根、苡仁。（《种福堂公选医案》）

食下拒纳，此属反胃。

旋覆花、半夏、吴萸、代赭石、茯苓、川连。（《未刻本叶氏医案·保元方案》）

◆ **呕吐**

冷气吸入，即是寒中太阴，与霍乱互参，正气散、冷香引饮，辟秽苏阳即效。而脾胃阳气未为全复，议用治中汤数剂，夜分清虚为妙。

人参、生益智仁、砂仁、煨姜、广皮、茯苓皮、木瓜。（《眉寿堂方案选存·卷上》）

晨起必哕逆，痰多头晕，当治胆胃。

温胆汤加丹皮、山栀。（《未刻本叶氏医案·保元方案》）

咳呛，拒纳，此肝阳上逆，肺胃不降，病属胃反，治之非易。

旋覆花、人参、半夏、代赭、干姜（川连三分泡汤浸炒）。（《未刻本叶氏医案·保元方案》）

脉弦数右大，舌绛色面微浮，咳呕上逆，心中热，腹中气撑，卧侧着右，暮夜内外皆热。自五月起，病百日不晓饥饱。病因忧愁嗔怒而起，诸气交逆，少火化为壮火，烦热不息。五液皆涸，内风煽动，亦属阳化，见症肝病，十之八九。秋金主候，木尚不和。日潮加剧，病属郁劳，难以久延。议咸苦清养厥阴之阴以和阳。

阿胶、川连、生地、糯米、白芍、鸡子黄。

再诊：脉百至、右弦数、左细微，寒热无汗，喝饮呕逆；病中咯血，经水反多，邪热入阴，迫血妄行。平日奇经多病，已属内虚。故邪乘虚陷，竟属厥阴之热炽，以犯阳明；故为呕为闷，目胞紫暗羞明，咽中窒塞，头痛。由厥阴热邪通胃贯膈，上及面目诸窍。先寒后热，饥不能食，消渴，气上冲心呕哕，仲景皆例厥阴篇中。此伏邪在至阴之中，必熬至枯涸而后已。表之则伤阳，攻之则劫阴。惟咸味直走阴分，参入苦寒以清伏热。清邪之中，仍护阴气，俾邪退一分，便存得一分之阴，望其少苏。

阿胶、鸡子黄、生地、白芍、黄连、黄柏。

姚。胃痛久而屡发，必有凝痰聚瘀。老年气衰，病发日重，乃邪正势不两立也。今纳物呕吐甚多，味带酸苦，脉得左大右小。盖肝木必侮胃土，胃阳虚，完谷而出。且呃逆沃以热汤不减，其胃气掀腾如沸，不嗜汤饮，饮浊弥留脘底。用药之理，远柔用刚，嘉言谓能变胃而不受胃变。开得上关，再商治法。

紫金丹含化一丸，日三次。

又：议以辛润苦滑，通胸中之阳，开涤浊涎结聚，古人谓通则不痛。胸中部位最高，治在气分。

鲜薤白（去白衣）三钱，瓜蒌实（炒焦）三钱，熟半夏三钱，茯苓三钱，川桂枝一钱，生姜汁四分调入。（《临证指南医案·卷八》）

阳微，呕吐，不饥。

人参、半夏、茯苓、白芍、淡附子。（《叶氏医案存真·卷三》）

蔡妪。凡论病，先论体质、形色、脉象，以病乃外加于身也。夫肌肉柔白属气虚，外似丰溢，里真大怯，盖阳虚之体，为多湿多痰。肌疏汗淋，唇舌俱白，干呕胸痞，烦渴引饮。由乎脾胃之阳伤触，邪得僭踞于中，留蓄不解，正衰邪炽。试以脉之短涩无神论之，阳衰邪伏显然。况寒凉不能攻热清邪，便是伤及胃阳之药。今杳不纳谷，大便渐稀，若不急和胃气，无成法可遵，所谓肥人之病，虑虚其阳。参拟一方，仍候明眼采择。

人参、半夏、生於术、枳实、茯苓、生姜。（《临证指南医案·卷四》）

曹，四三。少腹属肝，肝厥必犯阳明胃腑，故作痛呕。二年来病人已不知因何起病，医徒见病图治。想肝肾必自内伤为病，久则奇经诸脉交伤，经谓冲脉动，而诸脉交动也。议温通柔润剂，从下焦虚损主治。

淡苁蓉干一钱半，茯苓三钱，当归二钱，杞子二钱，炒沙苑一钱半，肉桂心五分，后加鹿角霜。（《临证指南医案·卷四》）

曹，四五。劳倦嗔怒，呕吐身热，得汗热解，而气急，不寐不饥，仍是气分未清。先以上焦主治，以肺主一身气化也。

杏仁、郁金、山栀、香豉、橘红、瓜蒌皮。

华岫云按：呕吐症，《内经》与《金匮》论之详矣。乃后人但以胃火胃寒，痰食气滞立论，不思胃司纳食，主乎通降，其所以不降而上逆呕吐者，皆由于肝气冲逆，阻胃之降而然也。故《灵枢·经脉篇》云：足厥阴肝所生病者，胸满呕逆。况五行之生克，木动则必犯土，胃病治肝，不过隔一之治，此理浅近易明，人乃不能察。而好奇之辈，反夸隔二、隔三之治，岂不见笑于大方也哉！试观安胃丸、理中安蛔丸，所用椒、梅，及胃虚客气上逆之旋覆代赭，此皆胃药乎？抑肝药乎？于此可省悟矣。今观先生之治法，以泄肝安胃为纲领，用药以苦辛为主，以酸佐之。如肝犯胃而胃阳不衰有火者，泄肝则用芩、连、楝之苦寒，如胃阳衰者，稍减苦寒，用苦辛酸热，此其大旨也。若肝阴胃汁皆虚，肝风扰胃呕吐者，则以柔剂滋液养胃，息风镇逆。若胃阳虚，浊阴上逆者，用辛热通之，微佐苦降。若但中阳虚而肝木不甚亢者，专理胃阳，或稍佐椒、梅。若因呕伤，寒郁化热，劫灼胃津，则用温胆汤加减。若久呕延及肝肾皆虚，冲气上逆者，用温通柔润之补下焦主治。若热邪内结，则用泻心法。若肝火冲逆伤肺，则用养金制木，滋水制火。总之，治胃之法，全在温通，虚则必用人参，药味皆属和平。至于治肝之法，药味错杂，或寒热互用，或苦辛酸咸并投，盖因厥阴有相火内寄，治法不得不然耳。但观仲景乌梅丸法，概可知矣。案辑六十有余，大半皆由肝邪为患，非先生之卓识，安能畅发此理乎哉？（《临证指南医案·卷四》）

褚，二二。清涎上涌，食物吐出，乃饥饱伤及胃中之阳。禁鲜荤冷滑，经年可安。

半夏、厚朴、生益智、姜汁、生白术、茯苓。（《临证指南医案·卷四》）

褚。晨起未纳饮食，吐痰致呕减谷，胃阳伤也。由多进知柏所致，其苦寒胃先受伤矣！先用小半夏汤加秫米。（《种福堂公选医案》）

春夏阳升，肝木乘胃，呕吐，吐不已，寝食减废，气失下降，肠中不通，病乃怀抱抑郁。两月之久，不敢再以疏泄为治。

人参、川连、乌梅、川楝肉、生白芍。（《叶氏医案存真·卷三》）

陡然呕吐，继作头旋，身若溶溶如坐水中。是下焦空虚，入春气泄，厥阳直冒，不克交入阴中，乃虚候也。第病已一月，犹然脘闷不饥，食不甘味。阳明胃气受肝戕贼，困顿不能升降致此，且两和之。

旋覆花、代赭石、人参、白茯苓、广橘白、半夏。（《未刻本叶氏医案·方案》）

哕逆脉弦，胃虚木乘使然。

半夏、木瓜、川石斛、茯苓、谷芽、广皮白。（《未刻本叶氏医案·方案》）

凡久病必入络脉，医但写药凑方，不明入络之理，药由咽入，过胃至肠而已。此症由肝络而来，过膈入胃，胃翻呕吐。致吐致胀之由，从肝而出也。偏胜病起，务以急攻。用药如用兵，直捣中坚，使病溃散，然非入络之方，弗能效矣。议于病发之时，疏理肝木。病缓再安胃土。

人参、厚朴、茯苓、熟半夏。

磨入蓬莪术五分。（《叶氏医案存真·卷二》）

风温阳逆呕噎。

枇杷叶、白杏仁、金石斛、桑叶、大沙参、茯苓。（《眉寿堂方案选存·卷上》）

费。脐下有形攻触，气上则呕吐，降下则失气胀消，胀中必有浊滞阻塞。椒附难投，仅能开无形阴浊。老年阳衰，不可遽投攻下，用半硫丸一钱，俾腑阳流通，滞浊自去。（《种福堂公选医案》）

高，江宁，廿一岁。食已少顷，酸水涌呕，但饥时不食，仍不安适。久病致胃虚，阳不运行，浊阴乃聚。春季以开导气分，辛温不效。思虚中夹滞，泄浊温通，必佐养正。苟不明避忌，食物焉能取效。

川连、吴萸、茯苓、淡熟川附、淡干姜、熟半夏、人参。（《叶天士晚年方案真本·杂症》）

高，四四。咽阻，吞酸痞胀，食入呕吐，此肝阳犯胃。用苦辛泄降。

吴萸、川连、川楝子、杏仁、茯苓、半夏、厚朴。（《临证指南医案·卷四》）

顾。脉濡弱，左胁下久有聚气，纳食酿积于胃脘之中，两三日呕噫吞酸，积物上涌吐出。此皆怫怒动肝，肝木犯胃，胃中阳伤，不能传及小肠，遂变化失司，每七八日始一更衣，为胃气不主下行故也。法当温胃阳，制肝逆。宿病纠缠，恐多反复。

淡附子、淡干姜、姜汁、生白芍、淡吴萸、白粳米。（《临证指南医案·卷四》）

郭，四十岁。咽中气阻至脘，物与气触则呕，病及一年，大便由渐窒塞。夫气降通行，全在乎肺，气阻必津液不流。上枯下燥，肺在上焦主气，当清气分之燥。

枇杷叶、土蒌皮、桑叶、赤苏子、苦杏仁、黑山栀。（《叶天士晚年方案真本·杂症》）

郭，五八。知饥能纳，忽有气冲，涎沫上涌，脘中格拒，不堪容物。《内经》谓：肝病吐涎沫。丹溪云：上升之气，自肝而出。木火上凌，柔金受克，咳呛日加。治以养金制木，使土宫无戕贼之害；滋水制火，令金脏得清化之权。此皆老年积劳致伤，岂攻病可效？

苏子、麦冬、枇杷叶、杏仁、北沙参、桑叶、丹皮、降香、竹沥。（《临证指南医案·卷四》）

朝，三一。冷酒水湿伤中，上呕食，下泄脂液。阳气伤极，再加浮肿作胀则危。

人参、茯苓、熟附子、生於术、生白芍、生姜。

又：酒湿类聚，例以分利。诊脉微，阳气已败。湿壅生热，至胃痛脓。清热则阳亡即死，术、苓运中祛湿，佐附迅走气分，亦治湿一法。

茯苓、熟附子、生白术、左牡蛎、泽泻、车前子。（《临证指南医案·卷五》）

何。寒热呕吐，胸中格拒，喜暖饮，怕凉。平昔胃阳最虚，热邪内结，体虚邪实，最防痉厥。

人参、黄芩、炒半夏、姜汁、川连、枳实。（《临证指南医案·卷四》）

黄。疟后不饥，咽即吐，此脘膈痰与气阻。胃不降，则不受纳。仿温胆汤意，佐以苦味降逆。

鲜竹茹、枳实、炒半夏、茯苓、橘红、川连、苦杏仁、郁金汁。（《临证指南医案·卷六》）

黄氏。《灵枢》经云：中气不足，溲便为变。是崩淋、泄泻，皆脾胃欲败之现症。今汤水下咽，少顷倾囊涌出，岂非胃阳无有，失司纳物乎？奈何业医者中怀疑惑，但图疲药，待其自安，怕遭毁谤耳。此症一投柔药，浊升填塞，必致胀满。仲景于阳明满实，致慎攻下者，恐以太阴之胀误治耳。今舌微红，微渴，皆是津液不肯升扬，脾弱不主散精四布。世岂有面色如白纸，尚不以阳气为首重也耶？

人参、熟於术、炙甘草、炮姜、茯神、南枣。（《临证指南医案·卷四》）

江。脉弦迟，汤水不下膈，呕吐涎沫。此阳结，饮邪阻气。议以辛热通阳，反佐苦寒利膈，用泻心法。

人参、附子、干姜，先煎一杯，入姜汁四分。川连、黄芩、半夏、枳实，滚水煎，和入前药服。(《临证指南医案·卷四》)

蒋，三二。脉沉，食入呕吐，忌冷滞食物。

吴萸、半夏、姜汁、茯苓、公丁香柄、广皮白。(《临证指南医案·卷四》)

金，四三。脉细小而弦，风木乘土，当春势张。食入不变，呕吐，得小便通少缓。治以通阳。

炮附子、人参、半夏、吴萸、淡姜、茯苓。

又：脉右弦涩，阳微阴凝，食入则吐，胃痛胀甚。半月前用药得效后，反大便欲解不通，腑阳不利，浊乃上攻。先用玉壶丹七分，四服。(《临证指南医案·卷四》)

金。参药不受，皆浊阴在上，阻塞气机，几无法矣。勉与白通汤加人尿、猪胆汁，急进以通阳泄浊。

附子、生淡姜、葱白五寸、人尿、猪胆汁。(《临证指南医案·卷四》)

金。寒自背起，冲气由脐下而升，清涎上涌呕吐，遂饥不能食。此疟邪深藏厥阴，邪动必犯阳明。舌白，形寒寒胜，都主胃阳之虚。然徒补钝守无益。

人参、半夏、广皮白、姜汁、川椒、乌梅、附子、生干姜。(《临证指南医案·卷六》)

厥阴犯胃，则阳明空虚。仲景云：入谷则哕，与吴茱萸汤。泄肝救胃，即史书围韩救赵同旨。

吴茱萸、淡干姜、炒白芍、云茯苓、人参。(《叶氏医案存真·卷一》)

厥阴之阳上冲，呕逆腹痛，防胎上攻，以苦寒清泄法。

川连、黄芩、川楝肉、青皮、白芍、郁金。(《眉寿堂方案选

存·卷下》）

口鼻吸入秽浊，着于膜府。不饥呕逆，中焦病也。宣通浊痹为正法，忌清凉发散。

杏仁、草果仁、槟榔、藿香、蔻仁、制半夏、厚朴、姜汁。（《眉寿堂方案选存·卷上》）

劳倦伤阳，当风沐浴，卫外气泄疏豁。药以柴、葛再泄其阳，杂以消导，更耗其气。胃伤热迫，呕逆气冲，但夏热必兼湿邪，周身掣痛。法当酸苦安胃泄热，使厥阳稍平，即商辅正。

川黄连、枯黄芩、姜汁、炒竹茹、炒乌梅、生白芍、郁金。（《眉寿堂方案选存·卷上》）

李。厥吐，腹痛，气冲。

安胃丸。（《临证指南医案·卷四》）

李。脉左弦，呕吐，发热后脘中痞闷不爽。宜慎口腹，清肃上中二焦，不致再延成疟。进苦辛法。

杏仁、郁金、山栀、豆豉、白蔻、枳壳。（《临证指南医案·卷六》）

柳。暑湿都伤气分，不渴多呕，寒起四肢，热聚心胸。乃太阴疟也，仍宜苦辛，或佐宣解里热之郁。

川连、黄芩、炒半夏、枳实、白芍、姜汁。

烦躁甚，另用牛黄丸一丸。（《临证指南医案·卷六》）

陆，二四。饱食则哕，是为胃病。两足骨骱皆痛，阳明胃脉不司束，筋骨攻痛。议转旋阳气法。

苓姜术桂汤。（《临证指南医案·卷八》）

陆，六十。口涌清涎，不饥不食。寒热邪气，交会中焦，脾胃日困。

半夏、姜汁、茯苓、厚朴、炒常山、草果、乌梅。

又：大半夏汤加草果、乌梅。（《临证指南医案·卷六》）

陆，十七。食已即吐，病在胃也。用辛以通阳，苦以清降。

半夏、川连、厚朴、茯苓、姜汁。（《临证指南医案·卷四》）

陆。鼻明，汤水下咽呕吐，右脉小欲歇。明是劳伤，肝乘胃反。

小半夏汤加檀香泥、炒白粳米。（《临证指南医案·卷四》）

阊门，三十四。舌粉白，心中寒，呕酸不止，理胃阳必佐泄肝逆。

吴茱萸、川楝子、生炒黑附子、高良姜、延胡索、云茯苓。（《叶氏医案存真·卷三》）

脉弦呕恶，肝胃同治。

旋覆花、半夏、川连、代赭石、茯苓、干姜。（《未刻本叶氏医案·保元方案》）

脉弦呕吐，心中懊憹，不纳水谷，倏冷忽热，虽因嗔怒七情，兼有客邪伏气，汗多不宜表散，清暑和中为正治。

杏仁、半夏、郁金、茯苓、广皮、枳实、金斛。（《叶氏医案存真·卷二》）

脉形细小搏数，舌刺肌燥，津液告涸。呕逆烦冤，食粥乃定，胃气已虚。虑有变证，清热安胎为主，更兼养胃。

川连、竹茹、知母、元参、麦冬、条芩。（《眉寿堂方案选存·卷上》）

脉右大，舌黄不渴，呕吐黏痰，神躁，语言不清，身热不除。此劳倦内伤，更感温邪，须防变痉。

厚朴、广皮、六一散、石菖蒲根汁、白蔻仁、茯苓、淡竹叶。（《眉寿堂方案选存·卷上》）

毛妪。因惊，肝气上犯，冲逆，呕吐涎。阳升至巅为头痛，脉右弱左弦，当从厥阴阳明治。

人参、川连、茯苓、川楝、川椒、乌梅、干姜、生白芍。（《临证指南医案·卷四》）

某，五二。诊脉左弦右弱，食粥脘中有声，气冲涌吐。此肝木乘胃，生阳已薄，皆情怀不适所致。

大半夏汤。（《临证指南医案·卷四》）

某。肥腻滞胃，肝木始得再乘土位，致气逆上壅呕出。久病至节反剧，最属不宜，总是调摄未尽善，奈何？暂与降逆平肝安胃一法。

降香、苏子、旋覆花、茯苓、半夏、广皮、韭汁。（《临证指南医案·卷四》）

某。肝风犯胃，呕逆眩晕。苦降酸泄和阳，佐微辛以通胃。

川连、黄芩、乌梅、白芍、半夏、姜汁。（《临证指南医案·卷四》）

某。寒起呕痰，热久不渴，多烦。中焦之邪，仍以太阴脾法。

草果、知母、生姜、乌梅、炒半夏、桂枝木。

早服鳖甲煎方。（《临证指南医案·卷六》）

某。脉搏，肢冷，呕逆，下痢白积，生冷水寒郁生阳，气上塞心大痛，乃厥阴浊邪上攻。

吴萸、丁香、藿香、川楝子、木香、广皮、茯苓。（《临证指南医案·卷四》）

某。呕黑绿苦水，显属下焦浊邪犯胃。

人参、川椒、乌梅、茯苓、紫石英、桑螵蛸。（《临证指南医案·卷四》）

某。呕逆吐涎，冲气攻心，足大拇指硬强而痛。

淡吴萸、熟附子、独活、北细辛、当归、汉防己。（《临证指

南医案·卷八》）

某。上燥治气，下燥治血，此为定评。今阳明胃腑之虚，因久病呕逆，投以辛耗破气，津液劫伤，胃气不主下行，致肠中传送失司。经云：六腑以通为补。半月小效，全在一通补工夫，岂徒理燥而已。议甘寒清补胃阴。

鲜生地、天冬、人参、甜梨肉、生白蜜。（《临证指南医案·卷五》）

某。舌赤浊呕，不寐不饥。阳邪上扰，治以苦辛，进泻心法。

淡黄芩、川连、炒半夏、枳实、姜汁。（《临证指南医案·卷四》）

某。郁热阻饮痹呕，有年最虑噎膈。

半夏、金斛、姜汁、茯苓、杏仁、广皮白。（《临证指南医案·卷四》）

某。中焦火衰，食下不运，作酸呕出。

炒黄干姜一钱，川椒（炒）三分，半夏（炒）一钱，茯苓块三钱，炒饴糖四钱。（《临证指南医案·卷四》）

某氏。脉微肢冷，呕吐清水，食不下化，带下，脊髀酸软。阳气素虚，产后奇脉不固。急扶其阳，用附子理中汤。

附子、人参、生白术、炮姜、炙草。

又：暖胃阳以劫水湿，带下自缓。

照前方加胡芦巴。

又：脉象稍和，已得理中之效。议用养营法。

养营去远志、黄芪、五味。即作丸方。（《临证指南医案·卷四》）

某氏。阳微浊滞，吐泻心痛。当辛温开气，胃阳苏醒乃安。

炒半夏、厚朴、广皮、益智仁、煨木香、乌药、香附汁、姜

汁。(《临证指南医案·卷六》)

南京，三十二。通中焦气血，痛缓呕食，是胃气虚逆。

旋覆代赭汤。(《叶氏医案存真·卷三》)

呕恶，气乱于胸，如梗不爽。议苦辛开泄。

枇杷叶、白蔻、半夏、橘皮白、杏仁、茯苓。(《未刻本叶氏医案·保元方案》)

潘，十八。食后吐出水液及不化米粒，二便自通，并不渴饮，五年不愈。宜理胃阳，用仲景法。

熟附子、半夏、姜汁、白粳米。

又：泄浊阴，劫水饮，以安胃阳。服四日，腹胀、吐水已减，知阳腑之阳，非通不阖。再宗仲景法。

真武汤加人参。(《临证指南医案·卷四》)

潘。血液护胎，尚且不固，心中如饥空洞，食不能纳，况又战栗呕逆。凡内外摇动，都是动胎。从来有胎而病外感，麻、桂、硝、黄等剂，必加四物，是治病保胎第一要法。

小生地、白芍、阿胶、知母、黄芩、青蒿梗。(《临证指南医案·卷九》)

气血寒凉太过，脾胃伤则呕涩，议用异功散。(《眉寿堂方案选存·卷下》)

钱，嘉善，三十六岁。情志不和，病起于内，由痛吞酸呕吐，卧着气冲，必是下起。议泄木安土。

吴萸（泡）、人参、茯苓、川楝肉、干姜、半夏（炒）。(《叶天士晚年方案真本·杂症》)

钱，三七。脉细，右坚大，向有气冲，长夏土旺，呕吐不纳食，头胀脘痹，无非厥阳上冒。议用苦辛降逆，酸苦泄热。不加嗔怒，胃和可愈。

川连、半夏、姜汁、川楝子皮、乌梅、广皮白。（《临证指南医案·卷四》）

任，三八。此情志不遂，肝木之气逆行犯胃，呕吐膈胀。开怀谈笑可解，凝滞血药，乃病之对头也。

延胡、川楝子、苏梗、乌药、香附、红豆蔻。（《临证指南医案·卷三》）

少年面色青黄，脉小无神，自幼频有呕吐之症，明是饮食寒暄不调，以致中气不足。咳嗽非外感，不宜疏泄。小建中汤主之。

小建中汤。（《叶天士医案》）

舌白心黄，湿着太阴，食不运，呕吐。

杏仁、广皮白、草果仁、藿梗、厚朴、半夏。（《眉寿堂方案选存·卷上》）

身腴体质，适值过劳，阳气受伤，呕吐食物，身热而无头痛，已非外感风寒；间日烦躁渴饮，唇焦舌黑。是内伏热气，由募原以流布三焦，亦如疟邪之分争营卫者然。然积劳既久，伏邪客病，脉来小缓，按之不鼓，可为征验。且两便颇通，略能纳谷，焉能停聚积滞？仲景以单热无寒之症，不出方药，但以饮食消息之。后贤参拟甘寒滋养胃阴，其热自解。

竹叶、花粉、麦冬、连翘、生地、杏仁、蔗浆。（《叶天士医案》）

沈，东山，二十九岁。食入吐，久不化，胃中无阳，浊气逆攻，不贯注入肠，大便坚癖。

用半硫丸钱半。（《叶天士晚年方案真本·杂症》）

沈，二九。吹笛震动元海病，治宜填实下焦。但呛食吐出，又便溏不实，中无砥柱，阴药下未受益，中再受伤矣。仿补益中宫，仍佐镇逆一法。

人参、焦术、炒焦半夏、茯苓、旋覆花、代赭石。（《临证指南医案·卷四》）

沈。产后动怒，气血皆逆，痛呕不卧，俯不能仰，面冷肢冷，口鼻气寒，痛必自下冲上，此属疝瘕厥痛。

淡吴萸、韭白、两头尖、川楝子、桂枝木、茯苓。（《临证指南医案·卷九》）

施氏。诸厥属肝，肝病犯胃，为呕逆腹痛，乃定例也。诊脉虚小，望色㿠白。据述怀妊病竟不发。思中流砥柱，斯肝木凝然，则知培植胃土，乃治病法程矣。

六君子去术、皮，加芍药、木瓜、煨姜、南枣。（《临证指南医案·卷七》）

食下拒纳，必呕出完谷方爽，味酸，二便不爽。此肝邪上逆，阳明不降使然。

人参、茯苓、干姜、半夏、枳实、川连。（《未刻本叶氏医案·方案》）

宋，三四。阳微不运，水谷悍气聚湿，致食入即呕，周身牵掣不和，乃阳明之脉不用事也。久延恐致肿胀。

苓姜术桂汤加厚朴、椒目。（《临证指南医案·卷四》）

孙。寒郁化热，营卫气窒，遂发疮痍。食入即吐，胃中热灼，当忌进腥油。先用加味温胆汤。

鲜竹茹一钱半，半夏一钱半，金石斛三钱，茯苓一钱半，广皮白一钱半，枳实一钱，姜汁一匙，调。（《临证指南医案·卷四》）

孙氏。胃虚，肝风内震，呕痰咳逆，头痛眩晕，肢麻，汗出寒热。

二陈汤加天麻、钩藤。（《临证指南医案·卷一》）

唐氏。动气肝逆，痰性凝寒滞胃，卒然大痛呕涎，乃逆滞上攻也。治肝厥以通例。

炒黑川椒、乌梅肉、生干姜、川桂枝木、人参、白芍。（《临证指南医案·卷四》）

外寒内热，温邪气逆为呕。

嫩苏梗、杏仁、黄芩、冬桑叶、橘红、厚朴。（《眉寿堂方案选存·卷上》）

王，四五。肝病犯胃呕逆，口吐清涎，头晕，乳房痛，肢麻痹。

人参二两，茯苓二两，桂枝木（生）七钱，川楝子（蒸）一两，川连（盐水炒）七钱，乌梅一两半，当归一两半，生白芍一两半。（《临证指南医案·卷四》）

王，五十八岁。气恼而起，肝木犯胃，胃气逆翻呕食，其涎沫即津液蒸变。仿仲景，胃虚则客气上逆。

旋覆代赭汤。（《叶天士晚年方案真本·杂症》）

王，五五。哕逆举发，汤食皆吐，病在胃之上脘，但不知起病之因由。据云左胁内结瘕聚，肝木侮胃，明系情怀忧劳，以致气郁结聚。久病至颇能安谷，非纯补可知。泄厥阴以舒其用，和阳明以利其腑，药取苦味之降，辛气宣通矣。

川楝子皮、半夏、川连、姜汁、左牡蛎、淡吴萸。（《临证指南医案·卷三》）

王。口鼻触入异气，胃伤呕吐。土衰则木克，肝风内横，三虫扰动为痛。从蛔厥论治。

川椒、干姜、桂枝木、川楝子、人参、川连、乌梅、生白芍。（《临证指南医案·卷七》）

王。脉濡，不渴，呕痰不饥，是太阴脾疟。当辛温以理中焦之阳。

生於术、半夏、草果、紫厚朴、茯苓、姜汁。

又：太阴脾疟，必有寒湿凝阻其运动之阳，所防久虚变幻浮肿腹胀。人参未能多用，权以生术代之，但与络方少逊，佐以通药则无碍。

生於术、桂枝木、炒常山、茯苓、生鹿角、生姜汁。（《临证指南医案·卷六》）

王。胃虚少谷，肝来乘克，呕吐不能受纳，盖脏厥象也。

人参、川连、附子、黄芩、干姜、枳实。（《临证指南医案·卷四》）

王。诊脉右濡左弦，舌白不饥，瘀血上吐下泻。胃阳大伤，药饵下咽则涌。前医用大半夏汤不应，询知所吐皆系酸水痰沫，议以理阳方法。

人参、茯苓、川椒、干姜。（《临证指南医案·卷四》）

味过于酸，肝木乘胃，呕逆心痛，用大建中法。

人参、淡干姜、茯苓、桂木、炒黑川椒、生白蜜。（《叶氏医案存真·卷一》）

温邪呕逆。

淡黄芩、竹茹、半夏曲、川石斛、郁金、钩藤、茯苓、广皮白。（《眉寿堂方案选存·卷上》）

吴，枫桥，廿五岁。药气味杂乱恶劣，胃口久受其苦伤，致食即呕吐，非反胃也。穷其起病根由，原系心境愁肠，气热内蕴，血液日干。若此年岁，久不孕育。多以见病治病未着，未适调经理偏之旨。今入冬小雪，从液亏不主恋阳，预诊春木萌动，转焉发病之机。

阿胶、人参、生地、杜仲、茯神、天冬、杞子、桂圆肉、桑寄生、大麻仁。

另用乌骨鸡一具，去毛血头翅足肚杂，漂洁。用淡水加无灰酒一碗，米醋一杯许，煮烂沥去肉骨，取汁捣丸。（《叶天士晚年方案真本·杂症》）

吴，三六。壮年形伟，脉小濡，恶闻秽气，食入呕哕。缘阳气微弱，浊阴类聚，口鼻受污浊异气，先入募原，募原是胃络分布，上逆而为呕吐。此病理标者，用芳香辟秽；扶正气治本，以温上通阳。

藿香、草果、公丁香、茯苓、厚朴、砂仁壳、广皮、荜茇。

又：人参、茯苓、生益智、胡芦巴、煨木香、煨姜。（《临证指南医案·卷四》）

吴，五五。酒客湿胜，变痰化火，性不喜甜，热聚胃口犯肺，气逆吐食。上中湿热，主以淡渗，佐以苦温。

大杏仁、金石斛、飞滑石、紫厚朴、活水芦根。（《临证指南医案·卷五》）

吴。寒热邪气扰中，胃阳大伤。酸浊上涌吐出，脘痛如刺，无非阳衰，阴浊上僭，致胃气不得下行。高年下元衰惫，必得釜底暖蒸，中宫得以流通。拟用仲景附子泻心汤，通阳之中，原可泄热开导，煎药按法用之。

人参一钱半，熟附子一钱半，淡干姜一钱，三味另煎汁。

川连六分，炒半夏一钱半，枳实一钱，茯苓三钱，后四味，用水一盏，滚水一杯，煎三十沸，和入前三味药汁服。（《临证指南医案·卷四》）

心中热，舌生刺。暑夜烦躁觉热，呕逆触动少腹，一团热气炽甚。阴伤，胎元未能稳保。频频叮咛，主家视参如毒奈何？与王先生再议他法。

生地炭、天冬、知母、阿胶、川斛、茯神。(《眉寿堂方案选存·卷上》)

虚风内煽，上扰阳明，呕哕涎沫，口耳牵引，肝胃同治。

旋覆、代赭、人参、半夏、茯苓、干姜。(《未刻本叶天士医·保元方案》)

徐，四六。气冲偏左，厥逆欲呕，呕尽方适。伏饮在于肝络，辛以通之。

吴萸（泡淡）八分，半夏三钱，茯苓块三钱，淡干姜一钱，代赭石三钱，旋覆花二钱。(《临证指南医案·卷四》)

阳邪入厥阴之阴，呕逆二三日不止，腹痛便秘，发热口干，手足冷。

麦冬、蔗汁、枳实、沉香、川连、阿胶、赭石、人参、韭白、貔鼠粪。(《叶氏医案存真·卷三》)

杨，五十二岁。气从左升，自肝而出，酸水涌上，食入呕出。胃中乏阳运行，木来克土。当此年岁，反胃妨食，乃大症也。

人参、茯苓、吴萸、干姜、胡芦巴、炒黑川椒。(《叶天士晚年方案真本·杂症》)

疡溃腻补，胃阳壅遏，加以暑湿熏蒸，自口鼻由中道而入，胃更不和，呕逆泄泻。古人谓九窍之疾都为胃病也，但胃为阳腑，刚燥须忌。久卧床褥，脾困艰运，和补仍佐通泄为宜，勿使气分呆滞。

人参、金石斛、广皮、荷叶、茯苓、乌梅肉、木瓜、泽泻。(《眉寿堂方案选存·卷下》)

姚。寒热呕吐，胁胀脘痹，大便干涩不畅。古云：九窍不和，都属胃病。法当平肝木，安胃土。更常进人乳、姜汁，以益血润燥宣通。午后议用大半夏汤。

人参、半夏、茯苓、金石斛、广皮、菖蒲。(《临证指南医案·卷三》)

姚。脉左弦，肝风犯胃，水谷下咽即呕，经月不愈，胃气大虚，泄木必兼安胃。

人参、川连、黄柏、川楝子、川椒、桂皮、乌梅、生白芍。(《种福堂公选医案》)

叶，皋桥，五十一岁。过劳瘀从上下溢，胸闷格呕。先以辛润，宣通血中之气。

炒桃仁、降香末、茯苓、苏子、大麻仁、蜜炒橘红。(《叶天士晚年方案真本·杂症》)

阴虚之体，冷热失调，为疟寒热，重伤胃汁为呕吐，夏至后病暑，宜生津和阳以安胃口，勿徒消克。

嫩竹叶、金石斛、广橘红、知母、制半夏、木瓜。(《眉寿堂方案选存·卷上》)

饮逆呕恶。

半夏、干姜、茯苓。(《未刻本叶氏医案·方案》)

袁妪。脉弦缓，寒战甚则呕吐噫气，腹鸣溏泄，是足太阴脾寒也。且苦辛寒屡用不效，俱不对病，反伤脾胃。

人参、半夏、草果仁、生姜、新会皮、醋炒青皮。

又:《灵枢》经云，中气不足，溲便为变。况老年人惊恐忧劳，深夜不得安寐，遂致寒战疟发。当以病因而体贴谛视，其为内伤实属七八。见疟通套，已属非法。若云肺疟，则秋凉不发，何传及于冬令小雪? 当以劳疟称之，夫劳必伤阳气，宜乎四末先冷。疟邪伤中，为呕恶腹鸣矣。用露姜饮。

又:阳陷入阴，必目瞑欲寐。寒则肉腠筋骨皆疼，其藩篱护卫太怯，杳不知饥，焉得思谷? 老年人须血气充溢，使邪不敢陷伏。古贤有取升阳法。

嫩毛鹿角、人参、当归、桂枝、炙甘草。

又：前议劳伤阳气，当知内损邪陷之理。凡女人天癸既绝之后，其阴经空乏，岂但营卫造偏之寒热而已。故温脾胃，及露姜治中宫营虚。但畏寒，不知热，为牝疟。盖牝为阴，身体重者，亦是阴象。此辛甘理阳，鹿茸自督脉以煦提，非比姜、附但走气分之刚暴。驱邪益虚，却在营分。《奇经》曰：阳维脉为病发寒热也。

鹿茸、鹿角霜、人参、当归、浔桂、茯苓、炙草。

又：正气和营，疟战已止。当小其制。

人参、鹿茸、当归、炒杞子、沙苑、茯苓、炙草。（《临证指南医案·卷六》）

阅病原，望色萎黄，参脉微细，此中阳困顿之候也，是以烦劳病呕尤甚，法宜温之。

人参、吴萸、熟附子、半夏、茯苓、淡干姜。（《未刻本叶氏医案·方案》）

张。呕吐，胀闷，虚中气滞。

人参、茯苓、砂仁。（《临证指南医案·卷四》）

张氏。勉强攻胎，气血受伤而为寒热，经脉乏气而为身痛，乃奇经冲任受病，而阳维脉不用事也。《内经》以阳维为病苦寒热。维者，一身之刚维也。既非外感，羌、苏、柴、葛，三阳互发，世无是病。又芩、栀、枳、朴之属，辛散继以苦寒，未能中病。胃口屡伤，致汤饮皆哕出无余，大便不通，已经半月。其吐出形色青绿涎沫，显然肝风大动，将胃口翻空，而肠中污水，得风翔如浪决，东西荡漾矣。息风镇胃，固是定理，但危笃若此，明理以邀天眷耳。

淮小麦百粒，火麻仁一钱，阿胶二钱，生地二钱，秋石拌人参一钱，南枣肉一钱。（《临证指南医案·卷四》）

张氏。用镇肝逆，理胃虚方法，脉形小弱，吐涎沫甚多，仍不纳谷，周身寒凛，四肢微冷。皆胃中无阳，浊上僭踞，而为膜胀。所谓食不得入，是无火也。

人参、吴萸、干姜、附子、川连、茯苓。（《临证指南医案·卷三》）

章。伏饮阴浊上干，因春地气主升而发。呕吐不饥，自然脾胃受伤。六君子宣补方法，未尝不妙。今诊得吸气甚微，小溲晨通暮癃，足跗浮肿。其腑中之气，开阖失司，最虑中满。夫太阳司开，阳明司阖，浊阴弥漫，通腑即是通阳。仿仲景开太阳一法。

牡蛎、泽泻、防己、茯苓、五味、干姜。（《临证指南医案·卷五》）

章。痛乃宿病，当治病发之由。今痞塞胀闷，食入不安。得频吐之余，疹形即发，是陈腐积气胶结，因吐经气宣通。仿仲景胸中懊侬例，用栀子豉汤主之。

又：胸中稍舒，腰腹如束，气隧有欲通之象，而血络仍然锢结。就形体畏寒怯冷，乃营卫之气失司，非阳微恶寒之比。议用宣络之法。

归须、降香、青葱管、郁金、新绛、柏子仁。（《临证指南医案·卷八》）

赵氏。呕吐眩晕，肝胃两经受病。阳气不交于阴，阳跷穴空，寤不肯寐。《灵枢》方半夏秫米汤主之。

又：接用人参温胆汤。（《临证指南医案·卷六》）

周。痛从少腹上冲，为呕为胀，是厥阴秽浊致患。

韭白根、淡吴萸、小茴香、桂枝木、两头尖、茯苓。

298

又：炒橘核、炙山甲末、韭白、归尾、川楝子、延胡索、小茴香。（《临证指南医案·卷四》）

朱，四六。脉微弱，形无华色。据说病起产后，食减吐泻，是下焦不复，中焦又伤，渐加浮肿胀满，倏甚忽平，皆下焦厥逆上冲也。下虚于产后，刚剂难以专任，是病之不易取效者在此。

淡苁蓉、炒黑杞子、当归、小茴、茯苓、沙苑。

又：济生肾气丸一两二钱。（《临证指南医案·卷九》）

朱。胃中不和，食入呕吐。怒动而病，必先制肝。温胆合左金为宜，去甘草茯苓加姜汁。（《临证指南医案·卷四》）

朱氏。久损不复，真气失藏。交大寒节，初之气，厥阴风木主候，肝风乘虚上扰。气升则呕吐，气降则大便，寒则脊内更甚，热则神烦不宁，是中下之真气杳然。恐交春前后，有厥脱变幻。拟进镇逆法。

人参、生牡蛎、龙骨、附子、桂枝木、生白芍、炙草。（《临证指南医案·卷三》）

素有浊阴上干之症，近因湿气淫蒸，新旧合而为一，壮热吐苦水、哕、上逆，舌色微白，脉小弦。木气欲升，而复为湿遏之象也。当用苦辛以劫湿邪为主，即仲景先治新，后治痼之意也。

川连、泡姜、炒厚朴、半夏、块苓。

即进一剂，哕少缓，可用黄连温胆汤一二盏。（《叶氏医案存真·卷二》）

王，三三。始于胸痹，六七年来，发必呕吐甜水黄浊，七八日后渐安。自述病发秋月，意谓新凉天降，郁折生阳。甘味色黄，都因中焦脾胃主病。仿《内经》辛以胜甘论。

半夏、淡干姜、杏仁、茯苓、厚朴、草蔻，姜汁法丸。（《临证指南医案·卷四》）

某。积劳伤阳，先已脘痛引背，昨频吐微眩，脉弱汗出。胃中已虚，肝木来乘，防有呃忒吐蛔。仿仲景食入则呕者，吴茱萸汤主之。

吴萸、半夏、茯苓、姜汁、粳米。（《临证指南医案·卷四》）

朱，五二。未老形衰，纳谷最少，久有心下忽痛，略进汤饮不安。近来常吐清水，是胃阳日薄，噎膈须防。议用大半夏汤补腑为宜。

人参、半夏、茯苓、白香粳米、姜汁，河水煎。（《临证指南医案·卷四》）

金，七五。强截疟疾，里邪痞结心下，水饮皆呕吐无余，病在胃口之上。老年阳衰，防其呃厥。舍泻心之外无专方。

人参、枳实、干姜、半夏、川连、黄芩。

又：舌白，气冲心痛，嗳噫味酸，呕吐涎沫，皆胃虚肝乘。仿仲景胃中虚，客气上逆，可与旋覆花代赭石汤。

旋覆花、代赭石、人参、半夏、茯苓、姜汁、粳米。

又：诸恙向安，寝食颇逸。平昔肝木易动，左脉较右脉弦长。味变酸，木侮土。秋前宜慎。

人参、半夏、茯苓、广皮、生谷芽、生白芍。（《临证指南医案·卷六》）

五日前胀满已在脘间，兼中下寒冷不暖。议参、附、川乌，驱阴寒之凝结，非补虚方也。十九日阴雨天冷，正阳气不生之象。况日久胃气已疲，腥浊入胃即吐，确是阳微见症。王先生主通阳极妙。若得阳气通调，何患水湿不去？

人参、熟川附子、大茴香、生淡干姜、茯苓、川楝子、川椒。

和入童便杯许。（《叶天士医案》）

◆ 不食

热减，妨食，神倦。

谷芽、川斛、陈皮、半曲、茯苓、知母。（《未刻本叶氏医案·保元方案》）

某，三十。脉软，不嗜食，腰酸无力，咳，烦劳，营虚所致。

当归、生白芍、桂枝木、茯苓、炙草、饴糖、煨姜、南枣。（《临证指南医案·卷一》）

某。脾胃脉部独大，饮食少进，不喜饮水，痰多咳频。是土衰不生金气。

建中去饴，加茯神，接服四君子汤。（《临证指南医案·卷二》）

女科首重调经，只因见嗽见热，但以肺药清凉，希冀嗽缓，无如胃口反伤，腹痛便溏，恶食呕逆。此寒热乃营卫歃斜明矣。病系忧郁成劳，情志内伤，故药不奏功，议戊己汤。

人参、炒白芍、鲜芡实、茯苓、炙甘草、炒扁豆（去皮）。（《眉寿堂方案选存·卷下》）

叶，十七岁。冲气自下而起，丹溪谓上升从肝而出。木侮胃，食少呛逆，不得着枕卧眠。夏热时，风迎胸痛，艾灸稍安。久恙阳微，须用甘温。前法皆以疏通不效，本虚无疑。《金匮》：见肝之病，必先理脾胃，防患于克制尔。

人参建中汤。（《叶天士晚年方案真本·杂症》）

寒热后食物失宜，中气反困，食不甘味，神倦无力，法宜和之。

藿香梗、厚朴、茯苓、木瓜、砂仁末、谷芽、半曲、广皮。（《未刻本叶氏医案·保元方案》）

脾呆胃钝，水谷之湿内阻，食下神倦。

资生丸。(《未刻本叶氏医案·保元方案》)

气弱神倦，妨食，耳鸣。

人参、当归、炙甘草、煨姜、茯苓、半夏、生谷芽、大枣。
(《未刻本叶氏医案·方案》)

气弱神倦，食减。

谷芽、半曲、新会、茯苓、木瓜、煨姜。(《未刻本叶氏医
案·方案》)

气弱神倦，食少。

人参、北五味、茯神、麦冬、鲜莲子、霍斛。(《未刻本叶氏
医案·保元方案》)

气弱神倦，知饥妨食。

人参、谷芽、宣州木瓜、茯神、霍斛、鲜莲子肉。(《未刻本
叶氏医案·保元方案》)

暑热伤气，神倦食减。

川连、木瓜、荷叶边、半曲、茯苓、广皮白。(《未刻本叶氏
医案·保元方案》)

吴。诊脉，肝胆独大，尺中动数。先天素弱，水亏，木少滋
荣。当春深长夏，天地气机泄越，身中烦倦食减，皆热伤元气所
致。进以甘酸，充养胃阴，少俟秋肃天降，培植下焦，固纳为宜。

炒麦冬、木瓜、北沙参、生甘草、乌梅。(《临证指南医
案·卷五》)

杨，三十八岁。胃伤食减，形倦舌赤，此系脾病。

四兽饮。(《叶天士晚年方案真本·杂症》)

据述久有胃痛，当年因痛吐蛔，服资生丸，消补相投；用八
味丸，温润不合。凭脉论症，向时随发随愈。今病发一月，痛止，

不纳，口味酸浊。假寐未久，忽躁热，头汗淋漓，口不渴饮。凡肝痛，必犯胃府，且攻涤寒热等药，必先入胃以分布。药不对病，更伤胃气。胃司九窍，清浊既乱于中，焉有下行为顺之理？上下不宣，状如关格，但关格乃阴枯阳结，圣贤尤以为难。今是胃伤困乏，清阳不司旋运，斯为异岐。不必以寒之不应而投热，但主伤在无形，必图清气宣通，则为善治程法。金匮大半夏汤。

大半夏汤。（《叶天士医案》）

病始足胫，乃自下焦肝肾起病，其形不肿，则非六气湿邪，当从内损门痿躄推求。萸、地滋滞，久服胃伤，食减呕逆，皆因浊味滞气而然。经年不复，损者愈损，脏真不能充沛，奇经八脉不司其用。经云：冲脉为病，男子内结七疝，女子带下瘕聚。夫冲脉即血海，男子藏精，女子系胞。今精沥内结有形，是精空气结，亦犹女子之瘕聚也。凡七疝治法，后人每宗张子和，但彼悉用辛热，与今之精空气结迥殊。久病形消肉脱，议以精血有情，涵养生气。

鲜河车一具，水煮捣烂，入山药、建莲末拌匀，丸如桐子大，清晨人参汤送下。（《叶氏医案存真·卷一》）

顾。劳伤形气寒，脉小失血，乱药伤胃食减。必用人参益胃，凉药治嗽必死。

人参、炙草、南枣、饴糖、当归、白芍、桂枝。（《叶天士晚年方案真本·杂症》）

究属肾病，肾为胃关，是以食少形倦，自宜温纳下焦为主。但右脉弦而有力，虚（疑后有一"中"字，编者注）之实，未必无是理也，先宜疏胃益脾。

人参、广皮、谷芽、半曲、厚朴、姜渣。（《未刻本叶氏医案·保元方案》）

口干食减，宜养胃阴，不必理痰。

扁豆、川贝、莲肉、茯神、霍山石斛。(《未刻本叶氏医案·方案》)

劳伤阳气，食减腹膨。

生於术、茯苓、广皮、半夏曲、厚朴、煨姜。(《未刻本叶氏医案·方案》)

陆，二十。知饥少纳，胃阴伤也。

麦冬、川斛、桑叶、茯神、蔗浆。(《临证指南医案·卷三》)

脉细数，阴气颇弱，夏暑外逼，食减神倦，咳呛，宜存阴清暑法。

鲜莲子、霍斛、朱冬、川石斛、川贝母、灯心、茯神。(《未刻本叶氏医案·保元方案》)

脉小，利止，食少。

益智仁、煨姜、谷芽、半夏曲、茯苓、木瓜。(《未刻本叶氏医案·保元方案》)

某，二四。病后胃气不苏，不饥少纳，姑与清养。

鲜省头草三钱，白大麦仁五钱，新会皮一钱，陈半夏曲一钱，川斛三钱，乌梅五分。(《临证指南医案·卷三》)

某。脉缓左弦，晨倦食减。在土旺之候，急调脾胃。

戊己汤去甘草，加谷芽。(《临证指南医案·卷三》)

脾阳不振，食少神倦。

焦术、陈皮、谷芽、归身、茯苓、半曲、炙草、白芍。(《未刻本叶氏医案·方案》)

气弱少运，食减脘闷。

生谷芽、半曲、木瓜、茯苓片、广皮、川斜。(《未刻本叶氏医案·保元方案》)

钱。胃虚少纳，土不生金，音低气馁，当与清补。

麦冬、生扁豆、玉竹、生甘草、桑叶、大沙参。（《临证指南医案·卷三》）

孙，廿六岁。劳损未复，少年形瘦减食。

归芪建中汤。（《叶天士晚年方案真本·杂症》）

王，二五。冷湿损阳，经络拘束，形寒。酒客少谷，劳力所致。

桂枝、淡干姜、熟附子、生白术。（《临证指南医案·卷五》）

吴，三十二岁。述暑伏减食，即热伤气之征。中秋节令，知饥未得加餐。大凡损怯之精血枯寂，必资安谷生精，勿徒味厚药滋滞。

小建中汤。（《叶天士晚年方案真本·杂症》）

知饥少纳，脾气弱也。

谷芽、半曲、木瓜、煨姜、茯苓、陈皮、炙草、南枣。（《未刻本叶氏医案·保元方案》）

左关弦，来去躁疾，右细涩，食减，阳明困顿，血液暗耗。日久恐有偏枯之累，此刻当理阳明。

金斛、茯苓、半曲、橘红、钩藤、桑叶。（《未刻本叶氏医案·方案》）

席。半月前恰春分，阳气正升，因情志之动，厥阳上燔致咳，震动络中，遂令失血。虽得血止，诊右脉长大透寸部，食物不欲纳，寐中呻吟呓语。由至阴损及阳明，精气神不相交合矣。议敛摄神气法。

人参、茯神、五味、枣仁、炙草、龙骨、金箔。

又：服一剂，自觉直入少腹，腹中微痛，逾时自安。此方敛手少阴之散失，以和四脏，不为重坠，至于直下者，阳明胃虚也。

脉缓大长，肌肤甲错，气衰血亏如绘。姑建其中。

参芪建中汤去姜。

又：照前方去糖，加茯神。

又：诊脾胃脉独大为病，饮食少进，不喜饮水，痰多嗽频，皆土衰不生金气。《金匮》谓男子脉大为劳，极虚者亦为劳。夫脉大为气分泄越，思虑郁结，心脾营损于上中，而阳分萎顿。极虚亦为劳，为精血下夺，肝肾阴不自立。若脉细欲寐，皆少阴见症。今寝食不安，上中为急。况厥阴风木主令，春三月，木火司权，脾胃受戕，一定至理。建中理阳之余，继进四君子汤，大固气分，多多益善。(《临证指南医案·卷二》)

张，十七。入夏嗽缓，神倦食减，渴饮。此温邪延久，津液受伤，夏令暴暖泄气，胃汁暗亏，筋骨不束，两足酸痛。法以甘缓，益胃中之阴。仿金匮麦门冬汤制膏。

参须二两，北沙参一两，生甘草五钱，生扁豆二两，麦冬二两，南枣二两。

熬膏。(《临证指南医案·卷二》)

沈，二三。脉小色白，气分不足，兼之胃弱少食。闻秽浊要刮痧，阴柔之药，妨胃助浊。常以猪肚丸养胃。入夏令，热更伤气，每食远，进生脉四君子汤一剂，恪守日服，可杜夏季客暑之侵。

生脉四君子汤。长服猪肚丸。(《临证指南医案·卷五》)

胡。不饥不食不便，此属胃病，乃暑热伤气所致。味变酸浊，热痰聚脘。苦辛自能泄降，非无据也。

半夏泻心汤去甘草、干姜，加杏仁、枳实。(《临证指南医案·卷五》)

鲍妪。风泄已止，胃逆不纳食。

人参、川连、乌梅、木瓜、川斛、橘红。（《临证指南医案·卷三》）

方，四四。形质颓然，脉迟小涩，不食不寐，腹痛，大便窒痹。平昔嗜酒，少谷中虚，湿结阳伤，寒湿浊阴鸠聚为痛。

炒黑生附子、炒黑川椒、生淡干姜、葱白。

调入猪胆汁一枚。（《临证指南医案·卷五》）

横泾，三十。劳伤虚体，胀病初愈，因动怒气郁不食，二便皆阻，从肠痹定议。仿丹溪开肺法，以肺主一身之气化。

杏仁、苏子、桑叶、紫菀、姜皮、桃仁。（《叶氏医案存真·卷三》）

李，三二。时令湿热之气，触自口鼻，由募原以走中道，遂致清肃不行，不饥不食。但温乃化热之渐，致机窍不为灵动，与形质滞浊有别。此清热开郁，必佐芳香以逐秽为法。

瓜蒌皮、桔梗、黑山栀、香豉、枳壳、郁金、降香末。（《临证指南医案·卷五》）

陆，二一。时病后，脉弦而劲，知饥不纳。胃气未和，当静处调养。

鲜省头草、鲜莲子、茯神、大麦仁、川斛、炒知母。（《临证指南医案·卷四》）

某。脉微小弱，是阳气已衰。今年太阴司天，长夏热泄气分，不食不运，味变酸苦，脾胃先受困也。稍涉嗔怒，木乘土中，益加不安。从东垣培土制木法。

人参、广皮、茯苓、益智、木瓜、淡姜渣。（《临证指南医案·卷三》）

某。清阳日结，腹窄不能纳谷，阴液渐涸，肠失润，大便难。

桂枝、川连、半夏、姜汁、杏仁、茯苓。（《临证指南医

307

案·卷四》)

某。无形气伤，热邪蕴结，不饥不食，岂血分腻滞可投？口甘一症，《内经》称为脾瘅，中焦困不转运可知。

川连、淡黄芩、人参、枳实、淡干姜、生白芍。(《临证指南医案·卷六》)

某。易饥易怒，腹溏气坠，知饥不进食。自胎前至今，两月不愈。并非客邪，用固摄升阳。

鹿茸、鹿角霜、熟地炭、当归、桂枝、五味、茯苓。(《临证指南医案·卷九》)

疟后不纳，神倦。

谷芽、木瓜、广皮、当归、茯苓、半曲、炙草、白芍。(《未刻本叶氏医案·保元方案》)

潘。不饥不食，假寐惊跳。心营热入，胃汁全亏。调摄十日可愈。

鲜生地、麦冬、知母、竹叶心、火麻仁、银花。(《临证指南医案·卷四》)

邱。脉濡而缓，不饥不食。时令之湿与水谷相并，气阻不行，欲作痞结。但体质阳微，开泄宜轻。

炒半夏、茯苓、杏仁、郁金、橘红、白蔻仁。(《临证指南医案·卷四》)

王，二十。酒肉之湿助热，内蒸酿痰，阻塞气分。不饥不食，便溺不爽，亦三焦病。先论上焦，莫如治肺，以肺主一身之气化也。

杏仁、瓜蒌皮、白蔻仁、飞滑石、半夏、厚朴。(《临证指南医案·卷五》)

王。热损胃汁，不欲食谷。

麦冬、蜜炒知母、地骨皮、川贝母、竹叶心、嘉定花粉、生甘草、甜梨皮。（《临证指南医案·卷四》）

王。数年病伤不复，不饥不纳，九窍不和，都属胃病。阳土喜柔，偏恶刚燥，若四君、异功等，竟是治脾之药。腑宜通即是补，甘濡润，胃气下行，则有效验。

麦冬一钱，火麻仁（炒）一钱半，水炙黑小甘草五分，生白芍二钱。

临服入青甘蔗浆一杯。（《临证指南医案·卷三》）

翁，二二。夏季温热上受，首先入肺，河间主三焦极是。今世医者，初用非发散即消食，散则耗气，消则劫胃，究竟热蕴未除，而胃汁与肺气皆索，故不饥不食不便，上脘似格似阻。酸浊之气，皆是热化。病延多日，苦寒难以骤进。先拟开提上焦气分。

苏子、杏仁、土瓜蒌皮、枇杷叶、黄芩、降香。

华玉堂按：有胃气则生，无胃气则死，此百病之大纲也。故诸病若能食者，势虽重而尚可挽救，不能食者，势虽轻而必致延剧。此理亦人所易晓也，然有当禁食与不当禁食之两途。如伤寒之邪传入阳明之腑，胃有燥热昏谵者，有干霍乱之上下不通，或正值吐泻之际，或痰痧未达于表，或瘟疫之邪客于募原，或疟邪交战之时，或初感六淫之邪，发热脘闷，邪气充塞弥漫，呕怒痞胀不饥，或伤食恶食等症，此虽禁其谷食可也。其余一切诸症不食者，当责之胃阳虚，胃阴虚，或湿热阻气，或命门火衰，其他散见诸门者甚多。要知此症，淡饮淡粥，人皆恶之，或辛或咸，人所喜也。或其人素好之物，亦可酌而投之，以醒胃气，惟酸腻甜浊不可进。至于案中治法，一览可尽，兹不重赘。（《临证指南医案·卷四》）

杨氏。胃伤恶食，络虚风动，浮肿。先与荷米煎。

人参、新会皮、檀香泥、炒粳米、炒荷叶蒂。(《临证指南医案·卷四》)

张。脉虚缓，不食不饥，形寒浮肿。

人参、生益智、广皮、半夏曲、茯苓、生白芍、煨姜。(《临证指南医案·卷四》)

知饥不纳，宜摄胃气。

大麦仁、茯苓、广皮、金石斛、半曲、木瓜。(《未刻本叶氏医案·保元方案》)

任，五六。劳力伤阳，自春至夏病加。烦倦神羸不食，岂是嗽药可医。《内经》有劳者温之之训，东垣有甘温益气之方，堪为定法。

归芪建中汤。(《临证指南医案·卷二》)

某。长夏外受暑湿，与水谷之气相并，上焦不行，下脘不通。气阻，热从湿下蒸逼，不饥不食，目黄舌白，气分之结。

厚朴、杏仁、广皮、茯苓、半夏、姜汁。(《临证指南医案·卷五》)

脉虚，知饥恶食，宜益营分。

当归、茯苓、炙黑草、煨姜、陈皮、大南枣。(《未刻本叶氏医案·方案》)

不饥脘闷，漾漾欲吐。原属少阴空虚，刻下宜和中焦。

谷芽、半曲、川斛、茯苓、木瓜、广皮。(《未刻本叶氏医案·方案》)

不饥，不欲纳食，仍能步趋，长夏湿蒸，着于气分，阳逆则头中胀闷，肌色菱黄。与宣气方法。

西瓜翠衣、飞滑石、米仁、芦根、通草、郁金。(《叶氏医案存真·卷二》)

蔡，五三。三疟。不饥不纳，恶心，渴喜热饮，诊脉沉细。脾阳困顿，不能送邪外出。治以四兽饮。(《临证指南医案·卷六》)

黄，江西，六十三岁。病是劳倦内伤，客途舟中，往来复受时令暑湿。病已过月，不饥不大便，脉微小属阴。暑湿皆属阴浊，气分为浊阴蔽塞。仲景谓阴结湿结，肠胃无阳气运行，强通大便，浊反逆致，此入夜阴用事而痛甚矣。

淡干姜、生炒黑附子、炙黑甘草、生大白芍。(《叶天士晚年方案真本·杂症》)

脉弦，不饥少纳，湿痰阻于中焦耳。

半夏、干姜、橘红、茯苓、枳实皮、厚朴。(《未刻本叶氏医案·保元方案》)

脉左大坚弦，肝风震动，脾胃络脉不和，不知饥，不安寐，口流涎，右肢肿。当兼理中焦之络，议用茯苓饮法。

茯苓、枳实、人参、炙草、半夏、广皮、远志炭。(《叶氏医案存真·卷三》)

毛，四十岁。气塞填胸阻喉，不饥不饱。病起嗔怒，寅卯病来，临晚病减。凡气与火，必由少阳木性而升，故上午为剧。

瓜蒌皮、薄荷梗、神曲、黑栀皮、新会红、青蒿梗。(《叶天士晚年方案真本·杂症》)

莫，五十。今年夏四月，寒热不饥，是时令潮渗气蒸，内应脾胃。夫湿属阴晦，必伤阳气，吞酸形寒，乏阳运行。议鼓运转旋脾胃一法。

苓姜术桂汤。(《临证指南医案·卷五》)

某，三四。脉涩，体质阴亏偏热。近日不饥口苦，此胃阴有伤，邪热内炽，古称邪火不杀谷是也。

金石斛、陈半夏曲、生谷芽、广皮白、陈香豉、块茯苓。（《临证指南医案·卷三》）

某。产虚，下焦起病，久则延胃，不饥不食，乃阴损及阳，阳明脉空。厥阴风动掀旋，而头痛面浮，肢冷指麻，皆亡血家见象。

人参一钱，杞子（炒焦）三钱，归身一钱，牛膝（盐水炒焦）一钱，巴戟天一钱，浙江黄甘菊花炭五分，茯苓一钱半。

丸方：人参（另研）二两，茯苓（蒸）二两，萸肉（炒焦）二两，五味一两半，杞子（炒）二两，桑螵蛸壳（盐水煮、烘）一两，生白龙骨一两，浙江黄菊花（炙炭）一两。蜜丸，早服四钱，开水送。（《临证指南医案·卷九》）

某。阴液消亡，小溲短赤，皆疟热所伤。不饥不纳，阴药勿以过腻，甘凉养胃为稳。

人参、生地、天冬、麦冬、川斛、蔗浆。

另服资生丸。（《临证指南医案·卷六》）

舌黄脉缓，脾胃之气呆钝，湿邪未净，故不饥。

益智、半夏、橘白、厚朴、茯苓、干姜。（《未刻本叶氏医案·方案》）

湿热未净，不饥妨食。

藿梗、谷芽、半曲、川连、木瓜、陈皮。（《未刻本叶氏医案·保元方案》）

湿邪阻于上焦，不饥少纳。

杏仁、苏梗、枳壳、厚朴、橘红、半夏。（《未刻本叶氏医案·保元方案》）

时病后，不饥妨食，舌微黄，宜和胃气，以泄余邪。

大麦仁、半夏曲、大豆黄卷、金石斛、白茯苓、广橘皮白。

（《未刻本叶氏医案·方案》）

王。脉小右弦，病属劳倦，饮食不和。医投柴、葛，杂入消导，升表攻里，致汗泄三日，脘中不饥。全是胃阳大伤，防有哕呃厥逆之变。

生益智仁、姜汁、半夏、茯苓、丁香、炒黄米。（《临证指南医案·卷三》）

严。两寸脉独搏，不饥不食，上焦气分之阻，时当仲夏，必有湿热客气内伏。

半夏曲、瓜蒌皮、滑石、黄芩、通草、杏仁。（《种福堂公选医案》）

杨。高年疟，热劫胃汁，遂不饥不饱，不食不便，渴不嗜饮，味变酸浊。药能变胃方苏。

人参、川连、枳实、牡蛎、淡干姜、生姜。（《临证指南医案·卷六》）

尹，织造府前，五十八岁。望六，运行之阳已微弱，饮酒及食物，气滞而湿聚，脉络不行，不饥，气攻触痛，舌上白腻，以辛温开气痹，分湿理痰。

半夏、茯苓、萆薢、生姜、生益智、新会皮。（《叶天士晚年方案真本·杂症》）

脉弦而濡，气分殊弱，湿热不能尽泄，不饥少寐，神倦痰多，宜健脾和胃，佐以远木。

人参、生谷芽、木瓜、神曲、茯苓、新会皮、炙草、川连。（《未刻本叶氏医案·方案》）

汪。舌灰黄，脘痹不饥，形寒怯冷。脾阳式微，不能运布气机，非温通焉能宣达。

半夏、茯苓、广皮、干姜、厚朴、萆薢。（《临证指南医

案·卷三》）

此少阴阳伤，渐致妨食形羸，中阳亦渐次告困矣。

真武丸。（《未刻本叶氏医案·方案》）

火虚不能燠土，不饥妨食，法宜脾肾同治。

人参、巴戟天、益智仁、茯苓、胡芦巴、菟丝饼。（《未刻本叶氏医案·方案》）

交夏形瘦食减，气怯欲寐，世俗谓之注夏。后天脾胃不和，热伤气也。

人参、白术、炒楂、砂仁、桔梗、茯苓、广皮、神曲、川连、米仁。（《眉寿堂方案选存·卷上》）

金，麒麟巷，五十九岁。平日操持，或情怀怫郁，内伤病皆脏真偏以致病。庸医但以热攻，苦辛杂沓，津枯胃惫，清气不司转旋，知饥不安谷。

大半夏汤。（《叶天士晚年方案真本·杂症》）

劳伤中气，口苦妨食，小溲不利。

茯苓、白术、厚朴、广皮、泽泻、猪苓。（《未刻本叶氏医案·方案》）

容色消夺，脉形渐细，不知饥，不欲纳，扪之不热，而自云热，并不渴饮，间有寒栗之状。此营卫不振，当治中焦。

人参、炮干姜、益智仁、茯苓、木瓜、生白芍。（《眉寿堂方案选存·卷上》）

舌黄，妨食，内热，湿热郁于中焦。

藿香、半夏、茯苓、川连、木瓜、橘白。（《未刻本叶氏医案·保元方案》）

肾虚温邪内入，热迫液伤，舌白，不知饥，不欲食。宗仲景邪少虚多例，以甘药用复脉法。

炙甘草、麦冬肉、桂枝、枝人参、大麻仁、生地。（《眉寿堂方案选存·卷上》）

湿郁太阴，热聚阳明，舌黄口燥不欲食。此热因湿而生，议用桂苓甘露饮。

白术、猪苓、滑石、寒水石、茯苓、泽泻、石膏、肉桂。（《眉寿堂方案选存·卷上》）

宋，五十岁。《内经》曰：中气不足，溲便为变。不饥口苦，脾阳不得旋转运行胃津。脉络久已呆钝，乃劳伤气分，暑邪虚实药中，议缩脾饮。

人参、广皮、乌梅肉、煨姜、益智仁、茯苓。（《叶天士晚年方案真本·杂症》）

汪，夏湿化热，清肃气分，已愈七八。湿解渐燥，乃有胜则复，胃津未壮，食味不美。生津当以甘凉，如《金匮》麦门冬汤。（《叶天士晚年方案真本·杂症》）

形脉俱虚，不饥不食。积劳虚人，得深秋凉气外侵，引动宿邪，内蒸而为烦渴，已非柴、芩、半夏之症。急救津液，以清伏邪。

竹叶、生地、梨汁、连翘、麦冬、蔗汁。（《眉寿堂方案选存·卷上》）

徐。营伤心辣，纳食无味。此伤痛大虚，当调其中。

人参、归身、炒白芍、木瓜、熟术、广皮、茯神、炙草。（《临证指南医案·卷八》）

阳虚体丰，夏热耗气，胃弱不纳不饥，此九窍不和，都胃病矣。法当镇逆理虚，略佐苦降。以胃为阳土，气下为顺耳。

人参、淡干姜、川连、代赭石、茯苓、生白芍。（《眉寿堂方案选存·卷上》）

杨氏。背寒心热，胃弱少餐，经期仍至，此属上损。

生地、茯神、炒麦冬、生扁豆、生甘草（《临证指南医案·卷一·虚劳·上损及胃》）

脉缓，按之濡弱。谷少不食，厚味运化最迟，饮食不适，即如痛泻。肤腠麻木，骨软筋痛。凡遇暴风骤冷，体中更觉不安。上年肛红，入夏方愈。种种脉症，是气弱阳微，脾胃少于运化，湿郁生痰，致气机不能灵动。法当健阳佐运，即治痰驱湿之本。

人参、於术、茯苓、半夏、陈皮、益智仁、木瓜、天麻、生姜、大枣。（《叶天士医案》）

◆ 食积

疳积腹痛，形瘦脉虚，勿忽视之。

绛矾丸。（《未刻本叶氏医案·方案》）

食物滞于肠胃，太阴阳气不旋，陶节庵用五积散。因汗冷厥逆，禁用攻表。昨主温通开滞气颇应，谓阳气宜通也。

草果、香附、厚朴、陈皮、广木香、茯苓。

化服苏合香丸。（《叶氏医案存真·卷一》）

病伤久不肯复，食入不运，脾胃之阳日困，与治中法。

煨益智、茯苓、於术、广皮、白芍、煨姜、南枣。（《叶氏医案存真·卷三》）

脾阳呆钝，食下少运。

焦术、生谷芽、广皮、小青皮、木瓜、炒米仁、茯苓、炒神曲。（《未刻本叶氏医案·保元方案》）

气痹不宣，食不运。

半夏、枳实、橘白、姜汁、茯苓、厚朴。（《未刻本叶氏医案·方案》）

食物宜节，否则恐延胀满。

谷芽、半夏曲、米仁、广皮、茯苓、宣木瓜、炙草、砂仁。（《未刻本叶氏医案·保元方案》）

食下不运，中脘有形如梗。

白术、半夏、附子、枳实、干姜、茯苓。（《未刻本叶氏医案·保元方案》）

藿香梗、茯苓、陈皮、半夏曲、杏仁、木瓜。（《未刻本叶氏医案·保元方案》）

知饥少运，脾阳困矣。

益智、茯苓、砂仁壳、谷芽、广皮、半夏曲。（《未刻本叶氏医案·方案》）

知饥少运，宜理脾气。

谷芽、半夏曲、广橘白、茯苓、宣木瓜、煨生姜。（《未刻本叶氏医案·方案》）

◆ 噎膈

毕，五四。夏间诊视，曾说难愈之疴，然此病乃积劳伤阳，年岁未老，精神已竭，古称噎膈反胃，都因阴枯而阳结也。秋分后复诊，两脉生气日索，交早咽燥，昼日溺少。五液告涸，难任刚燥阳药，是病谅非医药能愈。

大半夏汤加黄连、姜汁。（《临证指南医案·卷四》）

陈，二十。多噎，胸膈不爽，胃阳弱，宜薄味。

生白术、茯苓、新会皮、半夏曲、益智仁、厚朴、生姜。（《临证指南医案·卷四》）

陈，乍浦，五十岁。咽食物有形不觉痛，若咽水必有阻塞。此内应肺之气分，肺象空悬，主呼出之气，气窒生热，法当清肃气分。

连翘心、滑石块、大力子、生甘草、南花粉、枇杷叶。(《叶天士晚年方案真本·杂症》)

程。舌黄微渴，痰多咳逆，食下欲噎，病在肺胃。高年姑以轻剂清降。

鲜枇杷叶、杏仁、郁金、瓜蒌皮、山栀、淡香豉。(《临证指南医案·卷四》)

冯，六七。有年阳微，酒湿厚味酿痰阻气，遂令胃失下行为顺之旨。脘窄不能纳物，二便如昔，病在上中。议以苦降辛通，佐以养胃，用大半夏汤。

半夏、人参、茯苓、姜汁、川连、枳实。

又：胃属腑阳，以通为补。见症脘中窒塞，纳食不易过膈。肤浅见识，以白豆蔻、木香、沉香、麝，冀获速功。不知老人日衰，愈投泄气，斯冲和再无复振之理。故云岐子九法，后贤立辨其非。夏季宜用外台茯苓饮加菖蒲，佐以竹沥、姜汁，辛滑可矣。

邹滋九按：经云，三阳结谓之膈。又云：一阳发病，其传为膈。仲景云：朝食暮吐，暮食朝吐，宿谷不化，名曰反胃。丹溪谓：噎膈反胃，名虽不同，病出一体，多因气血两虚而成。然历观噎膈、反胃之因，实有不同。大抵饮食之际，气急阻塞，饮食原可下咽，如有物梗塞之状者，名曰噎。心下格拒，饥不能食，或直到喉间，不能下咽者，名曰膈。食下良久复出，或隔宿吐出者，名曰反胃。夫噎膈一症，多因喜、怒、悲、忧、恐五志过极，或纵情嗜欲，或恣意酒食，以致阳气内结，阴血内枯而成。治宜调养心脾，以舒结气，填精益血，以滋枯燥。夫反胃乃胃中无阳，不能容受食物，命门火衰，不能熏蒸脾土，以致饮食入胃，不能运化，而为朝食暮吐，暮食朝吐。治宜益火之源，以消阴翳，补土通阳，以温脾胃。故先生于噎膈反胃，各为立法以治之。其阳结于上，阴亏于下，而为噎膈者，用通阳开痞，通补胃腑，以及进退黄连、附子泻心诸法，上热下寒为治。其肝阴胃汁枯槁，及烦劳阳亢，肺胃津液枯而成噎膈者，用酸甘济阴，及润燥清燥为主。其液亏气滞，及阳衰血瘀而成噎膈者，用理气逐瘀，兼通血络为主。其胃阳虚而为噎膈反胃，及忧郁痰阻而成者，用通补胃腑，辛热开浊，以及苦降辛通，佐以利痰清膈为主。其肝郁气逆而为噎膈者，两通厥阴阳明为治。其酒热郁伤肺胃，气不降而为噎膈者，用轻剂清降，及苦辛寒开肺为主。而先生于噎膈反胃治法，可谓无遗蕴矣。张景岳云：治噎膈大法，当以脾肾为主。其理甚通，当宗之。又有饮膈、热膈，及忧、气、恚、食、寒之膈，其主治各载本门，兹不复赘。

姚亦陶按：是证每因血枯气衰致此，凡香燥消涩之药，久在禁内。案中虽有一二仿用辛热，而亦必谛审其为阳微浊踞者。其余或苦辛泄滞而兼润养，或酸化液而直滋清，或郁闷于气分而推扬谷气，或劳伤于血分而宣通瘀浊，总以调化机关，和润血脉为主。阳气结于上，阴液衰于下二语，实为证之确切论也。（《临证指南医案·卷四》）

李。两关脉缓涩，食入气阻，吐涎稍通。前已吐过瘀浊胶黏。此皆久积劳倦，阳气不主旋运，为噎膈反胃之症。此病最多反复，必须身心安逸，方可却病，徒药无益耳。

半夏、姜汁、桃仁、韭白汁、香豉、瓜蒌皮、郁金。（《临证指南医案·卷四》）

马，六十。劳心劳力经营，向老自衰，平日服饵桂附生姜三十年，病食噎不下膈吐出。此在上焦之气不化，津液不注于下，初病大便艰涩。按经云：味过辛热，肝阳有余。肺津胃液皆夺，为上燥。仿嘉言清燥法。

麦冬、麻仁、鲜生地、甜水梨、桑叶、石膏、生甘草。(《临证指南医案·卷四》)

脉细，食下格拒，宜理阳明。

小半夏汤。(《未刻本叶氏医案·保元方案》)

脉弦涩，阴液渐次枯槁，清阳势欲上结，脘膈不利。咽喉如梗，乃噎格之象，切勿动怒。

枇杷叶、半夏、姜汁。(《未刻本叶氏医案·保元方案》)

某。脉涩左大，食入为噎，是属液亏。先宜理气，后用润剂。

半夏、云茯苓、枇杷叶、枳实、竹沥。(《临证指南医案·卷四》)

某。阳明汁干成膈。

梨汁、柿霜、玉竹、天冬、麦冬、甜杏仁、川贝、生白芍、三角胡麻。(《临证指南医案·卷四》)

某。忧思郁结，凝痰阻碍，已属噎塞之象。当怡情善调。

炒半夏一钱半，茯苓五钱，秫米三钱，枳实(炒)一钱，姜汁(冲)三小匙。(《临证指南医案·卷四》)

偶，关上，五十九岁。瘦人液枯，烦劳动阳，气逆冲气，渐如噎膈衰老之象，安闲可久。

枇杷叶、杜苏子、柏子仁、火麻仁、炒桃仁。(《叶天士晚年方案真本·杂症》)

气火上郁，食下噎格。

枇杷叶、瓜蒌皮、橘红、桔梗汁、杜苏子、米仁。(《未刻本叶氏医案·方案》)

沈。格拒食物，涎沫逆气自左上升，此老年悒郁所致。必使腑通浊泄，仅可延年。议两通阳明厥阴之法。

半夏、苦杏仁、茯苓、橘红、竹沥、姜汁。(《临证指南医案·卷四·噎膈反胃·肝郁气滞》)

食下拒纳，此属噎格。

小半夏汤。(《未刻本叶氏医案·方案》)

食下拒纳，完谷少运。

吴茱萸、淡川附、干姜、茯苓。(《未刻本叶氏医案·保元方案》)

食下拒纳，左脉弦数，此属噎格。

旋覆花、半夏、姜汁、代赭石、茯苓、川连。(《未刻本叶氏医案·方案》)

食下脘中噎阻，背胁气逆而痛，脉右寸独大。据述由嗔怒致病，当与清金制木，形瘦津少，勿用破气燥血。

枇杷叶、桔梗、紫降香汁、川贝、苏子、生香附汁。(《叶氏医案存真·卷一》)

吴。脉小涩，脘中隐痛，呕恶吞酸，舌绛，不多饮。此高年阳气结于上，阴液衰于下，为关格之渐。当开痞通阳议治。

川连、人参、姜汁、半夏、枳实汁、竹沥。(《临证指南医案·卷四》)

徐，七八。老人食入，涎涌吐痰，略能咽粥，二便艰少。是阳不转旋上结，阴枯于下便难，极难调治。勿用腥油膻味。脉弦大而搏，议妙香丸。

又：妙香丸仍服，每五日服大半夏汤。(《临证指南医案·卷四》)

杨，四七。脉弦而小涩，食入脘痛格拒，必吐清涎，然后再纳。视色苍，眼筋红黄，昔肥今瘦。云是郁怒之伤，少火皆变壮火。气滞痰聚日壅，清阳莫展，脘管窄隘，不能食物，噎膈渐至

321

矣。法当苦以降之，辛以通之，佐以利痰清膈。莫以豆蔻、沉香劫津可也。

川黄连、杏仁、桔梗、土瓜蒌皮、半夏、橘红、竹沥、姜汁。（《临证指南医案·卷四》）

噎格脉弦，胃气空也。乏力用参，如之何图功？

半夏、煨姜、旋覆花、茯苓、南枣、代赭石。（《未刻本叶氏医案·方案》）

噎格难治。

半夏、茯苓、生姜汁。（《未刻本叶氏医案·方案》）

尤。脉缓，右关弦，知饥恶食，食入即吐，肢浮，便溏溺少，不渴饮。此胃阳衰微，开合之机已废。老年噎膈反胃，乃大症也。

人参、茯苓、淡附子、淡干姜、炒粳米、姜汁。

又：通胃阳法服。腑病原无所补，只以老年积劳伤阳之质，所服之剂，开肺即是泄气。芩、连苦寒劫阳，姜汁与干姜、附子并用，三焦之阳皆通耳。若枳、朴仍是泄气，与前义悖矣。

人参、茯苓、淡附子、淡干姜。（《临证指南医案·卷四》）

俞。酒热郁伤，脘中食阻而痛。治以苦辛寒。

小川连、半夏、香豉、枳实、茯苓、姜汁。

又：苦辛化燥，噎阻不舒，而大便不爽。治手太阴。

鲜枇杷叶、紫菀、苏子、杏仁、桃仁、郁金。（《临证指南医案·卷四》）

张，五七。脉小弦，纳谷脘中哽噎。自述因乎悒郁强饮，则知木火犯土，胃气不得下行所致。议苦辛泄降法。

黄连、郁金、香淡豆豉、竹茹、半夏、丹皮、山栀、生姜。

又：前方泄厥阴，通阳明，为冲气吐涎，脘痞不纳谷而设。且便难艰阻，胸胀闷，上下交阻。有年最虑关格，与进退黄连汤。

（《临证指南医案·卷三》）

周，六十岁。气血已衰，噎膈反胃，每每中年以后。盖操家劳瘁，必伤心脾之营，营液日枯，清气日结，而食管渐渐窄隘，郁久痰涎内聚，食入涎沫迎涌，而致反胃，此乃气分之结。萸、地、枸杞滋养肝肾，胃先觉其腻滞，焉得肝肾有益。

大半夏汤。（《叶天士晚年方案真本·杂症》）

邹，五三。酒客食管窄隘，向有脘痛，今多食即反胃。气阻日久必致瘀凝，食物宜淡薄，以上中二焦宣通气血治。

桃仁、蒲黄、降香末、苏梗、香附、橘红。（《种福堂公选医案》）

食饮下咽，必咳逆，方爽能纳，属噎格之渐。

枇杷叶、苏子、蒌仁霜、旋覆花、茯苓、广橘红。（《未刻本叶氏医案·方案》）

食下气噎胸痛，脉涩。此血阻气痹，乃高年噎格之渐，未易调理。

苏子、枇杷叶、土瓜蒌皮、桃仁、广橘红、降香浓汁。（《未刻本叶氏医案·方案》）

高，五十。素多郁怒，阳气窒痹，浊饮凝泣。汤饮下咽，吐出酸水，胃脘痛痹，已经三载，渐延噎膈。先与通阳彻饮，俾阳气得宣，庶可向安。

半夏、枳实皮、桂枝木、茯苓、淡干姜。

又：脉右弦，不饥，纳谷不运，吞酸。浊饮尚阻，阳仍不宣。

半夏、良姜、桂枝木、茯苓、延胡、淡干姜。（《临证指南医案·卷八》）

枫桥，五十三。咽管似乎狭窄。一身气化全在于肺，因胃热熏肺，肺职失司，年纪日多，气结痹阻，以薄味肃清上焦，药宜气轻理燥。

鲜枇杷叶、杜苏子、米仁、桑叶、降香末、茯苓。(《叶氏医案存真·卷三》)

十九岁，翻胃三月，粒米不存，左脉大空虚，右脉细小虚涩，纳食少停，即涌出口，面白神瘁，大便燥结。此阴血枯槁，阳气郁结，已成膈症。勉拟补中纳下法。

人参、於术、麦冬、苇茎、牛涎、半夏、益智、茯苓。(《叶氏医案存真·卷三》)

格不能食，幸大便溏泄，且治少阴。

金匮肾气丸。(《未刻本叶氏医案·方案》)

白，五六。少食颇安，过饱食不肯下，间有冷腻涎沫涌吐而出。此有年胃阳久馁，最多噎膈反胃之虑。饮以热酒，脘中似乎快爽，显然阳微欲结。所幸二便仍通，浊尚下泄，犹可望安。

熟半夏姜水炒二两，茯苓二两，生益智仁一两，丁香皮五钱，新会皮一两，淡干姜一两。

上药净末分量，用香淡豆豉一两洗净，煎汁法丸，淡姜汤服三钱。(《临证指南医案·卷四》)

脉涩，食下拒纳，宜理胃阳。

半夏、吴茱萸、延胡索、山楂、茯苓、高良姜、广橘红、麦芽。(《未刻本叶氏医案·方案》)

张。食进脘中难下，大便气塞不爽，肠中收痛，此为肠痹。

大杏仁、枇杷叶、川郁金、土瓜蒌皮、山栀、香豉。(《临证指南医案·卷四》)

◆ **腹痛**

毕。小便自利，大便黑色，当脐腹痛十五年。渐发日甚，脉来沉而结涩。此郁勃伤及肝脾之络，致血败瘀留，劳役动怒，宿痞乃发。目今冬深闭藏，忌用攻下。议以辛通润血，所谓通则不痛矣。

桃仁、桂枝木、穿山甲、老韭白，煎送阿魏丸一钱。（《临证指南医案·卷八》）

病起腹痛泄泻，继而转疟。舌腻，渴不能饮，呕逆吐痰，脘中热闷，乃暑热内伏，足太阴之阳不主旋转运通，有以霍乱而起。缘未及分经辨症，邪留不解，有内结之象，不特老人质弱，如今霜降土旺，天令欲收，邪势未衰，未为稳妥，议用泻心汤法。

淡黄芩、川连、杏仁、炒半夏、厚朴、姜汁。（《眉寿堂方案选存·卷上》）

曹，三九。湿郁，少腹痛引腰，右脚酸。

木防己、晚蚕砂、飞滑石、茯苓皮、杏仁、厚朴、草果、萆薢。（《临证指南医案·卷八》）

曹。脉促数，舌白不饥，寒热汗出。初起腹痛，脐右有形。乃久伤劳倦，复感温邪。今病两旬又六，微咳有痰，并不渴饮，寒来微微齿痉。此营卫二气大衰，恐延虚脱。议固卫阳，冀寒热得平。

黄芪、桂枝、白芍、炙甘草、牡蛎、南枣。（《临证指南医案·卷五》）

程。秽浊阻遏中焦，气机不宣，腹痛脘痹。当用芳香逐秽，兼以疏泄。

藿香、厚朴、杏仁、莱菔子、半夏、广皮白。（《临证指南医案·卷八》）

风温入肺，肺郁失降，气窒上焦清空之地。发散则犯温邪劫津，故口渴气逆不已，腹痛而呕，胃络受伤耳。

桑叶、杏仁、蔓荆子、象贝、马勃、牛蒡子。(《眉寿堂方案选存·卷上》)

腹痛便泄，暂和中焦。

谷芽、半曲、陈皮、茯苓、木瓜、煨姜。(《未刻本叶氏医案·方案》)

腹痛得食则安，梦泄。

炙草、归身、茯神、白芍、南枣。(《未刻本叶氏医案·保元方案》)

腹痛溺赤，大便不爽。

香附、青皮、麦芽、黑栀、赤苓、楂肉。(《未刻本叶氏医案·方案》)

腹痛已止，左脉尚弦。

人参、茯苓、橘红、小川连、楂肉、白芍、青皮、吴萸、使君子、麦芽。(《未刻本叶氏医案·方案》)

肝郁不疏，腹痛至脘。

川楝、吴萸、生香附、青皮、延胡、川黄连。(《未刻本叶氏医案·保元方案》)

葛。嗔怒强食，肝木犯土。腹痛，突如有形，缓则泯然无迹，气下鸣响，皆木火余威，乃瘕疝之属。攻伐消导，必变腹满，以虚中夹滞，最难速功。近日痛泻，恐延秋痢。

丁香、厚朴、茯苓、炒白芍、广皮、煨益智仁。

又：下午倦甚，暮夜痛发，阳微，阴浊乃踞。用温通阳明法。

人参、吴萸、半夏、姜汁、茯苓、炒白芍。

又：照前方去白芍，加川楝、牡蛎。(《临证指南医案·卷四》)

顾。腹痛，气上下行动即缓，从腑阳治。

人参、生谷芽、茯苓、煨姜、新会皮、砂仁壳。(《种福堂公

选医案》）

寒侵，疝逆腹痛。

川楝子、荔枝核、茯苓、大橘核、小茴香、桂木。（《未刻本叶氏医案·方案》）

华。腹痛三年，时发时止，面色明亮，是饮邪，亦酒湿酿成。因怒左胁有形，痛绕腹中及胸背诸俞，乃络空，饮气逆攻入络。食辛热痛止复痛，盖怒则郁折肝用，惟气辛辣可解，论药必首推气味。

粗桂枝木一钱，天南星（姜汁浸、炮黑）一钱半，生左牡蛎（打碎）五钱，真橘核（炒香、打）一钱半，川楝子肉一钱，李根东行皮一钱。（《临证指南医案·卷八》）

积寒腹痛。

吴萸、白茯苓、半夏、干姜。（《未刻本叶氏医案·方案》）

尖田人案。腹痛三年，夜分乃发。发必腹满，呕不出物，继而泄泻，此为脾厥。脾为太阴之脏，在脏体属阴，其运用则阳。厥阴肝病必有前阴见症，用治中法。

人参、木瓜、炮姜、广皮、青皮、生益智、茯苓。（《叶氏医案存真·卷三》）

江。晨起腹痛，食谷微满，是清浊之阻。按脉右虚左弦，不思饮食，脾胃困顿，都属虚象。古人培土必先制木，仿以为法。

人参、淡吴萸、淡干姜、炒白芍、茯苓。（《临证指南医案·卷三》）

江。脉缓，脐上痛，腹微膨，便稀，溺短不爽。此乃湿郁脾胃之阳，致气滞里急。宗古人导湿分消，用桂苓散方。

生茅术、官桂、茯苓、厚朴、广皮白、飞滑石、猪苓、泽泻、炒楂肉。（《临证指南医案·卷五》）

金。怀妊若患时症，古人重在保胎。今者喜暖恶寒，升则厥痛，坠微便痛绕腹。暖胎须避络伤，以及奇脉，畏虑胎坠难挽。辛香温柔之补，冀其止厥。

鹿角霜、淡苁蓉、炒杞子、柏子仁、当归、炒沙苑、大茴、茯苓。（《临证指南医案·卷九》）

劳怯形肌日瘁，食减自利，腹痛寒热，由阴虚已及脾胃。无治嗽清滋之理．姑以戊己汤加五味，摄阴为议，是难愈之证。

炒白芍、炙甘草、北五味。（《叶氏医案存真·卷一》）

利止，腹痛未减，大便不爽。

大茯苓、山楂炭、青皮、淮麦芽、广橘红、桂心。（《未刻本叶氏医案·方案》）

脉沉微，腹痛，吐利，汗出，太阴寒伤，拟冷香饮子。

泡淡附子、草果仁、新会皮、甘草，煎好候冷服。（《叶氏医案存真·卷二》）

脉弦腹痛，便泄不爽。此下焦阳微，阴浊僭逆使然。

胡芦巴、草薢、桂心、巴戟天、青皮、茯苓。（《未刻本叶氏医案·方案》）

某，四十。腰痛，腹痛，得冷愈甚。

桂枝木、茯苓、蕲艾、生香附、青皮、炒小茴。（《临证指南医案·卷八》）

某。便后少腹痛，肛坠，溺则便滑，肾虚不摄。

熟地炭、五味、萸肉炭、茯苓、炒远志、炒菟丝子。（《临证指南医案·卷七》）

某。春痢，入冬痢止，腹痛食少。童年那有淫欲之扰？此系寒热不和，脾胃受伤也。

六君子汤加肉桂。（《临证指南医案·卷七》）

某。腑阳不通，腹痛，用禹粮丸暖下通消，二便通，胀缓，腹仄。此无形之气未振，宜疏补醒中。

生白术、厚朴、广皮、半夏、茯苓、生益智、姜汁。（《临证指南医案·卷八》）

某。劳力伤气，浮肿，食入腹痛。姑用戊己调中。

白芍二钱，炙草五分，当归（炒焦）一钱半，生益智（研）七分，广皮一钱，煨姜一钱，枣肉三钱，河水煎。（《临证指南医案·卷八》）

某。脉缓，脐上痛，便稀溺短。此乃湿郁脾胃之阳，致气滞里急。宗古人导湿分消意。

生茅术、广皮、厚朴、官桂、飞滑石、茯苓、猪苓、泽泻、炒山楂。（《临证指南医案·卷七》）

某。脐旁紫黑，先厥后热，少腹痛如刀刮，二便皆涩，两足筋缩，有肠痈之虑。

老韭白、两头尖、小茴香、当归须、炙山甲。（《临证指南医案·卷八》）

某。气结腹痛，食少，寒热。

逍遥散去术，加郁金、香附。（《临证指南医案·卷八》）

某氏。肝郁，腹痛有形，经不调。

香附、川芎、当归、肉桂、五灵脂、木香、吴萸、炒白芍。（《临证指南医案·卷八》）

呕恶腹痛，舌干不喜饮，脉左弱右大。劳倦中寒，脘中格拒，皆是太阴见证。古人有生料、熟料五积散，因援其意，候裁。

杏仁、草果仁、半夏、厚朴、广皮、煨姜。（《眉寿堂方案选存·卷上》）

潘。时令暑湿，都从口鼻而受。气郁则营卫失于转运，必身热无汗。其邪自上以及中，必循募原，致肠胃亦郁。腹痛泻积，无非湿热之化。此分消利湿则可，若以表药，则伤阳气矣。

茯苓、陈皮、厚朴、木香、炒扁豆、炒山楂。

又：协热下利黏腻血水，是肠胃中湿热之化也。

北秦皮、白头翁、茯苓、泽泻、炒银花，益元散。（《临证指南医案·卷七》）

吴氏。寒凝胃阳，腹痛泄泻。

草果、厚朴、茅术、广皮、吴萸、炒楂肉。（《临证指南医案·卷六》）

裴氏。脉数，按之涩，腹痛呕吐。恐痧秽格拒，宜宣通气分。

白蔻仁、桔梗、黑山栀、香豉、半夏、广皮白。（《临证指南医案·卷八》）

脾胃不和，腹膨痛，夜自汗，先疏利气滞，保和丸、焦锅巴、陈茶、姜汤下。（《叶氏医案存真·卷三》）

钱。腑阳不通，肝失疏泄，至腹痛便难，咽阻目赤。此酸苦泄热以通阳窍，仿前贤龙荟遗意，阳和风化，肠垢始下。脉虽小安而舌干少寐，阳明胃汁未充，仍宜甘寒为主，以性躁肝急，脾胃易亏也。

生地、阿胶、麻仁、炒麦冬、生白芍、茯神。（《种福堂公选医案》）

色黄，腹痛便溏，脾弱不运耳。

人参、焦术、广皮、神曲、茯苓、炙草、白芍、麦芽。（《未刻本叶氏医案·方案》）

山，五十。湿郁腹痛，利红如豆汁。

生茅术三钱，炒山楂一钱半，厚朴一钱，红曲一钱半，广皮一钱，猪苓一钱。（《临证指南医案·卷七》）

少腹瘕聚攻痛，淋涩不止。

葱白丸，艾、枣汤送下。(《眉寿堂方案选存·卷下》)

少腹痛，下痢带血。

黄芩、炙草、炒银花、炒丹皮。(《叶氏医案存真·卷二》)

绍兴眷，三十一。少腹痛坚，攻及当脐。每午后必气胀滞痛，贯串腰尻，环跳肉腠之间，肌肤亦渐浮肿。再问经事愆期，仅得些微黄水，是阴寒已入血络。病盖起于产蓐，累及奇经八脉，身伛不直，俯不能仰，此肝肾入奇经之见症。

炒枯肾气汤。(《叶氏医案存真·卷三》)

沈，三十二岁，壮年。望色夺肉瘦，脉左细右空，此男子精损，真气不主收纳。自述少腹筑筑动气而痛。病形脉症，已在下焦，治肺嗽大谬，杂治日延劳怯。

薛氏八味丸三钱。(《叶天士晚年方案真本·杂症》)

沈女。腹痛少减，呕逆已止。上焦热，下焦冷。肝阳尚未和平，拟进当归龙荟法。

当归、龙胆草、川楝子、芦荟、川连、吴萸、大茴。(《临证指南医案·卷六》)

湿热下陷，腹痛泄泻。

藿梗、神曲、桔梗、广皮、川连、茯苓、米仁、泽泻。(《未刻本叶氏医案·保元方案》)

湿邪内郁，腹痛，便溏。

广皮、茯苓、藿香梗、厚朴、香附、砂仁壳。(《未刻本叶氏医案·保元方案》)

湿邪内阻，腹痛下利，参之色脉，正气殊虚，勿忽视之。

五苓散加厚朴。(《未刻本叶氏医案·保元方案》)

水湿外侵，阳郁不宣，腹痛下利，症恐转重。

吴萸、附子、丁香、茯苓、干姜、广皮。(《未刻本叶氏医案·方案》)

苏。老年阳气日微，浊阴自下上干，由少腹痛胀及于胃脘，渐妨饮食，痞散成鼓矣。法当适阳以驱浊阴。倘昧此旨，徒以豆蔻、沉香破泄，耗其真气，斯胀满立至。

熟附子、生干姜，水煎滤茶盏内七分，调入生猪胆汁一枚，以极苦为度。(《叶天士晚年方案真本·杂症》)

孙。面色痿黄，腹痛下血，都因饮食重伤脾胃。气下陷为脱肛，经月不愈，正气已虚。宜甘温益气，少佐酸苦。务使中焦生旺，而稚年易亏之阴自坚，冀有向安之理。

人参、川连、炒归身、炒白芍、炙草、广皮、石莲肉、乌梅。

又：肛翻纯血，不但脾弱气陷，下焦之阴亦不摄固。面色唇爪，已无华色。此益气乃一定成法，摄阴亦不可少。然幼稚补药，须佐宣通，以易虚易实之体也。

人参、焦术、广皮、白芍、炙草、归身、五味、升麻（醋炒）、柴胡（醋炒）。(《临证指南医案·卷七》)

王，二七。自春徂（往也，编者注）冬，泻白积，至今腹痛，小水不利。想食物非宜，脾胃水寒偏注大肠。当分其势以导太阳，胃苓汤主之。(《临证指南医案·卷六》)

王，二十。脉右虚，左虚弦数。腹痛两月，胸痹咽阻，冷汗，周身刺痛，寒栗。此属内损，有经闭成劳之事。

桂枝汤加茯苓。

又：照前方加当归、肉桂。

又：内损，情怀少畅，非偏寒偏热可以攻病。方中温养气血，以便条达，非因寒投热之谓。开怀安养为宜，勿徒恃药。继此可进养营法。

归桂枝去姜，加茯苓。（《临证指南医案·卷九》）

王。脉沉弦，腹痛呕吐，鼻煤舌绛，面带青晦色。夏秋伏暑发热，非冬月，乃误表禁食，胃气受伤，致肝木上干胃土，蛔虫上出，遂成重病，常有厥逆之虑。拟进泄肝和胃，得痛止呕缓，冀有转机。

川椒、川连、乌梅、干姜、人参、茯苓、生白芍、川楝子。（《临证指南医案·卷四》）

温邪夹食，咽痛腹疼。

桑白皮、紫苏梗、枳壳、广橘红、白通草、桔梗。（《未刻本叶氏医案·方案》）

吴，三六。虚损，至食减，腹痛，便溏。中宫后天为急，不必泥乎痰嗽缕治。

异功散去术，加炒白芍、煨益智仁。（《临证指南医案·卷一》）

吴，四二。腹痛下血，食荸荠、豆浆而愈，乃泄肺导湿之药。即愈以来，复有筋骨痿软，寒热，夜卧口干。乃湿去气泄，阳明脉乏不主用事，营卫失度，津液不升之象。天真丸主之，去人参。（《临证指南医案·卷七》）

吴，五三。当脐微痛，手按则止。此络空冷乘，阳气久虚之质。自述戒酒谷增。不可因痛，再以破泄真气。

茯苓、生姜（煨）、熟术、肉桂。（《临证指南医案·卷八》）

吴。酒多谷少，湿胜中虚，腹痛便溏，太阴脾阳少健。

平胃合四苓，加谷芽。（《临证指南医案·卷三》）

席。大便未结，腹中犹痛，食入有欲便之意。胃阳未复，肝木因时令尚横，用泄木安土法。

人参、木瓜、厚朴、茯苓、益智仁、青皮。（《临证指南医

案·卷三》）

下焦热甚，阴阳气泄，腹痛未止，与和中坚阴法。

熟地、炒归身、黄柏、炒楂、炒白芍、萆薢。（《眉寿堂方案选存·卷下》）

徐，四十。疹发五六年，形体畏寒，病发身不大热，每大便，腹痛里急。此皆气血凝滞，当以郁病推求。

当归、酒制大黄、枳实、桂枝、炙草、白芍。（《临证指南医案·卷八》）

徐。能食，腹痛，下痢。兼和其阴。

人参、生白芍、黄芩、枳实、川连、干姜。（《临证指南医案·卷七》）

严，仓前，三十三岁。长夏湿邪，治不按法，变疟不尽泄其邪，痛泻不爽，不能受食，勉强与食即呕吐，是脾胃运行之阳，久为苦寒消克所致。

苏合丸。（《叶天士晚年方案真本·杂症》）

阳微形寒，腹痛，下利。

人参、炮姜、焦术、茯苓、炙草、桂心。（《未刻本叶氏医案·保元方案》）

杨，三十三岁。阳气为烦劳久伤，腹痛，漉漉水声，重按痛缓。非水积聚，盖阳乏少运，必阴浊凝滞。理阳为宜，大忌逐水攻滞。

生白术、熟附子、泽泻、左牡蛎，水泛丸。（《叶天士晚年方案真本·杂症》）

阴寒下着，腹痛形寒。

吴萸、桂枝、茯苓片、泡淡生干姜。（《未刻本叶氏医案·方案》）

阴伤腹痛。

黄芩、茯神、白芍、知母、牡蛎、丹皮。(《未刻本叶氏医案·保元方案》)

阴虚之体，遇夏气泄，元气受伤，神倦不耐烦劳。复因暑邪窃踞中宫，遂致胃不知饥，口不知味，或恶心，或嗳气，腹鸣渐痛。岂非病在中焦，久延三焦俱困。恐有疟、利之虞，宜安闲调摄，旬日可安，进温胆法。

竹茹、金石斛、木瓜、郁金、半曲、广皮、乌梅。(《眉寿堂方案选存·卷上》)

右胁癖积，攻逆腹痛，不能纳，邪在阳明之络，日久有腹满之累。

姜渣、肉桂、炙草、厚朴、茯苓、广皮。(《未刻本叶氏医案·保元方案》)

俞，十九。腹痛六七年，每发必周身寒凛，吐涎沫而痛止。此诸气郁痹，得涌则宣之象。法当升阳散郁。

半夏、草果、金铃子、延胡、厚朴、生姜、苏梗。(《临证指南医案·卷八》)

郁悖肝恺，右胁气逆，有形如瘕，腹痛，身热，经漏，急为调理，否则恐成郁损。

黑稽豆皮、丹皮、香附、明润琥珀、泽兰、楂炭。(《未刻本叶氏医案·方案》)

袁，四五。当脐腹痛，发于冬季，春深渐愈。病发嗳气，过饥劳动亦发。宜温通营分主治。

当归、炙草、肉桂、茯苓、炮姜、南枣。(《临证指南医案·卷八》)

张。气衰热伏，腹痛下痢，脘中痞闷，不欲纳食。由疟变痢，经邪入腑，斯病势已重。清理湿热以开痞，延久必须扶正。

淡黄芩、川连、人参、生白芍、干姜、枳实。(《临证指南医案·卷七》)

郑。脉沉微，腹痛欲大便，阴浊内凝，乃阳气积衰。通阳必以辛热。

生白术、吴萸、良姜、川熟附、茯苓、小茴。(《临证指南医案·卷八》)

郑氏。得食腹痛，上及心胸，下攻少腹，甚至筋胀，扰于周身经络之间，大便欲解不通畅。此乃肠胃气阻，故痛随利减。

神保丸一钱。(《临证指南医案·卷三》)

朱，二五。厥阴三疟久延，邪攻肝经络脉。少腹痛渐硬，气串绕阴器筋痛，乃结疝痕之象。病久，虽少壮，不可专于泄气。温肾宣肝为急。

淡苁蓉、归身、枸杞子、炒黑小茴、穿山甲、全蝎。(《临证指南医案·卷八》)

朱。入暮腹痛鸣响，睾丸久已偏坠，春正下血经月，颜色鲜明。此痛决非伤瘀积聚，乃营损寒乘，木来侮土，致十四载之缠绵。调营培土，以甘泄木，散郁宜辛。节口戒欲，百天可效。

人参、炒当归、炒白芍、肉桂、炮姜、茯苓、炙草、南枣。

又：细推病情，不但营气不振，而清阳亦伤。洞泄不已，而辛润宜减，甘温宜加。从桂枝加桂汤立法。

人参、桂枝、茯苓、生白芍、炙草、肉桂、煨姜、南枣。

又：仍议理营。

人参、於术、茯苓、炮姜、桂心、白芍，真武丸二钱。(《临证指南医案·卷七》)

舌苔浊腻，色如松花，瘅热不渴，少腹隐隐痹痛。此阴湿着于募原，中阳怫郁不宣，切勿投以寒凉，恐成疟痢。

霍香、半夏、紫色厚朴、杏仁、橘白、连皮茯苓。（《未刻本叶氏医案·保元方案》）

高。脉细下垂，高年久咳，腹痛泄泻，形神憔悴。乃病伤难复，非攻病药石可愈。拟进甘缓法。

炙甘草、炒白芍、炒饴糖、茯神、南枣。（《临证指南医案·卷六》）

方，三二。脉沉濡，产虚寒入，痛胀，腹鸣晨泄。病人述心痛呕逆，其实治下为是。

熟附子、胡芦巴、良姜、炒黑茴香、茯苓、广木香。（《临证指南医案·卷九》）

◆ **腹胀（大）**

毕。湿热由腑滞及肠中，大便不爽，食入不适。平昔肝木易动，厥阴不主疏泄。少腹形胀，无非滞气之壅，久则凝瘀日踞。

小温中丸三钱，十服。（《临证指南医案·卷三》）

产后下损，治嗽肺药是上焦药，药不对症，先伤脾胃，此食减腹膨跗肿所由来也。

人参、沙苑、杜仲、茯神、螵蛸、枸杞。（《眉寿堂方案选存·卷下》）

陈，六二。老人脾肾阳衰，午后暮夜阴气用事，食纳不适，肠鸣䐜胀，时泄。治法初宜刚剂，俾阴浊不僭，阳乃复辟。

人参一钱半，淡附子一钱，淡干姜八分，茯苓三钱，炒菟丝三钱，胡芦巴一钱。

此治阳明之阳也，若参入白术、甘草，则兼走太阴也。（《临证指南医案·卷三》）

陈。大雨潮湿，下痢都是阴寒，服黄连阳伤䐜胀，继虽用温，又是守中。今二便不爽，胀必兼痛。腑为阳，阳宜通。通则浊阴不聚，痛胀自减。大针砂丸每服一钱二分。（《种福堂公选医案》）

程氏。泻后腹膨。

人参、生益智、炮姜、茯苓、厚朴、广皮、砂仁。（《临证指南医案·卷六》）

此肾病也，腹胀腿麻，二便不利，诊脉沉细，法宜温纳，理阴中之阳为主。

天真丹。（《未刻本叶氏医案·保元方案》）

瘅胀，脾阳困顿，浊阴不泄。得之阴弱之体，最不易治。

茯苓、桂心、紫厚朴、姜渣、白芍、生白术。（《未刻本叶氏医案·方案》）

瘅胀陡然吐血，血后胀亦不减，此肝冲逆阳明胃腑受困，乃虚之实候也，难治。

青皮、香附、鸡肫皮、茯苓、大麦芽、香橼皮。（《未刻本叶氏医案·方案》）

瘅胀腹皮反热，下体怯冷，是阴盛格阳之象，饮必沸汤，稍温则腹中不适矣，大小便不利，正属阳气不得通行之义，阴邪弥满之势，症非轻小，其勿忽视。

泡淡川附子五钱，泡淡生干姜一钱五分，公猪胆汁一个冲入调服。（《未刻本叶氏医案·方案》）

荡口，四十六。面黄白削瘦无神，腹大脐突，足冷肿重，自言如着囊沙。曾经用药攻下，下必伤阴，而胀满不减，乃浊阴锢闭，阳伤见症。病在不治之条，但用药究宜温热，以冀通阳泄浊。

生川附、椒目、炒干姜、炒小茴、车前子。（《叶氏医案存真·卷三》）

方。产后腹大，半年不愈。近日有形冲突，肠如刀搅。据述坐蓐艰产，血去盈斗，而腹形即已胀满。想八脉不用，肾气散越不收，非瘀血积气为病。议用大全方乌鸡煎丸。

乌骨鸡、人参、苍术、附子、乌药、肉桂、陈皮、草果、红花、海桐皮、黄芪、白术蓬术、川乌、延胡、白芍、木香、肉果、琥珀、丹皮。

即以鸡得去毛、头、嘴、爪、肠杂，将药放鸡肚内，贮砂锅中，以好酒一斗同煮令干，去鸡骨，以油单盛焙令干，为末，蜜丸。(《临证指南医案·卷九》)

腑阳不宣，腹膨溺短。

大针砂丸。(《未刻本叶氏医案·方案》)

腹膨呕逆，当温通阳气。

附子、吴萸、茯苓、干姜。

用建中颇应，腰痛气逆，宜益下焦，贞元饮以继之可也。(《未刻本叶氏医案·方案》)

腹胀色萎，脉弦气急，非胃腑病，乃下焦阳衰也，与前胀满迥异。

少阴附子汤。(《未刻本叶氏医案·方案》)

肝邪扰中，阳明不宣，妨食膜胀，苦辛泄降为主。

香附、川芎、半曲、橘红、黑栀、白芍、茯苓、麦芽。(《未刻本叶氏医案·方案》)

高氏。经来腹膨，脐脊酸垂。自秋季泄泻不已，脘痞妨食。用济生丸不应。

鹿角霜、炒菟丝饼、生杜仲、淡苁蓉、茯苓、沙苑、焦归身、炒黑小茴。(《临证指南医案·卷六》)

葛，四一。用丹溪小温中丸，胀利自减，知肠胃湿热，皆阻

339

腑阳之流畅，水谷之气不主游溢。瘕属气聚，癥为血结，由无形酿为有形。攻坚过急，药先入胃，徒致后天气乏，恐胀病必至矣。俗有痞散成蛊之说，可为治此病之戒律。

老韭根（生晒）一钱，桃仁一两，生香附一两，炒楂肉一两，当归须一两，山甲片一两，小茴香三钱，桂枝木三钱。（《临证指南医案·卷九》）

庚，四十九岁。瘕结阴络，络病善胀，自古及今，无硝黄攻伤其阴之理。腹胀忌咸，谓水寒逆犯脾阳。此胀误在频频攻荡，阴亡液损，二便不通。《内经》谓：食酸令人癃闭。医药言食酸忌咸，乃目不知书。

桑叶、柏子仁、松子仁、黑芝麻、青果汁丸。（《叶天士晚年方案真本·杂症》）

韩，海州，四十五岁。单单腹大，脉得右弦空，左渐弱，乃积劳阳伤之胀，久病之变，难望其愈。

大针砂丸三钱。（《叶天士晚年方案真本·杂症》）

胡。阴疟，滞伤脾胃，用苦辛温得效。疟未已，腹胀便泄。议理中阳。

人参、益智、木香、茯苓、厚朴、广皮、生姜。（《临证指南医案·卷六》）

湖州，三十八。太阴腹胀，是久劳阳不饥，不能食，二便不通畅，温以通阳，苦温疏滞。

熟附子、熟大黄、草果仁、生厚朴、生姜、广陈皮。（《叶氏医案存真·卷三》）

黄，三八。停滞单胀，并不渴饮，昼则便利不爽，夜则小溲略通。此由气分郁痹，致中焦不运。先用大针砂丸，每服一钱五分，暖其水脏以泄浊。（《临证指南医案·卷三》）

金。腹胀气滞，久泻，产后五日。

於术、厚朴、茯苓、泽泻、南山楂、延胡。（《临证指南医案·卷九》）

劳伤络瘀，失血之后，腹胀难运，络虚为胀，良有以也。

旋覆花汤加桃仁、大麦芽。（《未刻本叶氏医案·方案》）

李，积劳伤阳，腹膨仍软，脉弦，无胃气，形衰废食，理中宫阳气之转旋，望其进食，延久无能却病矣。

人参、淡附子、谷芽、茯苓、益智、广皮。（《叶天士晚年方案真本·杂症》）

李，五十六岁。少腹满胀，必在夜卧而甚。晨起肠泄浊气，白昼仍可办事。延及几年，气冲胃脘，高突而冷，舌根亦胀痛，自胸及于舌。医用吴萸、川楝，苦辛温佐苦寒降泄不安，则知有年下元已虚，气散漫不为下归摄矣。

八味丸三钱。（《叶天士晚年方案真本·杂症》）

脉沉弦，腹膨不饥。

川楝子肉、鸡肫皮、香附汁、赤麦小芽、青皮汁、山楂炭。（《未刻本叶氏医案·保元方案》）

脉弦，腹膨，气逆动怒致此，肝邪冲逆阳明也。切勿嗔怒，势恐变幻，慎之！慎之！

川楝子、茯苓、化橘红、大麦芽、青皮、砂仁壳。（《未刻本叶氏医案·方案》）

某，二八。脉弦，食下膜胀，大便不爽。水谷之湿内着，脾阳不主默运，胃腑不能宣达。疏脾降胃，令其升降为要。

金石斛三钱，厚朴一钱，枳实皮一钱，广皮白一钱半，苦参一钱，神曲一钱半，茯苓皮三钱，麦芽一钱半。（《临证指南医案·卷三》）

某，六七。少腹单胀，二便通利稍舒。显是腑阳窒痹，浊阴凝结所致。前法专治脾阳，宜乎不应。当开太阳为要。

五苓散加椒目。(《临证指南医案·卷三》)

某，五一。食谷不运，膜胀呕恶，大便不爽，脉弦色黄。此胃阳式微，升降失司使然。法当温通阳气。

吴萸八分，半夏三钱，荜茇一钱，淡干姜一钱，生姜汁五分，广皮白一钱半。(《临证指南医案·卷三》)

某。长夏腹胀减食，微痛，是暑伤在气分。东垣每调和脾胃，疏泄肝木，最属近理。若守中之补，及腻滞血药皆左。

人参、广皮、白芍、茯苓、谷芽、生益智仁。

邵新甫按：腹处乎中，痛因非一。须知其无形及有形之为患，而主治之机宜，已先得其要矣。所谓无形为患者，如寒凝火郁，气阻营虚，及夏秋暑湿痧秽之类是也。所谓有形为患者，如蓄血、食滞、癥瘕、蛔蜍、内疝，及平素偏好成积之类是也。审其痛势之高下，辨其色脉之衰旺，细究其因，确从何起。大都在脏者以肝脾肾为主，在腑者以肠胃为先。夫脏有贼克之情，非比腑病而以通为用也。此通字，勿执攻下之谓。古之建中汤、理中汤、三物厚朴汤及厚朴温中汤，各具至理。考先生用古，若通阳而泄浊者，如吴茱萸汤及四逆汤法。清火而泄郁者，如左金丸及金铃散法。开通气分者，如四七汤及五磨饮法。宣攻营络者，如穿山甲、桃仁、归须、韭根之剂及下瘀血汤法。缓而和者，如芍甘汤加减及甘麦大枣汤法。柔而通者，如苁蓉、柏子、肉桂、当归之剂及复脉加减法。至于食滞消之，蛔扰安之，癥瘕理之，内疝平之，痧秽之候，以芳香解之，偏积之类，究其原而治之，是皆先生化裁之法也。若夫疡科内痈，妇科四症，兼患是病者，更于各门兼参其法而用之，则无遗蕴矣。(《临证指南医案·卷八》)

某。腹中胀满，当通火腑。

更衣丸一钱六分。（《临证指南医案·卷四》）

某。食下膜胀，舌黄，当治脾阳。

生白术一钱半，广皮一钱，茯苓三钱，厚朴一钱，木瓜五分，淡附子七分。（《临证指南医案·卷三》）

倪，二十。腹软膨，便不爽，腑阳不行。

生益智、茯苓、生谷芽、广皮、砂仁壳、厚朴。

又：六腑不通爽，凡浊味食物宜忌。

鸡肫皮、麦芽、山楂、砂仁、陈香橼

又：脉沉小缓，早食难化，晚食夜胀，大便不爽。此腑阳久伤，不司流行，必以温药疏通，忌食闭气黏荤。

生白术、附子、厚朴、草果、茯苓、广皮白、槟榔汁。（《临证指南医案·卷三》）

疟伤太阴，腹膨，里急。

露姜饮。（《未刻本叶氏医案·保元方案》）

脾呆，腹膨。

厚朴、茯苓皮、广皮、麦冬（疑为"麦芽"，编者注）、大腹皮、砂仁壳。（《未刻本叶氏医案·保元方案》）

脾弱少运，腹鸣且胀。

益智、茯苓、大腹皮、青皮、广皮、砂仁壳。（《未刻本叶氏医案·保元方案》）

钱，四十岁。情志郁结，是内因生胀，自投攻泻，胀加溺闭，已属痼疾难治，议通下焦之阳。

生附子（去皮脐、切小块、炒极黑色）三钱，水一盏，煎至四分，入童便一小杯，猪胆汁一个。（《叶天士晚年方案真本·杂症》）

钱。食入腹胀，已五十日，且痛必有形攻动，头中微痛。夫痞满属气，痛因气滞，二便既通，其滞未必在乎肠胃。从太阴脾阳伤，以辛温开泄主之。

桂枝、生白芍、淡干姜、厚朴。

又：照方去白芍，加生益智仁、茯苓。（《临证指南医案·卷三》）

屈，廿二岁。长夏患痧胀，两三月渐渐腹大，入夜腹痛。凡痧是臭污秽气，留聚入络，变出肿胀。议以秽药宣通。

阿魏丸。（《叶天士晚年方案真本·杂症》）

色黄，腹膨，形寒。

谷芽、茯苓、米仁、半曲、新会、木瓜。（《未刻本叶氏医案·保元方案》）

沈，五二。三疟。腹胀，不渴呕水，邪在脾胃之络。温疏里邪，勿用表散。

草果、粗桂枝、生姜、厚朴、炒蜀漆、茯苓。

又：温脾通胃得效。

生於术、淡附子、川桂枝、炒黑蜀漆、厚朴、生姜。（《临证指南医案·卷六》）

食物不节，腹膨且痛，脐凸便泄，属疳积也，宜慎食物。

焦术、砂仁末、神曲、麦芽、楂肉、广木香、茯苓、广皮。（《未刻本叶氏医案·保元方案》）

食物失调，腹胀，下利。

生益智、茯苓、大泽泻、砂仁壳、广皮、生谷芽。（《未刻本叶氏医案·保元方案》）

食下膜胀，饥则尤甚。

熟地、白茯苓、枸杞炭、沙苑、紫石英、牛膝炭。

临服磨入沉香汁。（《未刻本叶氏医案·保元方案》）

汤。囊肿腹胀，此属疝蛊。

茯苓皮、海金沙、白通草、大腹皮绒、厚朴、广皮、猪苓、泽泻。（《临证指南医案·卷三》）

唐氏。紫菀、杏仁、通草、郁金、黑山栀。

又：三焦不通，脘痹腹胀，二便皆秘。前方开手太阴肺，苦辛润降，小溲得利。兼进小温中丸，泄肝平胃，胀势十减有五。但间日寒热复来，必是内郁之气，阳不条达，多寒战栗。议用四逆散和解，其小温中丸仍用。

生白芍、枳实、柴胡、黄芩、半夏、杏仁、竹茹、生姜。（《临证指南医案·卷三》）

汪介臣。鼻冷涕泪，腹胀仍空，形色衰夺，脉微而涩。阳气已惫，浊阴日聚，为胀满不食，危期至速，勉议通阳方法。

人参、茯苓、淡附子、淡干姜。（《叶氏医案存真·卷三》）

某，六七。左脉弦，胀满不运，便泄不爽。当温通脾阳。

草果仁一钱，茯苓皮三钱，大腹皮三钱，广皮一钱半，青皮一钱，厚朴一钱半，木猪苓一钱半，椒目五分。（《临证指南医案·卷三》）

王，十八。冲年形瘦，腹胀食减便溏。自上秋失血以来，日加羸弱，脉左坚右涩。虽阴虚起见，而中焦为急，此非小恙。人参、茯苓、炙草、白芍、广皮、厚朴。（《临证指南医案·卷二》）

吴，二四。单胀溺少，温通颇适。当用大针砂丸一钱二分，八服。（《临证指南医案·卷三》）

吴，十七。疟伤脾胃，腹中不和，脉右涩，食入胀甚。前方通调气血，佐以泄木。服之积滞既下，痛随利减。仍宜制木安土，不可作阳虚温补治。

生於术、川连、椒目、麦芽、鸡肫皮、广皮、厚朴、炒山楂。（《临证指南医案·卷六》）

吴，四三。食下膜胀，便溏不爽，肢木不仁。此脾阳困顿，不能默运使然。温通中阳为主。

白术三钱，附子一钱，炮姜一钱半，桂枝木一钱，茯苓三钱，荜茇一钱。（《临证指南医案·卷三》）

吴，五五。气逆膜胀，汩汩有声，已属络病，难除病根。

老苏梗、生香附、厚朴、白蔻仁、土瓜蒌、桔梗、枳壳、黑山栀。（《临证指南医案·卷三》）

席，东山，廿九岁。问病已逾年，食饱腹膨，微痛便溏，久嗽痰多。凡越几日，必熇熇身热，此劳伤由脾胃失运，郁而来热，痰多，食不相和，则非地黄滋滞者。

米仁、南枣、生麦芽、桔梗、胡连、茯苓、白芍、广皮。（《叶天士晚年方案真本·杂症》）

夏二十。食下膜胀，旬日得一更衣。肠胃皆腑，以通为用。丹溪每治肠痹，必开肺气，谓表里相应治法。

杏仁、紫菀、冬葵子、桑叶、土瓜蒌皮。

又：肠痹开肺不效，用更衣丸三钱。（《临证指南医案·卷四》）

徐，三九。攻痞变成单胀，脾阳伤极，难治之症。

生白术、熟附子、茯苓、厚朴、生干姜。（《临证指南医案·卷三》）

徐。平素肝气不和，胁肋少腹膜胀，气血不调，痰饮渐聚。厥阴阳明同治。

桃仁、延胡、归尾、小茴、香附、半夏、茯苓、橘红、神曲。（《临证指南医案·卷三》）

颜，六三。今年风木加临，太阴阳明不及，遂为膜胀，小便不利，两跗皆肿，大便涩滞。治在腑阳，用分消汤方。

生於术、茯苓、泽泻、猪苓、厚朴、椒目，海金沙汤煎。（《临证指南医案·卷三》）

杨，五十。饮酒聚湿，太阴脾阳受伤，单单腹胀。是浊阴之气锢结不宣通，二便不爽。治以健阳运湿。

生茅术、草果、附子、广皮、厚朴、茯苓、荜茇、猪苓。（《临证指南医案·卷三》）

张妪。腹䐜膜胀，大便不爽，得暖气稍快，乃阳气不主流行。盖六腑属阳，以通为补。春木地气来升，土中最畏木乘势猖炽。治当泄木安土，用丹溪小温中丸，每服三钱。（《临证指南医案·卷三》）

中脘胀而高凸，阳痹湿阻使然。

厚朴、杏仁、橘白、茯苓、枳实、干姜。（《未刻本叶氏医案·保元方案》）

周。湿伤脾阳，腹膨，小溲不利。

茅术、厚朴、茯苓、泽泻、猪苓、秦皮。

又：五苓散。

又：二术膏。（《临证指南医案·卷五》）

朱，湖州，三十八岁。太阴腹胀，是久劳伤阳，不饥不饱，二便不通爽。温以通阳，苦温疏滞。

制附子、熟大黄、草果、生厚朴、生姜、广皮。（《叶天士晚年方案真本·杂症》）

顾，来安县，四十六岁。此病起痰饮咳嗽，或外寒劳倦即发。发必胸脘气胀，吐出稀涎浊沫，病退痰浓气降乃已。此饮邪皆浊饮久聚，两年渐渐腹中痞闷妨食，肛门尻骨，坐则无恙，行动站立，刻刻气坠，若大便欲下之象。肾虚不收摄显然。或于在前见痰嗽以肺治，苟非辛解。即以寒降，以致酿成痼疾。

肾气丸加胡桃肉、角沉香。（《叶天士晚年方案真本·杂症》）

产后五十余日，腹满不减，膨胀愈甚，二便不爽，此因下焦空虚，腑阳失气化之司，先宜通阳，得胀势稍缓再议，方用五苓加椒目。（《叶氏医案存真·卷三》）

程，三十。脉右弦，面黄，腹满，按之漉漉有声，每大便先腹痛，便不能干爽。此胃气不降，阳气自滞。由乎嗔怒不息，肝木横逆，疏泄失司。䐜胀之来，皆由乎此。议泄肝通腑，浊宣胀减之义。

杏仁、紫厚朴、猪苓、郁金、椒目、槟榔汁。接服小温中丸。（《临证指南医案·卷三》）

范。冲任伤，督带损，皆由产时劳怖，理难复元。固摄下真，兼理奇脉，治非背谬。但腹满膨痛，若徒固补，不以通调，恐滋胀肿。大意阳宜通，阴宜固，包举形骸，和养脉络，乃正治方法。病样多端，纷纭缕治，难以立方矣。

人参、鲜河车胶、淡苁蓉、砂仁、制熟地、鹿角霜、归身、茯苓、紫石英、小茴香、羊腰子。（《临证指南医案·卷九》）

吴。寒热伤中，腹微满，舌白。用治中法。

人参、益智、广皮、茯苓、泽泻、金斛、木瓜。（《临证指南医案·卷三》）

江。暑邪深入厥阴，舌缩，少腹坚满，声音不出，自利，上下格拒，危期至速。勉拟暑门酸苦泄热，辅正驱邪一法。

黄连、淡干姜、乌梅、生白芍、半夏、人参、枳实。（《临证指南医案·卷五》）

口苦，恶热，腹满，虚烦，汗出。此阳明症也。《内经》云：邪中于面则入于膺。而未全归腑，故有是症。拟仲景栀子厚朴汤。

香豉、栀子、厚朴、连翘、枳壳。（《叶氏医案存真·卷二》）

脉沉迟，肿胀腹满，茎缩溺不利，起于上年冬底，痰饮咳嗽，气逆不得卧，误认肾虚水泛之恙疗治，遂致增剧难调，勉拟进浚川丸以通水道，得小便频利，冀其势缓。久泻伤肾，下午黄昏为甚，非通套药所宜，拟温肾法。（《叶氏医案存真·卷三》）

某。舌焦黄，小腹坚满，小便不利，两足皆痿。湿热结聚，六腑不通，有肠痈之虑。

川楝子、小茴、丹皮、山栀、通草、青葱。（《临证指南医案·卷八》）

疟邪未尽，堵截气室，致腹满足肿，气逆欲喘。水湿内蕴，治当分利。

杏仁、牡蛎、猪苓、厚朴、泽泻、茯苓。（《眉寿堂方案选存·卷上》）

浦，廿二岁。阴虚受暑，如饮腹满。

小温中丸二钱五分。（《叶天士晚年方案真本·杂症》）

浦，四九。肾气丸，五苓散，一摄少阴，一通太阳，浊泄溺通，腹满日减，不为错误。但虚寒胀病而用温补，阅古人调剂，必是通法。盖通阳则浊阴不聚，守补恐中焦易钝。喻氏谓能变胃而不受胃变，苟非纯刚之药，曷胜其任？议于暮夜服玉壶丹五分，晨进。

人参、半夏、姜汁、茯苓、枳实、干姜。（《临证指南医案·卷三》）

秦。两年初秋发疡，脉络气血不为流行，而腹满重坠，卧则颇安，脐左动气，卧则尤甚，吐冷沫，常觉冷气，身麻语塞。肝风日炽，疏泄失职。经以肝病吐涎沫，木侮土位，自多䐜胀。丹溪云：自觉冷者，非真冷也。两次溃疡之后，刚燥热药，似难进商，议以宣通肝胃为治。有年久恙，贵乎平淡矣。

云茯苓三钱，三角胡麻（捣碎，滚水洗十次）三钱，浓橘红一钱，嫩钩藤一钱，熟半夏（炒黄）一钱半，白旋覆花一钱，滤清，服一杯，四帖。

又：接服大半夏汤。

熟半夏（炒）二钱半，云苓（小块）五钱，姜汁（调服）四分，人参（同煎）一钱。（《临证指南医案·卷三》）

薛，十九。腹满下至少腹，三阴都已受伤。而周身疥疮，数年不断，脉络中必有湿热。就腹痛泄泻，腑阳不通，不独偏热偏寒之治，常用四苓散。

猪苓三钱，茯苓三钱，泽泻一钱半，生於术一钱，椒目五分。（《临证指南医案·卷三》）

杨女。暑热秽浊，阻塞肺部，气痹腹满。宜以轻可去实。

西瓜翠衣、白通草、活水芦根、生苡仁，临好，加入石膏末二钱。（《临证指南医案·卷五》）

肾阳虚则乏纳气之权，浊阴凝痞，少腹渐觉有形为胀。脾阳虚则健运失司，食少易滞。受病既属内伤，固以理脏真为最要。益火暖土，使中下之阳得安，迄今图治。至冬至一阳来复，必获全效。

川椒、附子、白芍、茯苓、甘草。（《叶氏医案存真·卷三》）

脉沉细，胀渐甚，溺赤。

茯苓、干姜、泽泻、附子、白术、米仁。（《未刻本叶氏医案·保元方案》）

脉细，形神疲倦，显是命门真火式微，为之瘅胀肿满，王宇泰谓益火之源以消阴翳，正此候也。

济生肾气丸。午后用运理中阳法。

人参、茯苓、附子、於术、干姜、益智。(《未刻本叶氏医案·保元方案》)

脉弦涩，舌苔腻，湿邪阻于中焦，木火不能疏泄，湿火内蒸，升降之机失职，为之胀满，法宜疏之。

香附汁、广皮、藿梗、小青皮、茯苓、川连。(《未刻本叶氏医案·保元方案》)

湿阻为胀满，小溲不利，议开太阳。

带皮茯苓、泽泻、寒水石、桂心、生于白术、椒目、木防己、厚朴。(《未刻本叶氏医案·方案》)

王。胀满六年，产后小愈。今胀势复甚，兼脱肛，淋症，大腿热如滚水滚泼，食入脐中作痛。议治其腑。

小温中丸三钱，六服。(《临证指南医案·卷九》)

管，六七。少腹有形，六七年渐加胀满，述临摹纳食，夜必腹鸣瘕泄。盖老年坎阳日衰，坤土不运，浊阴下聚。凡冷滞肥腻食物宜忌，勿预家务，怡悦情怀，以为却病之计，若徒恃医药，非养生之法矣。

人参、菟丝子、胡芦巴、茯苓、舶茴香、上肉桂、补骨脂、砂仁、金铃子、肉果，山药糊捣丸。(《种福堂公选医案》)

某氏。雨湿凉气，乘于脾胃。泄泻之后，腹膨减食。宜健中运湿。

焦白术炭、厚朴、广皮、生谷芽、炒扁豆、木瓜、茯苓、泽泻。(《临证指南医案·卷六》)

谢。形神劳烦，阳伤，腑气不通，疝瘕阴浊从厥阴乘犯阳明，胃为阴浊蒙闭，肠中气窒日甚。年前邪势颇缓，宣络可效。今闭锢全是浊阴，若非辛雄刚剂，何以直突重围？胀满日增，人力难施矣。

生炮川乌头、生淡川附子、淡干姜、淡吴萸、川楝子、小茴香、猪胆汁。（《临证指南医案·卷三》）

腹中如有水状，行则腹鸣濯濯。经言：肺移寒于肾，水气客于大肠，如囊裹浆，按之不坚，属火衰阳虚，不得转输于膀胱，谓之涌水。

人参、附子、茯苓、白术、干姜、炙草。（《叶氏医案存真·卷一》）

马，齐门，十五岁。纯阳之体，脉来濡，腹大按之不坚，脉象非阳。述食时不适意，郁伤在脾，法当辛温通补。

人参、厚朴、煨姜、益智、茯苓、煨木香。（《叶天士晚年方案真本·杂症》）

疟久伤阳，瘅胀腹大，二便不爽，最不易治。先开太阳，令其阳气宣达再商。

五苓散。（《未刻本叶氏医案·保元方案》）

吴，荡口，四十六岁。面黄白，消瘦无神，腹大脐突，足冷肿重，自言如着囊沙，曾经因胀攻下，下必伤阳，而满胀如故，乃浊阴锢闭，真阳大伤，见症是不治之条。用药究理，暖以通阳泄浊。

生炒附子、椒目、炒黄干姜、炒小茴、车前。（《叶天士晚年方案真本·杂症》）

阴虚体质，复加劳力奔走，致阳气亦伤。舌边赤，中心黄，咽干腹膨。热在里，脉气结聚，胃失司降，当进解郁清燥。

杏仁、炒黄竹茹、瓜蒌仁、紫菀、金石斛、广皮白。（《眉寿堂方案选存·卷上》）

张，三十一岁。单单腹大，按之软，吸吸有声。问二便不爽，平日嗜饮，聚湿变热，蟠聚脾胃。盖湿伤太阴，热起阳明，湿本热标。

绵茵陈、茯苓皮、金斛、大腹皮、晚蚕砂、寒水石。（《叶天士晚年方案真本·杂症》）

◆ 泄泻

秋季寒热滞下，总是长夏为暑湿病。盖夏令脾胃司气，治失其宜，致腹满泄泻，跗浮囊肿，皆湿邪无以走泄，阻遏流行气机使然。肿胀势减，仍不饥少食，兼吐瘀浊痰血，要知湿是阴浊，久郁于中，必从热化，初伤气分，久而入络。"病能篇"中，以湿肿属脾。以脾为阴土，得阳乃运。今气困无以运行诸经，腑为窒痹。消则愈困，补则壅滞，当疏腑养脏为宜。凡腑以宣通为补，非徒偏热偏寒治矣。

茯苓、厚朴、生谷芽、新会皮、生益智、泽泻。

兼用仲淳资生丸去黄连，每早粥后嚼一丸，约二钱。（《叶氏医案存真·卷一》）

病后荤酒太早，脾阳受戕，湿伏成泄，湿胜则濡泄是也。

茆术炭、砂仁壳、广皮、厚朴、块茯苓、大腹皮、猪苓、泽泻。（《未刻本叶氏医案·方案》）

病后食物不节，下利。

益智仁、广皮、大腹皮、砂仁壳、茯苓、广藿香。（《未刻本叶氏医案·保元方案》）

蔡，二一。气短少续为虚。近日腹中不和，泄泻暑伤。先以清暑和脾，预防滞下。

厚朴、广皮、炙草、茯苓、泽泻、炒扁豆、麦芽、木瓜、炒楂肉、砂仁。

又：香砂异功散。（《临证指南医案·卷六》）

产后几五十日，下利滑腻，痞闷呕逆。此阳结于上，阴撤于下，仿仲景独治阳明法。

人参、赤石脂、五味子、茯神、炮姜炭、炒黄米。(《眉寿堂方案选存·卷下》)

产育致虚，病情多歧，不能缕分。思产后八脉皆空，损伤非在一脏一腑，所以诸恙并起。稍涉情志不适，药饵便少功效，沉痼宿恙骤难奏功。阅病原，再诊脉，知内因虚损，小效病复，实由于此。姑拟迩日再急，在腹胀洞泄，胁腹疼痛，冀得少缓一二，为进商之步。

人参、鹿茸、茯苓、舶茴香、紫石英、补骨脂。

另用禹余粮、赤石脂等分，糯米煮糊为丸，煎前方送二十丸。(《叶天士医案》)

陈，关上，十九岁。瓜水辛寒伤阳，渴泻腹鸣。

公丁香柄、诃子皮、官桂、生广木香、茯苓、炮黑姜、茅术、新会皮、厚朴。(《叶天士晚年方案真本·杂症》)

陈，三八。厥阴三疟半年。夏至节交，春木退舍，大寒热而倏解。病伤未旺，雨湿蒸逼外临，内受水谷不运，洞泄之后，而神倦食减。湿伤脾胃清气，用东垣清暑益气主之。

清暑益气法。(《临证指南医案·卷三》)

陈。寒湿已变热郁，六腑为窒为泻。

生台术、厚朴、广皮白、茯苓、益智仁、木瓜、茵陈、泽泻。(《临证指南医案·卷六》)

陈。脉缓大，腹痛泄泻，小溲不利。此水谷内因之湿，郁蒸肠胃，致清浊不分。若不清理分消，延为积聚黏腻滞下。议用芩芍汤。

淡黄芩、生白芍、广皮、厚朴、藿香、茯苓、猪苓、泽泻。

（《临证指南医案·卷六》）

陈氏。产育十五胎，下元气少固摄，晨泄。自古治肾阳自下涵蒸，脾阳始得运变。王氏以食下不化为无阳，凡腥腻沉着之物当忌。早用四神丸，晚服理中去术、草，加益智、木瓜、砂仁。（《临证指南医案·卷六》）

程，三一。食入不化，饮酒厚味即泻，而肠血未已。盖阳微健运失职，酒食气蒸，湿聚阳郁，脾伤清阳日陷矣。议用东垣升阳法。

人参、茅术、广皮、炙草、生益智、防风、炒升麻。（《临证指南医案·卷七》）

程，五二。操家，烦动嗔怒，都令肝气易逆，干呕味酸，木犯胃土，风木动，乃晨泄食少，形瘦脉虚。先议安胃和肝。

人参、半夏、茯苓、木瓜、生益智、煨姜。（《临证指南医案·卷三》）

程。久泻延虚，痛后而泻，气弱不司运行。病因小产而来，法当中下两调。

人参、炒菟丝子、木香、茯苓、炒白芍、炒补骨脂。（《临证指南医案·卷九》）

程。劳损经年，食入腹胀痛泻，心中寒凛，肤腠热蒸。此阳不内潜，脾胃久困，万无治嗽清降之理。议用戊己汤，扶土制木法。（《临证指南医案·卷六》）

程。诊脉肝部独大，脾胃缓弱，平昔纳谷甚少，而精神颇好。其先天充旺，不待言矣。目今水泻，少腹满胀。少腹为厥阴肝位，由阴阳不分，浊踞于下，致肝失疏泄。当以五苓散导水利湿，仿古急开支河之法。（《临证指南医案·卷六》）

程女。湿郁脾阳，腹满，肢冷，泄泻。

四苓散加厚朴、广皮。(《临证指南医案·卷六》)

程氏。寒湿腹痛，恶心泄泻。

厚朴、藿香梗、益智仁、广皮、炒茅术、煨木香、茯苓、泽泻。(《临证指南医案·卷六》)

戴，太兴，廿八岁。色脉是阴虚，其喉妨纳，乃阴乏上承，热气从左升，内应肝肾阴火，前议复脉。大便滑泄，知胃气久为病伤，不受滋阴。必当安闲静室以调，非偏寒偏热药能愈。

人参、扁豆、川斛、茯神、木瓜、北沙参。(《叶天士晚年方案真本·杂症》)

凡三阳症，邪未入里归腑，尚在散漫之时，用承气汤误下之，则热不解而下利，神虚妄言见矣。拟苦清以通腑气，仍用葛根解肌开表，斯成表里两解之法耳。

葛根、黄芩、黄连、甘草(《叶氏医案存真·卷二》)

范升九。四肢乍冷，自利未已，目黄稍退，而神倦不语。湿邪内伏，足太阴之气不运。经言：脾窍在舌。邪滞窍必少灵，以致语言欲謇。法当分利佐辛香，以默运坤阳，是太阴里症之法。

生於术、草果仁、厚朴、木瓜、茯苓、泽泻。

第二案：身体稍稍转动，语謇神呆，犹气机未为灵转，色脉非是有余，而湿为阴邪，不徒偏寒热已也。

生於术、石菖蒲汁、郁金、茯苓、远志、米仁。

第三案：湿滞于中，气蒸于上，失降，不得寐，口起白疳，仍不渴饮。开上郁，佐中运，利肠间，亦是宣通三焦也。

生於术、寒水石、米仁、桔梗、广皮、猪苓、泽泻。

第四案：湿胜中宫不运，易生痰饮，不欲食，须使神机灵泛，少佐疏滞。外台茯苓饮去广皮，加天竺黄、石菖蒲。

第五案：人参、金斛、枳实、於术、茯苓、广皮。

第六案：脾胃不醒，皆从前湿蒸之累。气升痰咳，参药缓进。

炒川贝、茯苓、地骨皮、米仁、郁金、淡芩。（《叶氏医案存真·卷二》）

伏暑深秋乃发，是属里证，虽经遗泄，系阴虚夹邪。忌用温散，再伤阴液。今自利口渴腹满，可与四逆散方法。

黄芩、枳实、六一散、生芍、广皮白。（《眉寿堂方案选存·卷上》）

伏邪下利，脉弦，法宜和之。

霍梗、广皮、泽泻、麦芽、茯苓、香附、猪苓、腹皮。（《未刻本叶氏医案·保元方案》）

肝气不疏，久利腹痛。

安蛔丸。（《未刻本叶氏医案·保元方案》）

葛，疟久，舌白，泄泻。太阴脾伤，肌肉微浮。宜补中却邪，大忌消克发散。

人参、草果、白芍、茯苓、煨老姜、炙草。（《临证指南医案·卷六》）

葛，四十。酒客，大便久泻，胁上曾发痈疡，春夏胁下有形，腹形满胀。此久蕴湿热痈脓，自利未能泄邪，肠胃气壅，利频不爽。法当分消以去湿热，若攻劫太过，必伤脾胃。议用丹溪小温中丸，早进二钱五分，夜进二钱五分，三两。（《临证指南医案·卷七》）

龚，五二。诊脉两关缓弱，尺动下垂。早晨未食，心下懊憹。纳谷仍不易化。盖脾阳微，中焦聚湿则少运；肾阴衰，固摄失司为瘕泄。是中宜旋则运，下宜封乃藏，是医药至理。议早进治中法，夕用四神丸。（《临证指南医案·卷六》）

顾。得汤饮，腹中漉漉，自利稀水。平昔酒客留湿，湿胜内蕴，肠胃不爽，凝积。东垣清暑益气，亦为湿热伤气而设。但脾胃久病，仍能纳食，当苦味坚阴，芳香理脾。

生茅术四两，炒黑黄柏二两，炒黑地榆二两，猪苓一两半，泽泻一两半。

水法丸，服三钱。（《临证指南医案·卷七》）

顾。脾肾瘕泄，腹膨肢肿。久病大虚，议通补中下之阳。

人参、川熟附、茯苓、泽泻、炒黄干姜。（《临证指南医案·卷六》）

顾氏。阅病原是劳损，自三阴及于奇经。第腹中气升胃痛，暨有形动触。冲任脉乏，守补则滞，凉润则滑。漏疡，久泻，寒热，最为吃紧。先固摄下焦为治。

人参、炒菟丝饼、芡实、湖莲、茯神、赤石脂。（《临证指南医案·卷六》）

胡，二三。三疟劫截不效，必是阴脏受病。衄血热渴，食入不化，痛泻，二者相反。思病延已久，食物无忌，病中勉强进食，不能充长精神，即为滞浊阻痹。先以胀泻调理，不必以疟相混。

草果、厚朴、陈皮、木香、茯苓皮、腹皮、猪苓、泽泻。（《临证指南医案·卷六》）

瘕泄下冷热升，议通摄任、督之散越。

鹿角霜三钱，熟地炭五钱，补骨脂（盐水先煎百沸）八分，败龟板（刮光炙脱研）三钱，云茯苓钱半，石壳建莲（连壳勿研）十粒。（《眉寿堂方案选存·卷上》）

间疟，便泄，脘闷。

藿香、杏仁、广皮、白蔻、厚朴、半夏、茵陈、苓皮。（《未刻本叶氏医案·保元方案》）

江。温邪自利，瘾疹。

黄芩、连翘、牛蒡子、桔梗、香豉、薄荷、杏仁、橘红、通草。（《临证指南医案·卷五》）

金，五八。能食不化，腹痛泄泻。若风冷外乘，肌肉着冷，其病顷刻即至。上年用石刻安肾丸，初服相投，两旬不效。知是病在中焦，不必固下矣。自述行走数十里，未觉衰倦，痛处绕脐。议用治中法，足太阴阳明主治。

生於术、生茅术、生益智、淡干姜、胡芦巴、茯苓、木瓜、荜茇。（《临证指南医案·卷六》）

惊则动肝，肝气上逆；忧则伤肺，肺气失降。升降失司，中焦不运，气聚成形，风扰鸣泄。仲景论上升吐蛔，下坠狐惑，都从胃虚起见。风木相侮，阳土日困，食减便溏有诸，由惊忧偏逆致病。因病失治延虚，最难奏效。用药不过生化克制之理，培其受侮，平其冲扰；补阳明以宣府，泄厥阴以平逆，如是而已。至于拔病根，在乎居恒颐养，当医药外求之。

人参、干姜、川椒、川楝子、茯苓、桂枝、白芍、乌梅。（《叶天士医案》）

久病形神日消，脉象坚大，是谓脉无胃气矣。曾于上年夏季便泻腹痛食减，舒肝健脾疏补，春进安胃丸，此生气不至。当女子天癸将通之岁，经脉气机怫逆，久郁热蒸，渐为枯涸之象，最足虑也。议用汪石山郁劳治法。

川芎、白芍、湖莲肉、青蒿、当归、熟地、南楂肉、香附。（《眉寿堂方案选存·卷下》）

久利，脉涩，腰酸。

鹿角霜、川续断、禹余粮、紫巴戟、赤石脂、椿根皮。（《未刻本叶氏医案·方案》）

久利盗汗，恶心形凛，肌发红点如瘾，虚中夹邪耳。

359

谷芽、木瓜、半夏曲、茯苓、广皮、荷叶蒂。（《未刻本叶氏医案·方案》）

久泄腹满，下焦怯冷，经数载余。述起产后，此伤在冲任矣。用药自以温纳，惟恐病深难复。

鹿茸、淡附子、人参、赤石脂、川椒、胡芦巴、炮姜、补骨脂、桂心、茯苓片、肉蔻、菟丝子。（《未刻本叶氏医案·保元方案》）

久泻欲呕，腹中有形，升起痛楚，小便不利，喜食麦面，皆肝厥，内风袭胃之症。缘稚年惊恐，多烦多哭，气逆风旋，蛔不自安而动。久调必痉，必当苦降辛宣酸泄，风木得和，脾胃可安。东垣老人治脾胃，必先远肝木矣！

川黄连、白芍、乌梅、干姜、桂木、人参、川楝子、川红椒（炒黑）。

为末，乌梅肉为丸，每服二钱，米饮下忌食甘。（《叶氏医案存真·卷三》）

劳复，虚寒泄下，加以绝谷胃损，络血洞下，昏乱无神。脉诊三五参差，阴阳已属脱根，恐坏于子丑二时，真气不相维续。勉用大封固一法。

人参、熟附子、生芪、五味子、於术。（《叶氏医案存真·卷一》）

李，二九。劳怯，形色夺，肌肉消，食减便滑，兼痰呛喉痛。知医理者，再无清咽凉肺滋阴矣。病人述心事操持病加，显然内损，关系脏真。冬寒藏阳，人身之阳升腾失交，收藏失司，岂见病治病肤浅之见识。据说食进逾时，必有痛泻。经言食至小肠变化，屈曲肠间有阻，常有诸矣。凡汤药气升，宜丸剂疏补。资生丸食后服。

晨服。

人参、坎气、茯苓、黑壳建莲、五味、芡实，山药浆丸。
（《临证指南医案·卷一》）

李氏。脉沉，形寒，腰髀牵强，腹鸣，有形上下攻触，每晨必泻，经水百日一至。仿仲景意。

茯苓、炮淡干姜、生於术、肉桂。（《临证指南医案·卷六》）

刘山西，泄泻二年，食物不减。胃气未损，脾阳已弱，水湿阴浊不易输运。必须慎口，勿用寒滑厚味，议用暖中佐运法。

生茅术、生於术、炒香菟丝子、茯苓。（《种福堂公选医案》）

陆，太仓，三十二岁。阴损瘕泄，以酸收甘补。

人参、茯神、炒白芍、熟地炭、炙甘草、五味子，山药浆丸。
（《叶天士晚年方案真本·杂症》）

陆，五一。当脐动气，子夜瘕泄，昼午自止。是寒湿泣凝，腑阳不运，每泻则胀减，宜通不宜涩。

制川乌、生茅术、茯苓、木香、厚朴、广皮。（《临证指南医案·卷六》）

陆，西淮，六十一岁。人到花甲，下元先亏，嗜酒湿聚，便滑，视面色雄伟，精采外露，加劳怒内风突来，有痱中之象。

七宝美髯丹加三角胡麻。（《叶天士晚年方案真本·杂症》）

陆妪。气滞为胀，湿郁为泻，主以分消。

炒厚朴、大腹皮、茯苓、泽泻、煨益智、广皮、炒楂肉。
（《临证指南医案·卷六》）

马，三六。暮食不化，黎明瘕泄。乃内伤单胀之症，脾肾之阳积弱。据理当用肾气丸。（《临证指南医案·卷三》）

马，四一。饮酒少谷，中气久虚，晨泄，下部冷，肾阳脾阳两惫，知饥少纳，法当理阳。酒客性不喜甘腻滋柔之药。

茯苓、覆盆子、生益智、炒菟丝饼、补骨脂、芡实。(《临证指南医案·卷六》)

脉沉而微，沉为里寒，微为无阳。舌白似粉，泻起口渴。身体卧着，其痛甚厉。交夏阴气在内，其病日加。寅辰少阳升动，少缓。少腹至阴部位，浊阴凝聚，是为疝瘕。若读书明理之医，凡阴邪盘踞，必以阳药通之，归、地列于四物汤，护持血液。虽佐热剂，反与阴邪树帜。当以纯刚药，直走浊阴凝结之处。调摄非片言可尽也。

川附子、黑川乌、吴茱萸、干姜、猪胆汁。

再诊：阴寒盘踞少腹，非纯阳刚剂直入坚冰之地，阴凝不解。此如亚夫之师从天而降也。医易肾气汤，阴多阳少，立见病加，反至不食，药不对症。仿通脉四逆汤法。

附子、干姜、猪胆汁。(《叶天士医案》)

脉沉微，下利，呕逆，身痛，四肢厥冷，少阴中寒。应四逆汤急救其里。

生炮附子、干姜、炙甘草。(《叶氏医案存真·卷二》)

脉短无神，并不口渴思饮，水入欲呕欲哕，下利黄水。八日来身热汗出不解，时时谵语，防其昏厥瘈疭，是湿热深陷入里，议用桂苓甘露饮。

杏仁、益智仁、茯苓、猪苓、厚朴、木瓜、滑石、泽泻。(《眉寿堂方案选存·卷上》)

脉涩下利，少腹啾唧，此阳微积着使然，法当温通。

焦术、菟丝饼、肉桂心、胡芦巴、沉香汁。(《未刻本叶氏医案·保元方案》)

脉微，久泄，瘕聚。

四神丸。(《未刻本叶氏医案·方案》)

脉微，下利厥逆，烦躁，面赤戴阳，显然少阴症，格阳于上也。用白通去猪胆汁，以胆汁亦损真阳也。

泡生附子、干姜、葱白，煎好冲入人尿一杯。（《叶氏医案存真·卷二》）

脉微而迟，色衰萎黄。凡阳气不足，久利久泻，穷必伤肾。今浮肿渐起目下，是水失火而败，若非暖下，徒见泄泻有红，为脾胃湿热，必至中满败坏。

熟地炭、淡附子、茯苓、车前子、生茅术、干姜。（《叶天士医案》）

脉歇，阳伤阴干，便泄腹膨，宜节食物。

真武汤。（《未刻本叶氏医案·方案》）

某，三三。酒湿内聚痰饮，余湿下注五泄。常用一味茅术丸。

炒半夏、茯苓、苡仁、刺蒺藜、新会皮。（《临证指南医案·卷六》）

某，五八。形寒便泻，舌白。

厚朴、广皮、半夏、茯苓皮、桂枝木、生姜。（《临证指南医案·卷六》）

某。背部牵掣入胁，晨泻。

苓桂术甘去甘，加鹿角、姜、枣。（《临证指南医案·卷六》）

某。病后，阴伤作泻。

乌梅、白芍、炙草、广皮、茯苓、荷叶。（《临证指南医案·卷六》）

某。产后下焦阴亏，奇脉不固，阳浮乃升。风动则飧泄嘈杂，液损必消渴骨热。治在肝肾，静药固摄。

熟地、湖莲、炙草、五味、芡实、山药、旱莲、女贞。（《临证指南医案·卷九》）

某。潮热，自利，腹痛。

黄芩、生白芍、枳实、桔梗、槟榔汁、木香汁。（《临证指南医案·卷七》）

某。腹鸣晨泄，巅眩脘痹，形质似属阳不足。诊脉小弦，非二神、四神温固之症。盖阳明胃土已虚，厥阴肝风振动内起，久病而为飧泄。用甘以理胃，酸以制肝。

人参、茯苓、炙草、广皮、乌梅、木瓜。（《临证指南医案·卷六》）

某。久劳，食减，便溏不爽，气短促。

异功加五味子。（《临证指南医案·卷一》）

某。久泻，脉虚。

人参、五味、禹余粮石。（《临证指南医案·卷六》）

某。脉右弦，腹膨鸣响，痛泻半年不痊。此少阳木火郁伤脾土，久则浮肿胀满。法当疏通泄郁，非辛温燥热可治。

黄芩、白芍、桑叶、丹皮、柴胡、青皮。（《临证指南医案·卷六》）

某。脾肾不摄，五更泻。

巴戟、菟丝子、五味、补骨脂、芡实、建莲、山药、炙草。（《临证指南医案·卷六》）

某。脾肾虚寒多泻，由秋冬不愈，春木已动，势必克土。腹满，小便不利，乃肿病之根。若不益火生土，日吃疲药，焉能却病？

人参、白术、附子、生益智、菟丝子、茯苓。（《临证指南医案·卷三》）

某。肾虚瘕泄，乃下焦不摄。纯刚恐伤阴液，以肾恶燥也。早服震灵丹二十九丸。晚间米饮汤调服参苓白术散二钱。二药服

十二日。(《临证指南医案·卷六》)

参苓白术散：人参、茯苓、白术、甘草、山药、扁豆、苡仁、建莲、砂仁、桔梗、陈皮。

某。肾虚瘕泄。

炒香菟丝子、生杜仲、炒焦补骨脂、茴香、云茯苓。

又：阳微，子后腹鸣，前方瘕泄已止。

人参、炒菟丝子、炒补骨脂、湖莲肉、芡实、茯苓。(《临证指南医案·卷六》)

某。泻五十日，腹鸣渴饮，溲溺不利，畏寒形倦，寐醒汗出。用温中平木法。

人参、胡芦巴、炮姜、茯苓、诃子皮、附子、粟壳。(《临证指南医案·卷六》)

某。阳虚体质，食入不化，饮酒厚味即泻，而肠血未止。盖阳微健运失职，酒食气蒸湿聚，脾阳清阳日陷矣。当从谦甫先生法。

人参二钱半，干姜（煨）二钱半，附子三钱，茅术五钱，升麻三钱，白术二钱半，厚朴二钱半，茯神二钱半，广皮二钱半，炙草二钱半，归身一钱半，白芍一钱半，葛根二钱半，益智一钱半，地榆三钱半，神曲一钱半。上药各制，姜枣汤丸。(《临证指南医案·卷七》)

某。阴疟久伤成损，俯不能卧，脊强，脉垂，足跗浮肿。乃督脉不用，渐至伛偻废疾。近日暑湿内侵，泄泻。先宜分利和中。

厚朴、藿香、广皮、茯苓、泽泻、木瓜、炒扁豆、炒楂肉、炒砂仁。(《临证指南医案·卷六》)

某。自利不渴者属太阴。呃忒之来，由乎胃少纳谷。冲气上逆，有土败之象，势已险笃。议金匮附子粳米汤。

人参、附子、干姜、炙草、粳米。（《临证指南医案·卷七》）

某氏。脉沉缓，肌肉丰盛，是水土禀质。阳气少于运行，水谷聚湿，布及经络，下焦每有重着筋痛。食稍不运，便易泄泻，经水色淡，水湿交混。总以太阴脾脏调理，若不中窾，恐防胀病。

人参、茯苓、白术、炙草、广皮、羌活、独活、防风、泽泻。（《临证指南医案·卷六》）

疟后耳窍流脓，是窍闭失聪，留邪与气血混为扭结，七八年之久。清散不能速效，当忌荤酒浊味，卧时服茶调散一钱，患耳中以甘遂削尖，插入，口内衔甘草半寸许。两年前晨泄，食入呕吐，此非有年体质之脾肾虚泻，可以二神、四神治也。盖幼冲阳虚，百中仅一耳。今泄泻仍然寒热，咳嗽失血，天癸不来，脉得弦数，形色消夺，全是冲年阴不生长，劳怯大着。无见病治病之理，保其胃口，以冀经通，务以情怀开爽为要，勿恃医药却病。

熟地炭、炒当归、炙甘草、炒白芍、淡黄芩、乌梅肉、黑楂肉。（《叶氏医案存真·卷一》）

潘。入夜咽干欲呕，食纳腹痛即泻。此胃口大伤，阴火内风劫烁津液。当以肝胃同治，用酸甘化阴方。

人参一钱半，焦白芍三钱，诃子皮七分，炙草五分，陈仓米三钱。

又：去陈米，加南枣一枚。

又：咽干不喜汤饮，腹鸣溺浊。五液消烁，虚风内风扰于肠胃。

人参、木瓜、焦白芍、赤石脂、炙草。（《临证指南医案·卷六》）

脾阳困顿，飧泄腹痛。

丁香、荜茇、白茯苓、炮姜、广皮、益智仁。（《未刻本叶氏

医案·方案》）

颜。病已半年，夜寐易醒，汗泄，自觉元海震动，腹鸣晨泻。年岁望六，不仅经营烦劳伤阳，肾真亦渐散越，仍议固下一法。

人参、赤石脂、禹余粮、五味子、泡淡干姜。（《种福堂公选医案》）

齐，四十八岁。四五月暴暖，雨湿泄泻，是劳烦气弱，易受时令之气。今见症脾胃不和，乃长夏热泄元气，胃津伤，口必不辨五味。

人参、砂仁、桔梗、米仁、乌梅、白蔻仁、橘红、谷芽。（《叶天士晚年方案真本·杂症》）

蒂劳下损，久则延及三焦，不独八脉。晨泻呕食，心热下冷，吸短胀痛，焉有寒凉止嗽清热之理。扶得胃口安谷，月事仍来，方得回春。

异功散加南枣。（《眉寿堂方案选存·卷下》）

僧，五五。瘕泄一年，食减腹鸣，属脾肾阳衰。近腹中微痛，兼理气滞。用陈无择三神丸。（《临证指南医案·卷六》）

舌白，下利两月，脾阳伤矣。有年当此，恐延及肾致脱。

理中汤加桂心、茯苓。（《未刻本叶氏医案·保元方案》）

舌白口腻，痰多自利，湿热未尽，中焦不运，防变胀满。

川连、人参、半夏、白芍、枳实、茯苓。（《眉寿堂方案选存·卷上》）

舌干不喜饮，腹鸣下利，皆阴液不肯上注，亦属枯槁之象。仲景于邪少虚多，每以复脉汤升其津液。

复脉汤去桂枝、麻仁，冲入青蔗浆一杯。（《眉寿堂方案选存·卷上》）

湿积，下利腹痛。

茆术、广皮、益智仁、茯苓、厚朴、广木香。(《未刻本叶氏医案·方案》)

湿盛，飧泄便血。

茅术、炙草、茯苓、炮姜、木瓜、广皮。(《未刻本叶氏医案·保元方案》)

湿阻，下利腹痛。

厚朴、广皮、香附、藿香、茯苓。(《未刻本叶氏医案·保元方案》)

湿阻泄泻。

藿梗、苓皮、腹皮、麦芽、厚朴、广皮、泽泻、猪苓。(《未刻本叶氏医案·保元方案》)

时，二十。脉细，属脏阴之损。平素畏寒怯冷，少年阳气未得充长。夏令暴泻，是时令湿热，未必遽然虚损若此。今谷减形瘦，步履顿加喘息，劳怯显然，当理脾肾。

早服加减八味丸，晚服异功散。(《临证指南医案·卷一》)

时序湿热，与水谷内因之湿互异，况舌白下利，中阳已弱。脉缓，干呕而烦。夏暑最怕发痉昏厥，议通中焦之阳以驱湿。

杏仁、半夏、猪苓、茯苓、姜汁。(《眉寿堂方案选存·卷上》)

食物失宜，下利更甚。

益智、胡芦巴、青皮、茯苓、炮老姜、荜茇。(《未刻本叶氏医案·方案》)

食下少运，便泄，少腹气坠，脉细。命门火虚，清阳下陷，日久有腹满气急之患。

鹿茸、菟丝子、胡芦巴、人参、白茯苓、补骨脂。(《未刻本叶氏医案·方案》)

食滞，下利腹痛。

厚朴、谷芽、煨姜、陈皮、半曲、枳实。(《未刻本叶氏医案·方案》)

暑湿内陷下利。

益智仁、砂仁壳、木瓜、广藿香、白茯苓、广皮。(《未刻本叶氏医案·保元方案》)

暑湿未净，下利频来。

人参、茯苓、姜炭、炒陈皮、焦术、炙草、木瓜、益智仁。(《未刻本叶氏医案·保元方案》)

暑湿下利，左脉弦，鼻衄。

藿香、木瓜、炒扁豆、川连、赤苓、广陈皮。(《未刻本叶氏医案·保元方案》)

孙。脉左数，下利，腹不甚痛，暮夜微热。所伏暑热，乘阴虚下陷，是清热理脾不效。当摄阴升阳。

熟地炭、当归炭、山楂炭、炒黑麦芽、炙黑甘草、防风根、炒黑升麻。

又：照方去山楂、麦芽，加人参、焦白芍。

又：泻痢久必阴损液耗，此口渴微咳，非实火客邪。与甘酸化阴。

人参、山药、炙草、炒乌梅、木瓜、炒湖莲肉。(《临证指南医案·卷七》)

陶，木渎，十三岁。夏季泄泻，秋半腹膨仍痛。问饮瓜汁水寒，脾胃阳伤，气呆乃胀。疏通带补，必佐温以复阳。

人参、茯苓、公丁香、甘松、厚朴、广皮、木瓜、南楂肉。(《叶天士晚年方案真本·杂症》)

陶，十八。病由春木正旺，中焦受克。先泄泻，继以腹痛，

369

小便不利，食不思纳，皆是六腑不和所致。夫胃为阳土，肝属阴木。腑宜通，肝宜柔宜凉。治胃必佐泄肝，制其胜也。阅方呆补，不知脏腑阴阳，故辨及之。

泡淡黄芩、炒小川连、炒广皮、厚朴、生白芍、炒乌梅肉、猪苓、泽泻。（《临证指南医案·卷六》）

田，三八。久矣晨泄腹痛，近日有红积，此属肾虚。

补骨脂、大茴香、五味、茯苓、生菟丝。（《临证指南医案·卷七》）

填补皆效，复大便频下。中气虚甚，乏力用参，奈何。

焦术、菟丝饼、芡实、山药、炙甘草、建莲。（《未刻本叶氏医案·保元方案》）

脘爽便泄，宜和中焦。

半曲、木瓜、谷芽、茯苓、广皮、香附。（《未刻本叶氏医案·方案》）

汪。长夏湿气，主伤脾胃中阳。湿是阴浊之气，不饥泄泻。湿滞气阻，升降不利，咳声震动而血溢。医知风寒火颇多，而明暑湿燥绝少。愈治愈穷，茫茫无效。到吴已易三方，病减及半，推原和中为要。

生谷芽、茯苓、白芍、炙草、米仁、北沙参。（《叶天士晚年方案真本·杂症》）

汪，廿八岁。视色究脉，损在奇经诸脉，晨起瘕泄，交晡夜溺淋痛楚，任、督为阴阳二海，脂液枯竭，由阴损损及乎阳，引导令其渐交，非时下可以速功。

人参、鹿茸、舶茴香、龟板心、生菟丝子粉、归身。

用生羊肾十二枚，去脂蒸烂捣丸。另煎漂淡鲍鱼汤，送三钱。（《叶天士晚年方案真本·杂症》）

王，三五。三年久损，气怯神夺。此温养补益，皆护元以冀却病，原不藉乎桂、附辛热，以劫阴液。今胃减咽干，大便溏泄经月。夏三月脾胃主候，宜从中治。

人参、炒白芍、炙草、煨益智、炒木瓜、茯苓、广皮。（《临证指南医案·卷六》）

王，四五。阳结于上，阴泄于下，晨泄多因肾虚，阴伤及阳，胃口自惫。舌畏辛辣，不受桂附之猛烈。虚肿虚胀，先宜固剂。

人参、禹余粮、赤石脂、五味子、砂仁末。（《种福堂公选医案》）

王，同里，廿七岁。向成婚太早，精未充先泄。上年起于泄泻，继加痰嗽，食纳较多，形肌日瘦，深秋喉痛，是肾精内乏。当冬令潜降，阴中龙雷闪烁，无收藏职司，谷雨万花开遍，此病必加反复。

秋石拌人参、紫衣胡桃肉、茯神、紫石英、女贞子、北五味子。（《叶天士晚年方案真本·杂症》）

王，五十。久痢久泻为肾病，下泻久而阴伤气坠。四神丸治脾肾晨泄，辛温香燥皆刚，佐入五味酸柔，不过稍制其雄烈。此肛坠尻酸，乃肾液内少而气陷矣。腥油肉食须忌。

熟地、禹余粮石、五味子。（《临证指南医案·卷七》）

王。过食泄泻，胃伤气陷。津不上涵，卧则舌干微渴。且宜薄味调摄，和中之剂，量进二三可安。

人参、葛根、生谷芽、炙甘草、广皮、荷叶蒂。（《临证指南医案·卷六》）

胃主纳，脾主运。能食不化，泄泻，治在太阴脾脏。此脏为柔脏，阳动则能运，凡阴药取味皆静，归、地之属，反助病矣。

淡附子、淡干姜、生益智、生砂仁、人参、茯苓。（《叶氏医

案存真·卷一》）

温。长夏湿胜为泻，腹鸣溺少，腑阳不司分利。先宜导湿和中。

胃苓汤。

又：向年阴分伤及阳位，每有腹满便溏，长夏入秋，常有滞下。此中焦气分积弱，水谷之气易于聚湿。或口鼻触入秽邪，遂令脾胃不和。是夏秋调摄最宜加意，拟夏秋应用方备采。天暖气蒸，南方最有中痧痞胀诸恙。未受病前，心怀疑虑，即饮芳香正气之属，毋令邪入，为第一义。

藿香梗、白蔻仁、橘红、桔梗、杏仁、郁金、降香、厚朴。

夏至后，热胜湿蒸，气伤神倦，用东垣益气汤。若汗出口渴，兼生脉散敛液。（《临证指南医案·卷六》）

温邪深入，咽阻，心中热闷，自利，三焦咸病，恐热极欲厥。

淡黄芩、川连、杏仁、生白芍、乌梅、淡竹叶。（《眉寿堂方案选存·卷上》）

吴。阳虚恶寒，恶心，吞酸，泄泻。乃年力已衰，更饮酒中虚。治法必以脾胃扶阳。

人参、茯苓、附子、白术、干姜、胡芦巴。（《临证指南医案·卷六》）

席，五四。阴疟初愈，不慎食物，清阳既微，健运失司，肠胃气滞，遂为洞泄。且足跗微肿，虑其腹筒欲满。夏季脾胃主令，尤宜淡薄。药以通阳为先，平时脾肾两治。

胃苓汤去白术、甘草，接服黑地黄丸去五味。（《临证指南医案·卷六》）

下利，脉小而迟。食物不节，脾阳戕矣。

焦术、茯苓、荜茇、干姜、益智、新会。（《未刻本叶氏医

案·保元方案》）

下利，身热。

藿香、防风、广皮、厚朴、茯苓、煨姜。（《未刻本叶氏医案·保元方案》）

下利半月，脉涩，此阴暑伤中。

荜茇、厚朴、茯苓、丁香、益智、广皮。（《未刻本叶氏医案·保元方案》）

夏季暑湿先入气分，如泄泻溲少，皆湿热郁阻气分，六和、甘露，可证可据之方也。

省头草、杏仁、米仁、大麦、白蔻仁、橘红、茯苓。（《眉寿堂方案选存·卷上》）

夏令伏邪，至秋深而发，发汗不解，继又泄泻。此伏里之证，与暴感不同，所以表散、和解不能取效。病有四旬，脉细搏如刃，面色消夺，犹里热口渴，舌色白，病中遗泄，此久热迫蒸，阴阳失守，苦药燥损，津液日枯，因热致病。医不以河间三时法则，分三焦以逐邪，昧于从事节庵陋习，宜乎淹淹不已。若不急调，久延虚怯一途，古人所谓因病致损也，慎之！

卷心竹叶、生地炭、生白芍、米炒麦冬、炒丹皮、乌梅肉。（《眉寿堂方案选存·卷上》）

飧泄半载，脾阳困也。

焦术、木瓜、炮姜、菟丝子、益智、茯苓。（《未刻本叶氏医案·保元方案》）

虚损泄泻，用异功理中，乃补脾胃以煦其阳气方法，无如失血遗精，金水久亏，阴乏上承，咽喉失音，而泻仍不已。长夏吸受暑湿之气，与身中浮越之气互为郁蒸，遂起疳蚀。气阻则妨纳食，是劳损为本而杂以暑湿，纯补决不应病。与轻淡气薄之剂，先清上焦，后议补益。

芦根、马兜铃、通草、米仁、滑石、西瓜翠衣。（《叶天士医案》）

徐，五九。晨泄病在肾。少腹有瘕，亦是阴邪。若食荤腥厚味，病即顿发，乃阳气积衰。议用四神丸。（《临证指南医案·卷六》）

许，十九。善嗳，食减无味，大便溏泻。三年久病，内伤何疑。但清内热，润肺理嗽。总是妨碍脾胃。思人身病损，必先阴阳致偏。是太阴脾脏日削，自然少阳胆木来侮。宗《内经》补脏通腑一法。

四君子加桑叶炒丹皮。

又：虚劳三年，形神大衰，食减无味，大便溏泻，寒起背肢，热从心炽，每咳必百脉动掣，间或胁肋攻触。种种见症，都是病深传遍。前议四君子汤，以养脾胃冲和，加入桑叶、丹皮，和少阳木火，使土少侵，服已不应。想人身中二气致偏则病，今脉症乃损伤已极，草木焉得振顿。见病治病，谅无裨益。益气少灵，理从营议。食少滑泄，非滋腻所宜。暂用景岳理阴煎法，参入镇逆固摄。若不胃苏知味，实难拟法。

又：人参、秋石、山药、茯苓。河车胶丸。（《临证指南医案·卷一》）

阳伤气陷，下利，腹膨。

人参、益智仁、茯苓、焦白术、炮姜、胡芦巴、菟饼肉、桂心。（《未刻本叶氏医案·保元方案》）

杨。瘕泄起于产后，三年方愈。下损已极，经水几月一至，来必衰颓如病，奇经冲、任交空，下焦畏冷，食冷则泻，心中疼热。暖下温经主之。

人参、鹿角霜、炒菟丝、生杜仲、炒杞子、熟白术、淡骨脂、茯苓，蒸饼丸。（《临证指南医案·卷九》）

叶，三六。左胁气胀，在皮膜之里，此络脉中病也。泄肝破气久服，脾胃受困，而为泄泻，得养中小愈。然以药治药，脉络之病仍在。

半夏、桂枝、茯苓、远志、归须、橘红，姜枣汤泛丸。（《临证指南医案·卷六》）

叶，五七。平素操持积劳，五志之火易燃，上则鼻窍堵塞，下有肛痔肠红。冬春温邪，是阳气发越，邪气乘虚内伏。夫所伏之邪，非比暴感发散可解，况兼劳倦内伤之体。病经九十日来，足跗日肿，大便日行五六次，其形黏腻，其色黄赤紫滞，小便不利，必随大便而稍通。此肾关枢机已废，二肠阳腑失司。所进水谷，脾胃不主运行，酿湿坠下，转为瘀腐之形。正当土旺入夏，脾胃主气，此湿热内淫，由乎脾肾日伤。不得明理之医，一误再误，必致变现腹满矣。夫左脉之缓涩，是久病阴阳之损，是合理也。而右脉弦大，岂是有余形质之滞？即仲景所云弦为胃减，大则病进。亦由阳明脉络渐弛，肿自下日上之义。守中治中，有妨食滋满之弊。大旨中宜运通，下宜分利。必得小溲自利，腑气开阖，始有转机。若再延绵月余，夏至阴生，便难力挽矣。

四苓加椒目、厚朴、益智、广皮白。

又：服分消方法五日，泻减溺通，足跗浮肿未消。要知脾胃久困，湿热滞浊，无以运行，所进水谷，其气蒸变为湿，湿胜多成五泻。欲使湿去，必利小便。然渗利太过，望六年岁之人，又当虑及下焦。久病入夏，正脾胃司令时候。脾脏宜补则健，胃腑宜疏自清。扶正气，驱湿热，乃消补兼施治法。晚服资生丸，炒米汤送下。

早服：人参、广皮、防己、厚朴、茯苓、生术、泽泻、神曲、黄连、吴萸。(《临证指南医案·卷六》)

叶，自五月间生产，将交白露，日泻五六次。每泻必先痛，形寒战栗，气冲入脘欲呕，脉来右濡，下坠入尺。以冷湿夹阴浊，致阻遏阳气流行。法当辛温，宣通阳痹。

炒黑川椒、煨广木香、天台乌药、川楝子、生益智仁、生香附。(《叶天士晚年方案真本·杂症》)

寅卯少阳内动，络中血溢，寒热呕逆，骤然泄泻，不能卧。盖阳木必犯阴土，胆汁无藏，少寐多寤，土脏被克，食减无味。宜补上疏木。

人参、山药、炙草、白术、扁豆、丹皮。(《叶天士医案》)

郁，四八。经营劳心，纳食违时，饥饱劳伤，脾胃受病，脾失运化。夜属阴晦，至天明洞泻黏腻，食物不喜。脾弱，恶食柔浊之味。五苓通膀胱分泄，湿气已走前阴之窍，用之小效。东垣谓中气不足，溲便乃变，阳不营运，湿多成五泄矣。

人参、生白术、茯苓、炙草、炮姜、肉桂。(《临证指南医案·卷六》)

脏阴久耗，素多郁悖，厥阳化风，内燔扰土，为泄为热，宜用甘缓化风法。

炒焦白芍药、炙黑甘草片。(《未刻本叶氏医案·保元方案》)

张，十九。阴伤成劳，因减食，便溏，寒热。姑从中治者，以脾为营，胃主卫也。

异功加五味子。(《临证指南医案·卷一》)

张，五一。晨泄痢血属肾病，无痛坠等因。用黑地黄丸。(《临证指南医案·卷七》)

张。脉缓涩，腹满，痛泻不爽。气郁滞久，湿凝在肠。用丹溪小温中丸。

针砂、小川连、苍术、白术、香附、半夏、广皮、青皮、神曲浆丸。（《临证指南医案·卷六》）

张氏。产后不复，腹疼瘕泻。

炒菟丝饼、鹿角霜、生杜仲、淡补骨脂、炒黑小茴、炒杞子、茯苓。（《临证指南医案·卷六》）

张妪。腹鸣䐜胀，清晨瘕泄。先以息肝风安脾胃方。

人参、茯苓、木瓜、炒乌梅、炒菟丝子。

又：泄肝醒胃方。

吴萸、生白芍、炒乌梅、人参、茯苓。（《临证指南医案·卷六》）

张妪。泄泻，脾肾虚，得食胀。

人参、炒菟丝子、炒黄干姜、茯苓、煨益智、木瓜。（《临证指南医案·卷六》）

赵。晨泄难忍，临晚稍可宁耐，易饥善食，仍不易消磨，其故在乎脾胃阴阳不和也。读东垣《脾胃论》，谓脾宜升则健，胃宜降则和。援引升降为法。

人参、生於术、炮附子、炙草、炒归身、炒白芍、地榆炭、炮姜灰、煨葛根、煨升麻。

又：肠风鸣震，泄利得缓，犹有微痛而下。都缘阳气受伤，垢滞永不清楚。必以温通之剂为法。

生茅术三钱，炙草五分，生炮附子一钱，厚朴一钱，广皮一钱，制大黄五分。（《临证指南医案·卷六》）

肢冷涌涎，脐上痛坠，泄泻而脉缓，此为脾厥。以辛香醒中，兼解少阳之郁。

生益智、香附汁、厚朴、柴胡、煨木香、陈皮（《叶氏医案存

真·卷一》）

治利不利小溲，非其治也。

五苓散。（《未刻本叶氏医案·保元方案》）

周，塘栖，廿五岁。湿是阴邪，肤腠中气升，瘿结病起，大便自泻，从太阴治。

生白术、淡熟小附子、细川桂枝尖、茯苓块。（《叶天士晚年方案真本·杂症》）

周。病中怀妊泄泻。

焦术、炒白芍、炒黄芩、炒广皮。（《临证指南医案·卷九》）

周。因长夏湿热，食物失调，所谓湿多成五泄也。先用胃苓汤分利阴阳。

胃苓汤去甘草。（《临证指南医案·卷六》）

朱，三四。形瘦尖长，木火体质。自上年泄泻，累用脾胃药不效。此阴水素亏，酒食水谷之湿下坠，阴弱不能包涵所致。宜苦味坚阴，淡渗胜湿。

炒川连、炒黄柏、厚朴、广皮白、茯苓、猪苓、泽泻、炒楂肉。（《临证指南医案·卷六》）

朱，四一。久泻无有不伤肾者，食减不化，阳不用事。八味肾气乃从阴引阳，宜乎少效。议与升阳。

鹿茸、人参、阳起石、茯苓、炮附子、淡干姜。

又：久泻必从脾肾主治，但痛利必有黏积，小溲短缩不爽。温补不应，议通腑气。

厚朴、广皮、茯苓、猪苓、泽泻、川连、煨木香、炒山楂、炒神曲。（《临证指南医案·卷六》）

朱。经月减食泄泻，下焦无力。以扶土泄木法。

人参、焦术、炒益智、茯苓、木瓜、广皮。（《临证指南医

案·卷六》）

朱。口腹不慎，湿热内起，泄泻复至。此湿多成五泄，气泻则腹胀矣。

人参、茅术、川连、黄芩、白芍、广皮、茯苓、泽泻、楂肉。（《临证指南医案·卷六》）

朱。虚劳，食减便泻，已无清肺治嗽之法。必使胃口旺，冀其久延，此非药饵可效之病。

人参（秋石泡汤拌烘）、茯神、山药、建莲、芡实、苡仁、诃子皮。

用糯稻根须煎汤煎药。（《临证指南医案·卷二》）

邹妪。湿伤泄泻，小便全少，腹满欲胀，舌白不饥。病在足太阴脾，宜温中佐以分利。

生茅术、厚朴、草果、广皮、茯苓、猪苓、泽泻、炒砂仁。

又：早服真武丸，姜汤送二钱五分，一两。

夜服针砂丸，开水送一钱五分，六钱。

又：人参、附子、枳实、茯苓、干姜、生白芍。（《临证指南医案·卷六》）

左脉如刃，右脉缓涩。盖阴亏本质，暑热为虐，水谷气蒸，湿流肢末，遂成挛痹。已经泄泻食减，阳明脉中气衰极矣，缓治可以冀功。

生於术、茯苓、狗脊、茅术、仙灵脾、独活、防己、灵仙。（《叶氏医案存真·卷三》）

高。甘药应验，非治嗽而嗽减，病根不在上。腹鸣便忽溏，阴中之阳损伤。

人参、冬白术、云茯苓、炙甘草、炒白芍、南枣。（《临证指南医案·卷二》）

徐，六六。自春季胸胁肌腠以及腹中疼痛，从治肝小愈。腹鸣泄泻不止，久风飧泄，都因木乘土位。东垣云治脾胃必先制肝，仿此。

人参、焦术、炙草、木瓜、乌梅、炒菟丝饼。(《临证指南医案·卷六》)

蔡。内虚邪陷，协热自利，脉左小右大，病九日不减，是为重症。议用白头翁汤方，加黄芩、白芍。(《临证指南医案·卷七》)

丁，廿二岁。劳怯在前，痛利后加。外如寒，内必热，阴伤及阳矣。病深且多，医药焉能瞻前顾后，姑以痛坠少缓，冀其胃苏，非治病也。

理阴煎去炮姜、加白芍(《叶天士晚年方案真本·杂症》)

邱妪。进润剂，痛缓积稀，知厥阴下利，宜柔宜通。血虚有风显然。

生地、阿胶、丹皮、生白芍、银花、小黑穭豆皮。(《临证指南医案·卷七》)

王。热毒逗留不化，潮热下利。

川连、黄芩、炒白芍、茯苓、泽泻、木瓜。(《临证指南医案·卷七》)

久痛，用辛温两通气血不效。病已十年，不明起病之由，今便溏溺赤，水谷湿热不运，必夹湿阻气，主以分消。

薏苡仁、厚朴、猪苓、茯苓皮、蔻仁、山茵陈、泽泻。

又：香砂平胃散，加茯苓、茵陈。(《眉寿堂方案选存·卷上》)

不知饥饱，大便溏泄三次，寒热犯中，脾胃不和，未宜纯补，议用四兽饮意。

人参、草果仁、炙甘草、茯苓、广皮、木瓜。(《眉寿堂方案

选存·卷上》）

陈妪。久郁，伤及脾胃之阳，面无华色，纳粥欲呕，大便溏泄，气陷则跗肿，气呆则脘闷。有中满之忧，用治中法。

人参、生益智、煨姜、茯苓、木瓜、炒广皮。（《临证指南医案·卷三》）

戈。小便短涩混浊，大便频溏，不欲纳谷。此伤食恶食也，当分消土。

生益智、广皮、茯苓、泽泻、炒白芍、炒山楂。

华岫云按：脾胃之论，莫详于东垣，其所着补中益气、调中益气、升阳益胃等汤，诚补前人之未备。察其立方之意，因以内伤劳倦为主，又因脾乃太阴湿土，且世人胃阳衰者居多，故用参、芪以补中，二术以温燥，升、柴升下陷之清阳，陈皮、木香理中宫之气滞，脾胃合治。若用之得宜，诚效如桴鼓。盖东垣之法，不过详于治脾，而略于治胃耳。乃后人宗其意者，凡著书立说，竟将脾胃总论，即以治脾之药笼统治胃，举世皆然。今观叶氏之书，始知脾胃当分析而论。盖胃属戊土，脾属己土，戊阳己阴，阴阳之性有别也。脏宜藏，腑宜通，脏腑之体用各殊也。若脾阳不足，胃有寒湿，一脏一腑，皆宜于温燥升运者，自当恪遵东垣之法。若脾阳不亏，胃有燥火，则当遵叶氏养胃阴之法。观其立论云：纳食主胃，运化主脾，脾宜升则健，胃宜降则和。又云：太阴湿土，得阳始运；阳明阳土，得阴自安。以脾喜刚燥，胃喜柔润也。仲景急下存津，其治在胃。东垣大升阳气，其治在脾。此种议论，实超出千古。故凡遇禀质木火之体，患燥热之症，或病后热伤肺胃津液，以致虚痞不食，舌绛咽干，烦渴不寐，肌燥熇热，便不通爽。此九窍不和，都属胃病也，岂可以芪、术、升、柴治之乎？故先生必用降胃之法，所谓胃宜降则和者，非用辛开苦降，亦非苦寒下夺，以损胃气，不过甘平，或甘凉濡润，以养胃阴，则津液来复，使之通降而已矣。此义即宗《内经》所谓六腑者，传化物而不藏，以通为用之理也。今案中所分胃阴虚、胃阳虚、脾胃阳虚、中虚、饥伤、食伤，其种种治法，最易明悉，余不复赘。总之脾胃之病，虚实寒热，宜燥宜润，固当详辨。其于升降二字，尤为紧要。盖脾气下陷固病，即使不陷，而但不健运，已病矣。胃气上逆固病，即不上逆，但不通降，亦病矣。故脾胃之治法，与各门相兼者甚多，如呕吐、肿胀、泄泻、便闭、不食、胃痛、腹痛、木乘土诸门，尤宜并参，互相讨论，以明其理可也。(《临证指南医案·卷三》)

华，二十。此劳怯损伤不复之病，已经食减便溏，欲呕腹痛。二气交伤，然后天为急，舍仲景建中法，都是盲医矣。

建中汤去糖，加人参。(《临证指南医案·卷一》)

霍乱后中气未和，大便如溏如结，苦药不宜。

人参、谷芽、木瓜、茯苓、煨姜、陈皮。(《未刻本叶氏医案·保元方案》)

蒋，五一。久痢，用辛甘温而效，是脾阳久伤，治由东垣法极是。述食血腥滑必便溏，四肢忽有肉疹。营卫内应脾胃，气血未得充复。五旬外，下亦怯。用脾肾两补。

人参、山药、茯苓、湖莲、芡实、补骨脂、苁蓉、萸肉、五味、巴戟、菟丝、覆盆子。(《临证指南医案·卷七》)

金。冲年遗恙，先天最薄。夏秋疟伤，食少不运，痞胀溏泻，都是脾胃因病致虚。当薄味调和，进治中法。

人参、益智、广皮、茯苓、木瓜、炒泽泻、谷芽、煨姜。(《临证指南医案·卷六》)

劳伤阳气，神倦，便溏。

人参、于潜术、茯苓、附子、干姜。(《未刻本叶氏医案·保元方案》)

脉长弦数，阴亏阳不宁静，食下便溏，亦肾为胃关之义。

六味汤去萸加牡蛎。(《未刻本叶氏医案·方案》)

脉涩无神，便溏食少，肛有疮疡，两月未合，已成漏症，延绵竟有痼疾之虞。近日嗔怒气扰，中焦隐痛。至于耗气劫夺，万难再饵，议进东垣益气汤减黄芪，加木瓜、白芍，用姜、南枣以制肝木。(《叶氏医案存真·卷三》)

某，二十。色白，脉软，体质阳薄。入春汗泄，神力疲倦，大便溏泄不爽。皆脾阳困顿，不克胜举，无以鼓动生生阳气耳。刻下姑与和中为先。

益智仁八分，广皮一钱，姜灰七分，茯苓三钱，生谷芽三钱。(《临证指南医案·卷六》)

某，三六。阳微体质，湿痰内聚，便溏脘闷，肌麻舌干，清理湿邪，气机升降自安。

金石斛、茯苓、半夏、广皮白、钩藤、白蒺藜。(《临证指南医案·卷五》)

某。脉右弦左弱，留邪未尽，大便黏稀，最防转痢。较七八日前势减一二，但去疾务尽。苦辛寒逐其蕴伏，而通利小便亦不可少。

草果、知母、厚朴、茯苓、木通、滑石。(《临证指南医案·卷六》)

某。疟后，脾肾阳虚。便溏畏寒，肢体疲倦。当防肿胀。

附子、白术、茯苓、泽泻、苡仁、生姜、大枣。(《临证指南医案·卷六》)

倪，六七。阳伤湿聚，便溏足肿。

粗桂枝、生白术、木防己、茯苓、泽泻。

又：脉紧，足肿便溏。阳微湿聚，气不流畅，怕成单胀。

照前方加茵陈。

又：晨泄肢肿。

生白术、桂枝木、淡附子、茯苓、泽泻。（《临证指南医案·卷六》）

年高体丰，暑湿为阴邪，肥人阳气不足，忽冷忽热，烦躁舌白，饮水不多，便溏溲数。此湿邪伤太阴脾土，阳气内郁，与邪相混，渐延昏痉呃逆之变。

生白术、半夏、茵陈、厚朴、橘红、茯苓。（《眉寿堂方案选存·卷上》）

脾弱失统摄之司，便溏下泄。

归身、人参、炙黑草、木瓜、白芍、焦术、炮姜炭、陈皮。（《未刻本叶氏医案·保元方案》）

脾阳下陷，便溏肠红。

补中益气汤。（《未刻本叶氏医案·方案》）

气弱湿阻，便溏下血。

人参、广皮、炙草、茆术炭、茯苓、木瓜、炮姜、地榆炭。（《未刻本叶氏医案·保元方案》）

蓐损当夏发泄，恶风畏冷，便溏汗出，法宜养营。

人参、冬术、桂心、五味子、炒白芍、茯神、广皮、炙草、全当归。（《眉寿堂方案选存·卷下》）

湿积脾困，便溏腹痛。

厚朴、陈皮、砂仁壳、茯苓、麦芽、陈神曲。（《未刻本叶氏医案·方案》）

食物失宜，脘闷便溏，发热。

枳壳、半曲、桑皮、黄芩、桔梗、橘红。(《未刻本叶氏医案·方案》)

汤，胥门，五十六岁。酒客大便久溏，世俗谓聚湿脾伤损肾，脾病入肾，有久泻久痢为肾病矣。失血用滋阴凉降者，十居七八，以少年阴虚火炎为多。如中年积劳走动欲喘，久立肛坠后重，所宜在乎摄肾固纳。理中汤劫胃水，能止上下失血。王损庵法立见，非是杜撰，不效之所以然，以肾虚恶燥耳。

人参、芡肉、茯苓、石莲子、木瓜、炙草、五味子。(《叶天士晚年方案真本·杂症》)

王，淮安，二十九岁。平昔好饮，脾气已伤，醉后便溏不实。夫酒性湿而动血，聚湿必伤脾胃之阳，三年失血，食大减少，恶酒如仇，全是脾胃受困。世俗医者，见血见嗽，以滋降清肺治法，滋必滞腻，理嗽清寒，此中阳久困不苏，坠入劳损矣。

异功散。(《叶天士晚年方案真本·杂症》)

王，陆家，三十岁。阴邪盛为肿，便溏溺短，议通腑阳。

生炒黑川附子、椒目、炒焦远志、生於术、生厚朴、茯苓、猪苓、青皮。(《叶天士晚年方案真本·杂症》)

王。乱药杂投，胃口先伤。已经减食便溏，何暇纷纷治嗽。急急照顾身体，久病宜调寝食。

异功去白术，加炒白芍、炒山药。(《临证指南医案·卷二》)

王。胃弱不食，脾虚便溏，由脏气单薄，腑阳遂失流行。结痂之际，当进清凉宣解，乃论其常也。凡重痘得自愈者，正气收纳，邪热外泄，一定之理。今乃体虚邪未尽解之症，犹非纯补纯攻。

人参、焦术、茯苓、白芍、川连、楂肉、广皮、泽泻、米仁。(《叶天士晚年方案真本·杂症》)

薛，十三。水谷湿邪内着，脾气不和。腹膨不饥，便溏，四肢酸痹。

厚朴、茯苓皮、大腹皮、防己、广皮、泽泻、苡仁、桂枝木。

又：肢酸，腹膨便溏。

木防己、生白术、苡仁、木瓜、桂枝木、泽泻。（《临证指南医案·卷六》）

阳浮气逆便溏，下焦阳伤矣。

茯苓、附子、白芍、干姜、白术。（《未刻本叶氏医案·方案》）

杨。小便不利，大便溏泄。补脾法中佐以淡渗，分其阴阳。

人参、熟术、茯苓、象牙屑、泽泻、苡仁、广皮、白芍。（《临证指南医案·卷六》）

姚，曹家巷，四十四岁。心腹如焚，肌腠寒冷，知饥不甘纳食，大便久溏，此属劳怯。医药见嗽，清肺清热，损者愈损，未必用药能除病。

黄精、白及、米仁、炙草。（《叶天士晚年方案真本·杂症》）

阴亏咽痛，便溏。

滋肾丸。（《未刻本叶氏医案·保元方案》）

张，十九。食加便溏，胃醒脾不运也。方药当以太阴阳明是调。

异功散加甘松、益智。（《临证指南医案·卷三》）

周，四十。脉象窒塞，能食少运，便溏，当温通脾阳。

生白术一钱半，茯苓三钱，益智仁一钱，淡附子一钱，干姜一钱，荜茇一钱。

又：温通脾阳颇适，脉象仍然窒塞。照前方再服二剂，如丸方，当以脾肾同治着想。（《临证指南医案·卷三》）

朱，五十。半百已衰，多因神伤思虑。夏四月大气发泄，遂加便溏。长夏暑热，无有不大耗气分。寒热之来，乃本气先怯，而六气得以乘虚。今不思纳谷之因，皆寒热二气扰逆，胃脘清真受戕，所以致困莫苏。不烦不渴，胃阳虚也。凡醒胃必先制肝，而治胃与脾迥别。古称胃气以下行为顺，区区术、甘之守，升、柴之升，竟是脾药，所以鲜克奏效。

人参、茯苓、炒麦冬、大麦仁、木瓜、乌梅。（《临证指南医案·卷三》）

左脉弦大空虚，右脉虚软涩滞，能食不能运，便溏跗肿，此系积劳伤阳。壮岁经年不复，当作虚症，宜补脾肾治。

人参、於术、茯苓、煨益智、淡附子、白芍、甘草、干姜、胡芦巴。（《叶氏医案存真·卷三》）

某。痢后大便不实，食不健运，色脉俱是虚象。此清阳失旷于中，阴气先走泄于下。先理中焦，再当摄阴。

人参、白术、茯苓、炙草、广皮、炮姜、益智。（《临证指南医案·卷七》）

邵，二三。气攻腹胁咽脘，得溲溺泄气乃安。此病由饥饱失和，小肠屈曲之处，不为转旋运行，二便皆致不爽。当用丹溪小温中丸。（《临证指南医案·卷四》）

暑湿本阴邪，必伤于气分，久则三焦均受，自头巅胸胁，流行皆阻，便溺不爽，但湿久而生热，治湿必究其本。

桂苓甘露饮。（《眉寿堂方案选存·卷上》）

吴，三十九岁。夏季用苦润，通小肠火腑。病人说大便仍不爽，肛门下坠，里急后重，始而脐旁，渐及胃脘，按之而痛，食入胀加，遇嗔怒病甚，姑以解郁和中之药。

生香附、乌药、苏梗、茯苓、新会皮、生益智。（《叶天士晚

年方案真本·杂症》）

薛妪。大小便不爽，古人每以通络，兼入奇经。六旬有年，又属久病，进疏气开腑无效。议两通下焦气血方。

川芎（醋炒）一两，当归（醋炒）一两，生大黄一两，肉桂三钱，川楝子一两，青皮一两，蓬术（煨）五钱，三棱（煨）五钱，五灵脂（醋炒）五钱，炒黑楂肉一两，小香附（醋炒）一两。

上为末，用青葱白去根捣烂，略加清水，淋滤清汁泛为丸。每日进食时服三钱，用红枣五枚，生艾叶三分，煎汤一杯服药。（《临证指南医案·卷四》）

陆。湿热内蕴，中焦痞结。阳气素虚体质，湿注自利不爽，神识昏乱，将变柔痉。

炒半夏、人参、枳实、川连、干姜、黄芩、姜汁。（《临证指南医案·卷七》）

某。滞浊下行痛缓，议养阴通腑。

生地、阿胶、丹皮、山栀、猪苓、泽泻。（《临证指南医案·卷七》）

倪，六十。面垢舌白，心下脘中凄凄痛窒，至圊复便不爽。此水谷之湿，内蒸为热，气道阻闭，上热下冷。若外受客邪，既过募原，必有寒热矣。

淡黄芩、川连、淡竹叶、槟榔汁、白芍、厚朴、广皮白。（《临证指南医案·卷七》）

◆ **便秘**

包。阳升风秘。

柏子仁、当归、红花、桃仁、郁李仁、牛膝。（《临证指南医案·卷四》）

陈，三八。用苦药，反十四日不大便。肠中阳气窒闭，气结聚成形，非硝黄攻坚。半硫丸一钱二分。

又：阳气窒闭，浊阴凝痞，成氏称为阴结。口甜，夜胀，清浊未分。

每日用来复丹一钱五分。（《临证指南医案·卷四》）

程，二一。脉左小数，右弦，食减不肌，易于伤风，大便结燥，冬春已见血症。夫胃阳外应卫气，九窍不和，都属胃病。由冬失藏聚，发生气少，遇长夏热蒸，真气渐困故也。急宜绝欲静养，至秋分再议。

参须、黄芪皮、鲜莲子、茯神、炒麦冬、生甘草。（《临证指南医案·卷二》）

董。高年疟后，内伤食物，腑气阻痹，浊攻腹痛，二便至今不通，诊脉右部弦搏，渴思冷饮。昔丹溪，大小肠气闭于下，每每开提肺窍。《内经》谓肺主一身气化。天气降，斯云雾清，而诸窍皆为通利。若必以消食辛温，恐胃口再伤，滋扰忧症。圣人以真气不可破泄，老年当遵守。

紫菀、杏仁、瓜蒌皮、郁金、山栀、香豉。

又：舌赤咽干，阳明津衰，但痰多，不饥不食，小溲不爽，大便尚秘。仿古人以九窍不利，咸推胃中不和论治。

炒半夏、竹茹、枳实、花粉、橘红、姜汁。

华玉堂按：肠痹本与便闭同类，今另分一门者，欲人知腑病治脏，下病治上之法也。盖肠痹之便闭，较之燥屎坚结，欲便不通者稍缓，故先生但开降上焦肺气，上窍开泄，下窍自通矣。若燥屎坚闭，则有三承气、润肠丸、通幽汤及温脾汤之类主之。然余谓便闭之症，伤寒门中当急下之条无几，余皆感六淫之邪，病后而成者为多。斯时胃气未复，元气已虚，若遽用下药，于理难进，莫若外治之法为稳，用蜜煎导法。设不通爽，虚者间二三日再导。余见有渐导渐去燥粪五六枚，或七八枚，直至二旬以外第七次，导去六十余枚而愈者，此所谓下不嫌迟也，学者不可忽诸。（《临证指南医案·卷四》）

顾。气闭久则气结，不饥，不食，不大便。

川贝母、白蔻仁、郁金、杏仁、金银花、绿豆壳。

又：气结必化热，乃无形之病，故徒补无益。

鲜省头草、川斛、甜杏仁、川贝母、麻仁。（《临证指南医案·卷四》）

江。拒按为实，患目，病来属肝。痛必多呕，大便秘涩，肝病及胃。当苦辛泄降，少佐酸味。

小川连、生淡干姜、半夏、枳实、黄芩、生白芍。（《临证指南医案·卷三》）

金，二十。汤饮下咽，嗳噫不已，不饥不食，大便干，坚若弹丸。大凡受纳饮食，全在胃口，已经胃逆为病，加以嗔怒，其肝木之气贯膈犯胃，斯病加剧。况平昔常似有形骨梗，脉得左部弦实，血郁血结甚肖。进商辛润方法。

桃仁、冬葵子、皂荚核、郁李仁、大黄、降香、郁金。（《临证指南医案·卷四》）

经以肾司二便，若肾无藏液，下窍气不运化，肠中即不能通水液之燥，水火吸消为多。议知、柏苦寒滋其水源，龟甲性潜以通其阴，人中白咸重以入下，苁蓉咸温以通便，少佐肉桂化肝风以制木，是为稳当方法。

黄柏、知母、龟甲、肉苁蓉、人中白、肉桂，蜜丸。（《叶天士医案》）

渴欲凉饮，秽浊热气内蒸，不知饥，不大便，不安寐。九窍不和，都是胃病，舌白恶心。病在肠上气分，用河间苦辛寒法。

石膏、知母、黑栀、姜汁、杏仁、半夏、厚朴。（《眉寿堂方案选存·卷上》）

李，三六。脉小弱，形瘦，肠风已久。年来食少便难，得嗳噫泄气，自觉爽释。夫六腑通即为补，仿东垣通幽意。

当归、桃仁、红花、郁李仁、冬葵子、柏子霜、芦荟、松子肉。

水熬膏，服五钱。（《临证指南医案·卷四》）

李，三四。能食知味，食已，逾时乃胀，小便不利，气坠愈不肯出，大便四日一通。治在小肠火腑。先用滋肾丸，每早服三钱，淡盐汤送。（《临证指南医案·卷四》）

李，四九。诊脉如前，服咸苦入阴，大便仍秘涩。针刺一次，病无增减，可谓沉锢之疾。夫病着深远，平素饮酒厚味，酿湿聚热，渍筋烁骨。既已经年不拔，区区汤液，焉能通逐？议以大苦寒坚阴燥湿方法，参入酒醴引导，亦同气相求之至理。

黄柏、茅术、生大黄、干地龙、金毛狗脊、川连、萆薢、晚蚕砂、穿山甲、汉防己、仙灵脾、海金沙、川独活、北细辛、油松节、白茄根，黄酒、烧酒各半，浸七日。（《临证指南医案·卷四》）

李隆吉。客寒入于肠络，欲大便必先腹痛，便解痛已，旬日无溺气下泄，此属肠痹。

公丁香柄、柴胡、木香、白芍、乌药、川楝子。

化入更衣丸五粒。（《叶氏医案存真·卷三》）

两脉皆起，神气亦苏，但大便未通，中虚舌白，理难攻下。况肝虚易惊，又属疟伤致厥，仲景虽有厥应下之文，验诸色脉，不可徒执书文以致误。

人参、半夏、生白芍、川连、枳实、乌梅肉。(《眉寿堂方案选存·卷上》)

屡进润血燥、息虚风药，诸症向安。入夏四月，苦于便难，寒热。此夏令阳气大泄，阴液更耗，虚风动灼为秘。古人每以辛甘化风主治，因体瘦不受温补，复以咸苦味入阴之意。

鲜生地、胡麻、制首乌、天冬、柏子仁、杞子、茯神、肥知母、川斛膏。(《叶氏医案存真·卷三》)

脉沉右小，左虚大，脐上有动气，䐜胀不嗜食，艰于大便。此中气大虚，肝气内变，忌用攻伐消导，宜泄肝和胃。

茯苓、益智仁、郁金、谷芽、乌梅。(《叶氏医案存真·卷三》)

脉得左搏大，右缓。夏秋热气从口鼻入，由膜原以分布脉络，是时水谷腥腻助热聚湿，经谓湿胜则肿，热烁为痛。所患右脉及左甚，病久邪深，入于血分矣。《经》云：阳明之脉束筋骨以利机关。今躁痛夜剧，便秘不爽，且有渴饮，古称九窍不和，都属胃病。水谷气内蒸，暑湿气外侮，内外相薄，痹而不通，当思苦辛寒以宣之，宗河间法。

飞滑石、生石膏、寒水石、杏仁、木防己、萆薢。

晚蚕砂一两，煎汤，滤清煎。(《眉寿堂方案选存·卷下》)

某。大凡暑与热，乃地中之气，吸受致病，亦必伤人气分。气结则上焦不行，下脘不通，不饥，不欲食，不大便，皆气分有阻。如天地不交，遂若否卦之义。然无形无质，所以清之攻之不效。

杏仁、通草、象贝、瓜蒌皮、白蔻、郁金汁。(《临证指南医案·卷五》)

某。瘅疟肺病，未经清理，致热邪透入营中，遂有瘀血暴下。

今诊舌白不渴，不能纳食，大便九日不通，乃气痹为结。宗丹溪上窍闭则下窍不出矣。

杏仁、枇杷叶、瓜蒌皮、川郁金、香豉、苡仁。

又：用手太阴药，即思纳谷，阳明气痹无疑。

紫菀、杏仁、枇杷叶、瓜蒌皮、郁金、黑山栀。（《临证指南医案·卷四》）

某。高年下焦阴弱，六腑之气不利。多痛，不得大便，乃幽门之病。面白脉小，不可峻攻。拟五仁润燥，以代通幽，是王道之治。

火麻仁、郁李仁、柏子仁、松子仁、桃仁、当归、白芍、牛膝。（《临证指南医案·卷四》）

某。脉动数，舌干白，不欲饮水。交夏脐下左右攻痛，服米饮痛缓，逾时复痛。六七日大便不通，小溲甚少。部位在小肠屈曲，有阻乃痛，未便骤认虫病。凡六腑宜通，通则不痛。以更衣丸二钱，专通火腑之壅结，一服。（《临证指南医案·卷四》）

某。芪术守中，渐生满胀，小便少，大便室，肠气亦滞。病久延虚，补汤难进。议以每日开水送半硫丸一钱五分，以通经腑之阳。（《临证指南医案·卷四》）

某。液耗胃弱，火升便难。

三才加麦冬、茯神、川斛。

天冬、地黄、人参、麦冬、茯神、川斛。（《临证指南医案·卷四》）

牛，四八。寒来喜饮热汤，发热后反不渴，间疟已四十日。今虽止，不饥不思食，五味入口皆变。初病舌白，干呕，湿邪中于太阴脾络。湿郁气滞，喜热饮暂通其郁。邪蒸湿中生热，六腑热灼，津不营运，至大便硬秘。此为气痹湿结，当薄味缓调，令气分清肃。与脾约似同，但仲景气血兼治，此病却专伤气分。

炒黄半夏、生益智仁、绵茵陈、广皮、厚朴、茯苓。

又：疟止，舌白不饥，大便旬日不通。此皆留邪堵塞经腑隧道之流行，久延必致腹胀、瘕。

杏仁、白蔻仁、半夏、厚朴、生香附汁、广皮、茯苓皮、接服半硫丸二钱。（《临证指南医案·卷六》）

潘。肝血肾液久伤，阳不潜伏，频年不愈，伤延胃腑。由阴干及乎阳，越人且畏。凡肝体刚，肾恶燥。问大便五六日更衣，小溲时间淋浊，尤非呆滞补涩所宜。

炒杞子、沙苑、天冬、桂酒拌白芍、茯苓、猪脊筋。

又：精血损伤，五液必燥，间六七日更衣。以润剂涵下，用后有遗精，而阳乘巅顶。法当潜阳固阴。

龟甲心、生地、阿胶、锁阳、川石斛。（《临证指南医案·卷四》）

频频劳怒，肝气攻触胃脘，胃阳日衰，纳食欲吐，胃不主降，肠枯不便。仿仲景食谷则哕，用吴茱萸汤。

人参、黄连、茯苓、干姜、吴茱萸、（《叶氏医案存真·卷三》）

濮，七十。七旬有年，纳食脘胀，大便干涩，并不渴饮。痰气凝遏阻阳，久延关格最怕。

川连、枇杷叶、半夏、姜汁、杏仁、枳壳。（《临证指南医案·卷四》）

热伤肺气，烦渴便秘，但暑病忌下，尚宜甘寒生津为主。

竹叶石膏汤去半夏，加玉竹。（《眉寿堂方案选存·卷上》）

舌缩，语音不出，呼吸似喘，二便不通，神迷如寐。此少阴肾液先亏，温邪深陷阴中。瘛疭已见，厥阳内风上冒，本质素怯，

邪伏殊甚，实为棘手。仅护下焦之阴，清解温热之深藏，以冀
万一。

阿胶、鲜生地、元参、鲜石菖蒲、川黄连、童子小便。（《叶
氏医案存真·卷二》）

沈，三十四岁。六腑阳气不行，浊凝便艰，浊结则痛，半硫
丸热药中最滑，入肠泄浊，阴沉滞胃，阳当未醒复，薄味相宜。

炒生川附、生淡干姜，葱白汁泛丸。（《叶天士晚年方案真
本·杂症》）

孙。长夏热伤，为疟为痢，都是脾胃受伤。老年气衰，不肯
自复。清阳不肯转旋，脘中不得容纳，口味痰吐不清，脉弦，右
濡涩，下焦便不通调。九窍不和，都胃病也。此刚补不安，阳土
不耐辛热矣。议宣通补方，如大半夏汤之类。

大半夏汤加川连、姜汁。

又：小温中丸。（《临证指南医案·卷三》）

唐。脉小涩，失血呕逆之后，脘中痞闷，纳谷䐜胀，小便短
赤，大便七八日不通。此怒劳致气分逆乱，从肺痹主治。

鲜枇杷叶、土瓜蒌皮、黑栀皮、郁金、杏仁、杜苏子、紫降
香、钩藤。

又：更衣丸。（《临证指南医案·卷四》）

王，五二。暑湿伤气，疟久伤阴。食谷烦热愈加，邪未尽也。
病已一月，不饥不饱，大便秘阻，仍有潮热。全是津液暗伤，胃
口不得苏醒。甘寒清热，佐以酸味。胃气稍振，清补可投。

麦冬、干首乌、乌梅肉、知母、火麻仁、生白芍。（《临证
南医案·卷六》）

王，五三。老年血气渐衰，必得数日大便通爽，然后脘中纳
食无阻。此胃汁渐枯，已少胃气下行之旨，噎症萌矣。病乃操持

太过，身中三阳燔燥烁津所致，故药饵未能全功。议用丹溪法。

麦冬汁、鲜生地汁、柏子仁汁、甜杏仁汁、黑芝麻汁、杜苏子汁、松子仁浆。水浸布纸，绞汁滤清，炖自然膏。（《临证指南医案·卷四》）

王，五十一。血枯，脘痹便艰，虑格拒妨食。

麻仁、桃仁、郁李仁、苏子、柏子仁、归梢。（《叶天士晚年方案真本·杂症》）

王。日来便难溺涩，是下焦幽门气钝血燥。议东垣通幽意。

咸苁蓉一两，细生地二钱，当归一钱半，郁李仁（研）二钱，柏子霜一钱半，牛膝二钱。（《临证指南医案·卷四》）

胃逆不降，食下拒纳，大便不行。

熟半夏、川黄连、枳实、白茯苓、橘皮白、干姜。（《未刻本叶氏医案·方案》）

吴。液耗便艰，进辛甘法。

杞子、柏子仁、归身、茯神、沙苑、炒山楂。（《临证指南医案·卷四》）

吴。有年二气自虚，长夏大气发泄，肝风鸱张，见症类中。投剂以来，诸恙皆减，所嫌旬日犹未更衣，仍是老人风秘。阅古人书，以半硫丸为首方，今当采取用之。

半硫丸一钱，开水送，三服。（《临证指南医案·卷四》）

吴妪。脉右如昨，左略小动，肝风震动，里气大燥。更议镇重苦滑，以通火腑。逾六时，便通浊行，亦肝喜疏泄之一助。

更衣丸一钱五分。（《临证指南医案·卷四》）

席，东山，五十岁。血痹气滞，腹中不和，而大便燥结不润。夏季以柔药辛润，交霜降土旺，连次腹痛，目眦变黄，此非黄疸，湿热瘀留阻壅乃尔。

炒桃仁、郁李仁、茺蔚子、冬葵子、菠菜干。(《叶天士晚年方案真本·杂症》)

席，二三。脉右濡，脐上过寸有聚气横束，几年来食难用饱，每三四日一更衣。夫九窍失和，都属胃病。上脘部位为气分，清阳失司。仿仲景微通阳气为法。

薤白、瓜蒌汁、半夏、姜汁、川桂枝、鲜菖蒲。(《临证指南医案·卷三》)

下寒便难不寐，液涸阳不潜伏，用辛甘化风。

熟地、归身、肉桂、枸杞、怀牛膝、白芍、茯苓、甘菊、苁蓉、柏子仁。(《叶氏医案存真·卷三》)

叶，二十。阳气郁勃，腑失传导，纳食中痞，大便结燥。调理少进酒肉坚凝，以宣通肠胃中郁热可效。

川连、芦荟、莱菔子、炒山楂、广皮、川楝子、山栀、厚朴（姜汁炒）、青皮。

又：热郁气阻，三焦通法。

杏仁、郁金、厚朴、广皮白、芦荟、川楝子。(《临证指南医案·卷四》)

叶女。二便不通，此阳痹，当治在肺。

紫菀、杏仁、蒌皮、郁金、黑山栀、桔梗。

又：威喜丸。(《临证指南医案·卷四》)

永隆号。屡通大便，胀势不减，是阳气愈伤，阴浊益塞矣，进通阳法，真武汤去白芍，加泽泻、椒目。(《叶氏医案存真·卷三》)

张，双林，廿七岁。痛而喜按属虚，痰多肢冷是脾厥。病大便三四日，乃津液约束。

炒桃仁、火麻仁、片姜黄、淡归须、炒延胡。(《叶天士晚年

方案真本·杂症》）

张，四九。少腹微胀，小便通利方安，大便三四日一通，而燥坚殊甚。下焦诸病，须推肝肾，腑络必究幽门二肠。阅所服药，是香砂六君以治脾，不思肾恶燥耶？

当归、苁蓉、郁李仁、冬葵子、牛膝、小茴、茯苓、车前。蜜丸。

华岫云按：按便闭症，当与肠痹、淋浊门兼参。其大便不通，有血液枯燥者，则用养血润燥。若血燥风生，则用辛甘息风，或咸苦入阴。故三才、五仁、通幽、虎潜等法，所必用者也。若血液燥则气亦滞，致气血结痹，又当于养阴润燥中加行气活血之品。若火腑秘结，宜苦滑重镇者，用更衣丸以通之。若老人阳衰风闭，用半硫丸温润以通之。腑阳不行，则用玉壶丹。阳窒阴凝，清浊混淆痞胀，用来复丹。若郁热阻气，则用苦寒泄热，辛以开郁，或用三焦通法。若湿热伤气，阻遏经腑，则理肺气以开降之，此治大便之闭也。……若大便闭而小便通调者，或二肠气滞，或津液不流，燥症居多。

大便燥结，本有承气汤、更衣等丸下之，外用猪胆蜜、煎润之，可谓无遗蕴矣。然竟有效有不效者，盖因燥粪未尝不至肛门，奈肛门如钱大，燥粪如拳大，纵使竭力努挣，而终不肯出，下既不得出，则上不能食而告危矣。余友教人先以胆汁或蜜煎导之，俟粪既至肛门，令病者亲手以中指染油，探入肛门内，将燥粪渐渐挖碎而出，中指须要有指甲者为妙。竟有大便一次，燥粪挖作百余块而出者。据云此法辗转授人，已救四五十人矣。若患此证者，切勿嫌秽而弃之。（《临证指南医案·卷四》）

周，三一。减食过半，粪坚若弹丸。脾胃病，从劳伤治。

当归、麻仁、柏子仁、肉苁蓉、松子肉。（《临证指南医

案·卷四》）

周，五九。酒热湿痰，当有年正虚，清气少旋，遂致结秘，不能容纳，食少，自述多郁易噴。议从肝胃主治。

半夏、川连、人参、枳实、茯苓、姜汁。(《临证指南医案·卷三》）

周。病小愈，即食腥滞黏腻之物，胃阳尚弱，秽浊痞结，中焦不运，阳气不行。大便七八日不更衣，舌自涎涌，鼻觉气秽，清浊混乱，所服之药半系辛寒，不究阳伤，致缠绵逾月。先用来复丹，每服一百粒，姜汤送下。(《种福堂公选医案》）

朱。足麻偻废，大热阴伤，内郁，大便不通，由怀抱不舒病加。先用滋肾丸四钱，盐汤下，四服。(《临证指南医案·卷四》）

刘，三十七岁。操持用心，心阳扰动，暗耗脂液，上则悸怔气怯，下则肠枯便难，视色苍肉瘦。温补不受，先仿徐之才滑可去涩。

柏子仁、松子仁、郁李仁、冬葵子、杜苏子、麻仁。(《叶天士晚年方案真本·杂症》）

大便不通，间服半硫丸五分。(《叶天士医案》）

从来通则不痛。"通"者，非流气下夺之谓，作通阴通阳训则可。阅《内经》论痛，都因寒客。今脉左搏而大，气坠便不爽，宛是阴液少，气失疏泄。议用辛酸甘缓而和体用。

小茴香炒当归、生白芍。另参汤远药进。

又：熟地、炙草、山药、秋石丸、五味、白芍、茯神。(《眉寿堂方案选存·卷上》）

寒热后津伤，舌上黑胎，口干不知味，食不易饥，大便不爽，宜进滋养阴液法。

麦冬、知母、橘红、人参、川石斛、乌梅肉。(《眉寿堂方案

选存·卷上》)

马，三六。脉实，病久瘀热在血，胸不爽，小腹坠，能食不渴，二便涩少。两进苦辛宣腑，病未能却。此属血病，用通幽法。

桃仁、红花、郁李仁、制大黄、归须、小茴、桂枝木、川楝子。(《临证指南医案·卷四》)

◆ **痢疾**

许，三三。劳倦咳嗽失血，仍然不避寒暑，食物腹中泻痢，病上加病。后感，法当先治，以分病有新旧。

厚朴、益智、广皮、茯苓皮、白芍、炙草、木瓜、炒扁豆。

又：咳嗽泻痢，药治相背，治肺碍脾，治脾碍肺。方今交冬，治痢为要。病人说早食相安，晚食胀满。脾胃阳气已乏，勿徒消滞寒克矣。

白芍（桂酒拌）、益智、广皮、茯苓、焦白术、炙草、谷芽、砂仁壳。(《临证指南医案·卷七》)

包。川连、人参、黄芩、白芍、草决明、炒山楂、炒银花。

又：噤口痢，乃热气自下上冲，而犯胃口，肠中传导皆逆阻似闭，腹痛在下尤甚。

香、连、梅、芍，仅宣中焦，未能泄下热燔燎。若不急清，阴液同归于尽。姑明其理，以俟高明备采。

白头翁汤。

又：脉左细数，右弦，干呕不能纳谷，腹痛里急后重，痢积不爽。此暑湿深入着腑，势属噤口痢疾，症非轻渺。议用苦寒清解热毒。必痛缓胃开，方免昏厥之变。

川连、干姜、黄芩、银花、炒山楂、白芍、木香汁。

又：下午病剧，乃阴气消亡之征。若但阴柔，恐生生不至。

疏补胃药，正宜进商。

生地、阿胶、人参、生白芍、炒山楂、炒银花。（《临证指南医案·卷七》）

鲍。痢久，阴液消亡，无以上承，必唇燥舌干。奈胃关不和，善噫难饥。此由阴腻柔剂所致，择其不腻滞者调之。

人参、炙草、炒白芍、炒乌梅肉、炒麦冬、茯神。（《临证指南医案·卷七》）

鲍。舌心黄边白，渴饮，水浆停胃脘，干呕，微微冷呃，自痢稀水，小便不利，诊脉坚劲不和。八旬又二，暑湿热邪内着。必脾胃气醒，始可磨耐，以高年不敢过清过消。用清暑益气方法。

川连、黄芩、石莲子、煨干葛、青皮、人参、茯苓、厚朴、猪苓、泽泻。

又：口中干燥，小水全无，泉源已竭，阴液无以上承。痢症噤口，都是湿热壅于胃口。下元衰惫，冲脉气震高突。此攻病保真，理难捉摸矣。

川连、黄芩、草决明、石莲子、乌梅、白芍。

邵新甫按：痢症，古名滞下，惟夏秋暑湿夹积者居多，其次则风淫火迫寒侵也。推之燥气，独不为患。考前法，悉有定例，不必再述。至于暑者，有阴暑阳暑之源，其邪必兼乎湿。夫阴暑由于人之阳气先亏，加以贪凉喜冷，郁折生阳，故主于温。阳暑由于天之热伏，阻气化浊，则重于清。而医之下手工夫，于此须细心认定。但邪之来也，似水之流，脏腑间一有罅隙，则乘虚而着，故有在气在血之分，伤脏伤腑之异。若表之邪郁，而气机下流不息者，喻氏论人参败毒散。里之积壅，而寒热交黏者，洁古立芍药汤。在气分，有苦辛调气与辛甘益气等法。在血分，有酸苦行血及咸柔养血诸方。若表症急，从乎三阳，有桂枝汤、葛根芩连汤、小柴胡汤。里势实，专究脾胃，有小承气汤、温脾汤。总之，治腑以三焦见症为凭，治脏以足三阴为要领。辨得虚实之情形，酌以或通或涩之法，则临症权宜，庶乎不错矣。但是症不治之条甚多。最难愈者，莫如休息痢，攻补之法非一，予亦不赘。最危险者，莫如噤口痢，却有两端。若因暑湿邪充，格拒三焦者，气机皆逆传而闭，上下之势，浑如两截。若治不得其要，则邪无出路，正立消亡。此丹溪立法最高，后世都宗其旨。先生又借用半夏泻心汤，减去守中之品，取补以运之，辛以开之，苦以降之，与病情尤为允协。所以先生之见长，是集之奥妙，每每在此。又因脾肾之阳素虚，阴邪从中而下者，先伤太阴，继伤少阴，关闸大开，痛泄无度。戊癸少化火之机，命阳无蒸变之力，此不饥不食，为呕为胀，理宜然矣。与邪多积热之候相比，绝然不同。参之仲景理中汤、肾气丸，及景岳理阴煎、胃关煎等法可也。吾乡姚颐真先生，化出捷径良法，以大剂苁蓉，配人参、归、姜、附、桂、制白芍之类治之，靡不应手而愈。想苁蓉之性，温能达下，咸可利胃，质之柔润，以补阳中之阴，较地黄、阿胶尤胜。与之肠膏竭尽，络脉结涩而痛者，堪称神品。自此推广，用治甚多。若曰某方某药但治某症，不知活用，反称杜撰，则禁绝后人灵活之心，无从施发矣。

徐大椿按：夏秋之痢，总由湿热积滞，与伤寒传入三阴之痢不同，案中合法者亦甚多。一遇老年及久痢，即混入阴经治法，并参、附、乌梅、五味等，全不对症，随笔乱书。并与案中之论，亦自己相背，想是习气使然，抑此中实无定见也。后人竟用温补，以为本之此老。杀人无算，触目伤怀。（《临证指南医案·卷七》）

蔡。脉右数，左细数，面垢舌燥，白苔点点，肌肤甲错，左胁动气，伏暑当秋凉而发。初病如疟，当从苦辛寒法。里邪炽烈，变为下痢，胃津被劫，阴液大耗。昔贤于热病液涸，急以救阴为务。苟胃关得苏，渐以冀安。否则，犯喻氏所指客邪内陷，液枯致危之戒矣。

复脉汤去姜、桂、麻。

又：酸甘化阴法。

人参、生地、乌梅、炙草、麦冬、木瓜。（《临证指南医案·卷七》）

蔡。神气索然，腹中动气，舌红嗌干，寒热日迟。平素积劳致虚，邪伏厥阴，脉促细坚，温清难用。勉议复脉汤，存阴勿涸，希图援救。

复脉汤。

又：两投复脉，色脉略转。所言平素积虚，不但疟邪内陷。阳结于上则胸痞，阴走于下则频利，非徒开泄攻邪也。

救逆汤去姜。

又：奔脉动气，皆是阳虚浊泛，当和营理阳。

人参、茯苓、归身、炙草、桂心、牡蛎、煨姜、大枣。

又：冲气填塞，邪陷下痢，势非轻小。用泻心法。

人参、淡干姜、熟附子、川连、黄芩、枳实。

又：人参、淡干姜、生地、炒桃仁。（《临证指南医案·卷七》）

肠澼下白沫者，肺气下移。经言：气并于阴，犹云阳下陷也。又云：脉沉则生，浮则危者，恐虚阳欲撒之象，而真气欲离耳。

人参、炮姜、桂枝木、黑於术、炮附子、大枣、炙甘草。（《叶氏医案存真·卷二》）

陈，三七。泻痢久则伤肾，多见下焦沉坠。先伤在阴，刚药不效。

人参、鹿茸、菟丝子、茯苓、舶茴香、制补骨脂、砂仁。

（《临证指南医案・卷七》）

陈。痢积虽然少缓，诸款不减。面色青晦，四肢厥冷，仍在险途。拟进益黄散法。

人参、煨益智仁、公丁香、茯苓、广皮、青皮、木瓜、炒冬米。（《临证指南医案・卷七》）

陈妪。泻痢两月，肢体浮肿，高年自属虚象。但胸脘痞闷，纳谷恶心，每利必先腹痛。是夏秋暑热，郁滞于中。虚体夹邪，焉有补涩可去邪扶正之理？恐交节令变症，明是棘手重症矣。

人参、茯苓、川连、淡干姜、生白芍、枳实。（《临证指南医案・卷七》）

范，二七。痢称滞下，谓有滞必先痛后下。况病起不慎口腹，阳气窒塞，积聚留着。试阅前方，宣通者有效，守补则病剧。六腑皆以宣通为用。

附子、大黄、茯苓、厚朴、生草果、广皮。

又：温下已效。肠胃留滞，都因阳不主运。再佐理气兼之。

附子、制大黄、茯苓、广皮、厚朴、生益智、木香、猪苓。

（《临证指南医案・卷七》）

范。泻痢起于长夏，医谓时令湿热。胃苓汤，芩芍法，固非谬讹。因高年，肾阳肝阴先亏，使客气内扰阻遏，中流乏砥柱坐镇，致狂澜滔天耳。病经两旬不减，重阴无阳。验诸神识尚清，其外邪为少，而内损为多，八脉无权，下无收摄，漏卮不已，理必生阳泄，下焦冷。此皆阴阳二气微绝，治病则夯，治本为宜。非置之不理，实究天人而已。

人参二钱，鹿茸二钱，炒黑当归三钱，生杜仲三钱，生沙苑一钱，茯苓三钱。（《临证指南医案・卷七》）

江。食物不调，肠胃蕴蓄，郁蒸积聚而滞下，三月不愈。清疏带补之。

人参、川连、炒白芍、炒楂肉、广皮、茯苓、炒当归、乌梅。（《临证指南医案·卷七》）

姜，五八。痢已八月，久痢自必伤肾，下失收纳。据述泄气粪通稍爽，非寒腻固涩所宜，用景岳理阴煎。（《种福堂公选医案》）

矫。初起无寒热，即泻痢，呕恶不食，乃噤口痢重病。夫暑邪之伤，由口鼻吸气而入，邪与水谷交混，蒸变湿热，酿为积滞脓血。肠胃气窒，欲解不能通爽，遂致里结后重。香连苦辛，理气导湿清热，初用颇是。皆缘劳碌之人，非膏粱温养之质。淡薄积劳，中气易伤。四十日来，积少痛缓，医称病解，而食不下咽，不知饥饱。诊得脉弦，形衰，舌白，不渴饮水，日泻数行。全属胃倒气夺，中宫损极，下关不摄。谷不能咽，焉能承受汤药？药味气劣，胃衰必恶。久痢久泻，务在能食。古人非醒脾胃，即安肾摄纳。再询粉浆下咽，或呛或噎。议以上脘宜通其清阳，下焦当固摄其滑脱。仿古方中参苓白术散末，当以米饮日服二次。间以不腻滑之物，食些少勿多，以示胃之所喜为补。必得胃气渐醒，方有转危为安。

人参二钱，焦术一钱半，茯苓一钱半，炙草五分，炒扁豆二钱，苡仁一钱半，桔梗一钱，砂仁（炒）七分，炮姜炭一钱，肉豆蔻一钱。

上药研细，秤准分两。每次用香粳米饮汤调服一钱五分，上药须日进二次。（《临证指南医案·卷七》）

金氏。脉数劲，下痢腹鸣痛后坠，卧则气冲，咳嗽吐黏涎。产后过月，显是下损至中。纳谷日少，形神日衰，势已延成蓐劳，难期速功。

熟地炭、人参、茯神、炒山药、建莲、赤石脂。(《临证指南医案·卷七》)

久痢肛坠，诊脉左坚沉，温剂不受，阴伤不司收纳，前用桃花汤少减，当与甘酸柔缓。

人参、炙甘草、熟地炭、柿饼炭、五味子。(《叶氏医案存真·卷一》)

李，五十。自痢五六年，即周身痛痹。盖肠胃病，致经络筋骨藩篱疏撤，阳失卫。药难效灵，书此代煎。

冬於术、苁蓉、熟附子，河水煎。(《临证指南医案·卷七》)

李。痢将两月，目微黄，舌白口干，唇燥赤，腹满，按之软，竟日小便不通。病者自述肛门窒塞，努挣不已，仅得进出黏积点滴。若有稀粪，自必倾肠而多。思夏秋间暑湿内着为痢，轩岐称曰滞下，谓滞着气血，不独食滞一因。凡六腑属阳，以通为用；五脏皆阴，藏蓄为体。先泻后痢，脾传肾则逆，即土克水意，然必究其何以传克之由。盖伏邪垢滞从中不清，因而下注矣。迁延日久，正气因虚。仲景论列三阴，至太阴篇中，始挈出腹满字样。脾为柔脏，惟刚药可以宣阳驱浊。但今二肠窒痹，气不流行，理中等法，决难通腑。考《内经》二虚一实者治其实，开其一面也。然必温其阳，佐以导气逐滞。欲图扭转机关，舍此更无他法。

制附子、生厚朴、木香、制大黄、炒黑大茴。

又：惭弛半月，脾肾复惫。脾败不主健运，纳食皆变痰沫；肾真失司纳气，水液上泛阻咽。皆痢伤浊壅，变胀末传。脉见弦劲，是无胃气。小愈变病，最属不宜。入冬为藏阳之令，今阳渐溃散，而阴液枯槁，渴不多饮，饮不解渴。治阳必用刚药，其阴更涸矣。转辗无可借箸，勉与脾肾分调。脾阳动则冀运，肾阳静可望藏。王道固难速功，揆之体用，不可险药。

早服炒焦肾气丸，午服参苓白术散加益智仁。（《临证指南医案·卷七》）

里急后重，腹痛便脓，秘塞不爽，久延交冬，仍是肠滞不通，法当宣通气血。

紫菀、厚朴、炒黑地榆、制军、桔梗、木香、炒黑楂肉、炒青皮。（《叶氏医案存真·卷二》）

廖。脉细，自痢泻血，汗出淋漓，昏倦如寐，舌紫绛，不嗜汤饮。两月来，悠悠头痛。乃久积、劳伤，入夏季发泄，阳气冒巅之征。内伤误认外感，频投苦辛消导，大劫津液，少阴根底欲撤，阳从汗泄，阴从下泄，都属阴阳枢纽失交之象。此皆见病治病，贻害不浅。读长沙圣训，脉细欲寐，列于"少阴篇"中，是摄固补法，庶可冀其散而复聚，若东垣芪术诸方，乃中焦脾胃之治，与下焦少阴无预也。

人参、禹粮石、赤石脂、五味子、木瓜、炙草。

此仲景桃花汤法，原治少阴下痢，但考诸刻本草，石脂、余粮，乃手足阳明固涩之品，非少阴本脏之药，然经言：肾为胃关。又谓：腑绝则下痢不禁。今肾中阴阳将离，关闸无有，所以固胃关，即是摄少阴耳。（《种福堂公选医案》）

卢。痢症湿热，皆是夏令伏邪，但以攻消，大伤胃气，不能去病。今微呕，不饥不寐，大便欲解不通。是九窍六腑不和，总是胃病。

人参一钱，吴萸炒川连四分，泡淡生干姜五分，茯苓三钱，川楝子肉一钱，生白芍一钱半。（《临证指南医案·卷七》）

陆，二六。腹满自痢，脉来濡小，病在太阴。况小便清长，非腑病湿热之比。法当温之。

生於术、附子、茯苓、厚朴、干姜。（《临证指南医案·卷

七》）

某，二四。血痢半载，少腹痛。

六味地黄加炒楂肉、炒延胡。（《临证指南医案·卷七》）

某，六四。高年下痢，痰多舌干，脉右空大，神困音低。乃脾肾两亏，二气交虚，有年致此恐非宜。

人参一钱半，菟丝子一钱半，赤石脂三钱，炮姜一钱半，茯苓三钱，木瓜一钱。（《临证指南医案·卷七》）

某。长斋有年，土薄气馁，加以久痢，少谷欲呕，脾胃之阳衰矣。由夏及今，半载不痊。倘忽肿胀，何法施治。

人参、白术、干姜、炮姜、丁香、茯苓。（《临证指南医案·卷七》）

某。春温内陷下痢，最易厥脱。

川连、阿胶、淡黄芩、炒生地、生白芍、炙草。（《临证指南医案·卷七》）

某。怀妊，痢滞半月。胃阴既亏，阳气上逆，咽中阻，饮水欲哕，舌尖红赤，津液已耗。燥补燥劫，恐阴愈伤而胎元不保，议益胃和阳生津治之。

熟地、乌梅、白芍、山药、建莲、茯苓，用川石斛煎汤代水。（《临证指南医案·卷九》）

某。痢经五十日来，小愈再发。独见后重下坠，此为气陷则门户不藏，亦胃弱内风乘袭。议陷者举之。

人参、归身、白芍、炙草、升麻、荷叶。（《临证指南医案·卷七》）

某。痢久阴阳两伤，少腹肛坠，连两腰胯脊髀酸痛。由脏腑络伤，已及奇经。前议轻剂升阳颇投，仍从下治。

人参、鹿茸、附子、炒当归、茴香、菟丝子、杜仲。（《临证

指南医案·卷七》)

某。脉沉微，下痢红紫黑，舌胎粉白，并不渴饮，此太阴脾营虚寒也。仿理阴煎。

当归头、白芍、炮姜、炙草、茯苓、益智。(《临证指南医案·卷七》)

某。脉微细，肢厥，下痢无度。吴茱萸汤但能止痛，仍不进食。此阳败阴浊，腑气欲绝。用桃花汤。

赤石脂、干姜、白粳米。(《临证指南医案·卷七》)

某。脐上青筋突痛，太阴脾受伤，此前症也。近日腹痛白积，两旬不已。是新受夏秋暑湿，与病异岐。先理新病，导气分消主之。

藿香、厚朴、广皮、茯苓皮、川连、木香、木瓜、扁豆。(《临证指南医案·卷七》)

某。舌白，渴不欲饮，心腹热，每痢必痛，肛坠，痢又不爽，微呕有痰，口味有变，头中空痛，两颊皆赤。此水谷气蒸湿热，郁于肠胃，清浊交混。忽加烦躁，难鸣苦况。法当苦寒泄热，苦辛香流气，渗泄利湿。盖积滞有形，湿与热本无形质耳。

川连、黄芩、郁金、厚朴、猪苓、槐米、秦皮。(《临证指南医案·卷七》)

某。湿热内阻气分，腹痛下痢，目眦黄，舌光不渴。议清里泄湿热。

黄芩、寒水石、川连、厚朴、秦皮、郁金。(《临证指南医案·卷七》)

某。湿温下痢，脱肛。

五苓散加寒水石。(《临证指南医案·卷七》)

某。痰哮宿病，正在初秋而发。又值寒热，下痢血积，腹痛吐逆，脉来右弦左弱，目黄羞明，必是暑湿凝滞着里。以补虚之中，佐以清邪，乃通剂法。

人参、黄芪、白芍、广皮、石莲子、川连、楂肉、草决明、金银花。（《临证指南医案·卷七》）

某。痛痢不爽，已有血下，暑湿不独在气分。且积劳茹素，攻夺宜慎。

当归、白芍、南山楂、厚朴、草果、炮姜。（《临证指南医案·卷七》）

某。下痢腹痛，舌干肛坠，痢伤阴也。

熟地炭、炒归身、炒白芍、炒楂肉、茯苓、炙草。（《临证指南医案·卷七》）

某。夏秋痢疾，固是湿热伤气。脾胃气滞，后重里急不爽。古方香连丸，取其清里热，必佐理气，谓气行斯湿热积聚无容留矣。知母、生地，滋阴除热，治阴分阳亢之火，与痢门湿热大异。盖滋则呆滞，气钝窒塞，宜乎欲便不出，究竟湿热留邪仍在。桂、附热燥，又致肛坠，痛如刀割。补中益气，东垣成法，仅仅升举下焦清阳，未能直透肠中。再用大黄重药，兼知母、生地等味，更令伤及下焦。书义谓：诸痢久，都属肾伤。小腹痛坠，忌冷，显然是下症。议与升阳，亦须下治。

人参、茯苓、泽泻、炙草、防风根、羌活、独活、细辛、生姜、大枣。（《临证指南医案·卷七》）

某。形瘦阴亏，湿热下痢。误投消食，反劫津液。邪未尽，津先耗，咽喉痛，且呛咳。所谓湿未罢，已上燥矣。

川连、银花、通草、黄芩、川贝、茯苓皮。（《临证指南医案·卷七》）

某。血积痛痢，起于夏令，秋半不减，明是湿热滞于肠胃。

久延面色消夺，右脉搏大，乃痢症所大忌。稍通积聚，兼以和血。

酒炒大黄、川连、黄芩、丹皮、肉桂、归身、白芍、生甘草。（《临证指南医案·卷七》）

某女。舌色灰黄，渴不多饮，不饥恶心，下利红白积滞，小溲不利。此暑湿内伏，三焦气机不主宣达。宜用分理气血，不必见积以攻涤下药。

飞滑石、川通草、猪苓、茯苓皮、藿香梗、厚朴、白蔻仁、新会皮。（《临证指南医案·卷七》）

疟转下痢，脉细如丝，神倦不食，暑邪入里，正惫不能泄越，症险恐脱。

人参、柴胡、羌活、川芎、枳壳、桔梗、独活、炙草、前胡。（《未刻本叶氏医案·保元方案》）

沈。暑必夹湿，伤在气分，古称滞下。此滞字，非停滞饮食，言暑湿内侵，腑中流行阻遏，而为滞矣。消导，升举，温补，暑邪无有出路。胸痞，不饥不食，黏腻未已，而肛门沉坠里结。三焦皆受邪蒸，上下浑如两截。延为休息痢疾，缠绵辗转，岂旦晚骤愈之病。

淡干姜、生姜、小川连、淡黄芩、人参、枳实。（《临证指南医案·卷七》）

施姓子，年七岁。七月二十三日，天久雨阴晦，遂发泄泻数次，越日，腹痛下痢红白。延幼科二人，调治五六日。至初二日，余诊之，呕逆不食，下痢无度，都是血水，其腹痛昼夜无宁刻，两脉俱细，右涩欲歇。坐次鼻闻药气，乃大黄气，令其勿进。施云：有二医在，枉先生一商何如？余唯之，入书室索方。一医曰：下痢已来，全无糟粕，若非攻荡去积，无别法可投。余曰：肢冷，下血液七八日，痛不饮水。望面色，枯白中极气黯，脉形细软，按之不鼓，明是冷湿中于太阴。仲景太阴九法，示不用下。乃急煎人参、炙草、炮姜、归、芍、陈皮，少佐肉桂。二剂，垢滞得下，痛痢大减。继以归芍异功散、参苓白术散，半月全安。(《临证指南医案·卷十》)

湿邪内陷成痢，阴亏，囊皆肿，病最延绵。

台术、茯苓、桂心、广皮、厚朴、泽泻、猪苓。(《未刻本叶氏医案·保元方案》)

湿郁成痢。

茆术炭、茯苓、炙甘草、炒陈皮、木瓜、炮姜炭。(《未刻本叶氏医案·保元方案》)

石。疟邪热气，内陷变痢，延已三月。脾胃气衰，面浮肚膨，仍有里急欲坠之象。中虚伏邪，进以和解。

黄芩、柴胡、人参、丹皮、炒当归、白芍、谷芽、炒山楂。(《临证指南医案·卷七》)

食菜下痢腹痛，是初因寒湿伤脾，久变湿热，蒸于肠胃，况利后痛不减，腹中硬起不和，不得流通明甚。当以苦泄小肠，兼分利而治。

川连、黄柏、苦楝皮、泽泻、木通、楂肉。(《叶氏医案存真·卷二》)

孙。下痢无积，肛坠，肠间汩汩有声。此属肠风，当用摄固。

熟地炭、萸肉炭、炒归身、炒杞子、川断、北味肉。煎药送赤石脂丸三钱。(《临证指南医案·卷七》)

唐氏。下痢四十余日，形寒腹痛。

炒当归、生白芍、肉桂、炒山楂、青皮、茯苓。(《临证指南医案·卷七》)

王，六二。平昔温补相投，是阳不足之体。闻患痢两月，不忌食物，脾胃滞壅，今加呕恶。夫六腑宜通，治痢之法，非通即涩。肛肠结闭，阳虚者以温药通之。

熟附子、制大黄、厚朴、木香、茯苓皮。(《临证指南医案·卷七》)

王。痢疾，古称滞下，乃是湿热气薄肠胃，阻闭气分，故利仍不爽。河间、丹溪金用清热导气者为此。

黄芩、川连、草决明、炒黑楂肉、生白芍、石莲、丹皮、广木香汁。(《临证指南医案·卷七》)

王。临月下痢脓血，色紫形浓，热伏阴分。议用白头翁汤。

又：苦味见效，知温热动血。以小其制为剂，可全功矣。

黄芩、黄柏、炒银花、炒山楂、茯苓、泽泻。(《临证指南医案·卷九》)

吴，三十。痢久，阴伤腹痛，肛门坠胀。秋病入冬不愈，已属休息症。和阴剂中，仍有升降。仿东垣法。

炒熟地、炒当归、炒白芍、炙草、生山楂、生谷芽。(《临证指南医案·卷七》)

吴，四九。治痢大法，无过通塞二义。夏秋湿热固多，初痢不痛，已非湿热。色滞者，肠中陈腐也。至今痛而痢，痢后复痛，按之痛减属虚。小雪不愈，阳不来复。久痢治肾，然非滋腻。先用苓姜术桂汤。(《临证指南医案·卷七》)

下利红积，腹膨。

焦术、广皮、炮姜、茯苓、木瓜、益智。(《未刻本叶氏医案·保元方案》)

夏季疟发，温热恒多。攻下动里，里伤邪陷，变痢大痛，利频不爽。强食脘中遂胀，湿热阻遏，气偏滞也。况久病大虚，恐有变厥之虑。

黄连、黄芩、人参、乌梅、白芍、当归。（《眉寿堂方案选存·卷上》）

徐。夏季痢症，多是湿热食积。初起宜分消其邪。但肌柔白嫩，乃气虚之质。且性情畏药，只宜少勿过。

槟榔汁、青皮、陈皮、厚朴、川连、黄芩、木香、炒黑山楂。

又：湿热下痢，必用苦辛寒为治。粟壳涩肠止泻，久痢成方。当此热邪未清，宣通斯滞可去。因色白气弱，未敢峻攻耳。

厚朴、黄芩、川连、木香汁、楂肉、炒银花、麦芽。（《临证指南医案·卷七》）

许，二四。痢疾一年，已浮肿溺涩，古称久痢必伤肾。月前用理阴煎不应。询及食粥吞酸，色瘁，脉濡，中焦之阳日惫，水谷之湿不运。仍辛温以苏脾阳，佐以分利。

用胃苓汤，去甘草，加益智。（《临证指南医案·卷七》）

阴络受伤，下午黄昏为甚。非自治痢通套可效，大旨以守阴为法。

熟地炭、建莲、茯苓、五味子、赤石脂、泽泻、阿胶。（《叶氏医案存真·卷二》）

袁，二七。久痢，腹疼，下血。

生黄芪三钱，生白术三钱，炒归身一钱，炒楂肉二钱，炒地榆一钱半，广皮一钱，厚朴一钱，羌活五分，防风根五分。（《临证指南医案·卷七》）

张，三三。江南地薄气弱，夏季食物内蕴，时令热迫内聚。湿热赤痢，入冬不愈，皆饮食不忌之累。宜淡薄滋味。

生茅术、厚朴、南山楂、草果仁、樗根皮、槐花、广皮、银花。

又：痢血三月，昼痢夜止，肛门欲坠。以气陷门户不藏。

人参、当归、白芍、肉桂、炙草、白术、广皮、煨姜、南枣。（《临证指南医案·卷七》）

张，桐桥，五十二岁。久痢三年。

理阴煎。（《叶天士晚年方案真本·杂症》）

张，五七。脉沉伏，久痢腹痛，畏寒少食，气弱肠滞。以温通方法。

熟附子、生茅术、生大黄、茯苓、厚朴、木香。

又：温下相投，肠滞不通，皆因腑阳微弱。古贤治痢，不离通涩二法。

当归、肉桂心、茯苓、厚朴、南山楂、生麦芽。（《临证指南医案·卷七》）

张。下痢泄泻之后，诊脉右弦大，胃虚少纳，阳弱不司运化。法当通腑之阳。

人参、益智仁、炒菟丝饼、炒砂仁末、茯苓、广皮白。（《临证指南医案·卷七》）

正弱滞下，法宜和之。

厚朴、茯苓、广皮、人参、炮姜、木瓜。（《未刻本叶氏医案·保元方案》）

滞下半载，犹然腹痛，积未尽耳。

熟地炭、归身炭、炒黄柏、泽泻、黑豆皮、山楂炭、百制军、赤苓。（《未刻本叶氏医案·保元方案》）

周，四六。痢久必伤肾阴，八脉不固。肠腻自滑而下。但执健脾无用，病不在中，纳谷运迟，下焦坎阳亦衰。用三神丸。

五味子、补骨脂、肉果。（《临证指南医案·卷七》）

周，五十。痢后气坠，都主阴伤。但嗔怒不已，木犯土，致病留连。摄阴之中，聊佐和肝。

熟地、茯苓、炒山楂、炒乌梅、木瓜。(《临证指南医案·卷七》)

周。转方柔药相安，显然久痢伤及肾阴。当用理阴煎，兼用禹粮石脂丸，以摄固肠中。

熟地炭、归身炭、人参、炙甘草、五味子、炒楂肉。

兼服禹粮赤石脂丸。(《临证指南医案·卷七》)

朱，三九。下痢带瘀血，肛中气坠，腹不痛。

炒黑樗根皮一两，生茅术一钱，生黄柏一钱，炒黑楂肉三钱，炒黑地榆一钱半，炒焦银花一钱半，赤苓三钱，猪苓一钱半。(《临证指南医案·卷七》)

朱，五七。痢久肛坠，是下焦肾虚，失于收纳。治脾胃药无功。

熟地炭、炒归身、赤石脂、五味子、炒楂肉。(《临证指南医案·卷七》)

祝，三八。十年久痢，须推饮食避忌。酒客湿滞肠中，非风药之辛，佐苦味入肠，何以胜湿逐热？久病饮食不减，肠中病也。

绵茵陈、香白芷、北秦皮、茯苓皮、黄柏、藿香。(《临证指南医案·卷七》)

某氏。休息痢，经二年，明是下焦阴阳皆虚，不能收摄。经期不来，小腹抚摩有形上行，似乎癥瘕，其实气结。若不急进温补，恐滋扰肿胀之累也。

人参、附子、茯苓、炙草、五味、白芍。(《临证指南医案·卷七》)

某氏。治痢古法，不越通涩。经停有瘕，腹浮肿，八脉之病。医惑于见痢，认为脾胃症。议用济生肾气丸。(《临证指南医案·卷七》)

◆ **霍乱**

暴冷从口鼻入，直犯太阴，上呕下利腹痛，为中寒阴症，脉细涩欲绝，急急温暖中下之阳。

人参、淡干姜、生芍、焦术、淡附子、茯苓。

因脘中痞闷，去术之缓中，再加桂枝以理阳。

人参、桂枝、干姜、附子、茯苓、白芍。

又：人参、白芍、附子、茯苓、甘草。（《眉寿堂方案选存·卷上》）

王。霍乱后，痛泻已缓，心中空洞，肢节痿弱。此阳明脉虚，内风闪烁，盖虚象也。

异功去参、术，加乌梅、木瓜、白芍。

又：上吐下泻之后，中气大虚，身痛肢浮，虚风内动。以补中为法。

异功散加木瓜、姜、枣。（《临证指南医案·卷六》）

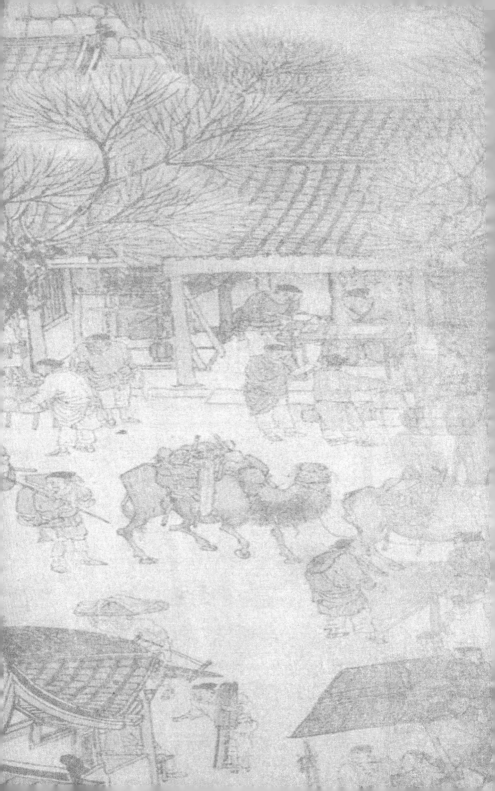

附录　方剂组成

A /

阿魏丸：阿魏七钱，鳖甲二两，黄芪、广皮、枳实、柴胡、白术各一两，青皮、草果、黄芩、当归、茯苓各八钱，白蔻仁七钱，山楂一两，神曲一两，延胡水法丸。又方：阿魏、连翘、胡黄连、山楂、青皮、山棱、蓬术、陈皮、半夏、麦芽、厚朴、莱菔子、甘草。

安胃丸：乌梅、川椒、附子、桂枝、干姜各一两，黄柏二两，黄连五钱，川楝子肉、广皮、青皮各二两，白芍三两，人参量加（如有邪者可勿用）。再用川椒、乌梅汤法丸。一方无广皮，有当归、细辛。

B /

白虎加桂枝汤：即白虎汤加桂枝。

白虎加人参汤：即白虎汤加人参。

白金丸：白矾、郁金。

白通汤：葱白、干姜、附子。

白头翁汤：白头翁、秦皮、黄连、黄柏。

斑龙丸：鹿角胶、鹿角霜、熟地、菟丝子、柏子仁。

半硫丸：半夏、硫黄。

保和丸：山楂、神曲、茯苓、半夏、陈皮、卜子、连翘。

鳖甲煎丸：鳖甲、乌扇、黄芩、柴胡、鼠妇、干姜、大黄、芍药、桂枝、葶苈、石韦、厚朴、丹皮、瞿麦、紫威、半夏、人参、䗪虫、阿胶、蜂窠、赤硝、蜣螂、桃仁、煅灶下灰、清酒。《千金方》有海藻、大戟，无鼠妇、赤硝。

补中益气汤：人参、黄芪、白术、甘草、陈皮、当归、升麻、柴胡、生姜、大枣。

C /

赤石脂丸：蜀椒、乌头、附子、炮姜、赤石脂。

葱白丸：熟地四两，白芍、当归、川楝子、茯苓各二两，川芎、枳壳、厚朴、青皮、神曲、麦芽各一两半，三棱、蓬术各一两，干姜、大茴、木香各七钱，肉桂五钱，用葱白汁丸。又方：人参、阿胶、川芎、当归、厚朴，用葱白汁丸。

D /

大半夏汤：半夏、人参、白蜜。

大补阴丸：黄柏、知母、熟地、龟板、猪脊髓。

大和中饮：陈皮、枳实、砂仁、麦芽、厚朴、山楂、泽泻。

大顺散：干姜、肉桂、杏仁、甘草。

大造丸：紫河车、龟板、人参、熟地、天冬、麦冬、黄柏、牛膝、杜仲。

当归建中汤：即小建中汤加当归。

当归龙荟丸：当归、龙胆草、山栀、黄连、黄柏、黄芩、大黄、青黛、芦荟、木香、麝香，蜜丸，姜汤下。

E /

二陈汤：半夏、陈皮、茯苓、甘草、生姜。

二阴煎：生地、麦冬、枣仁、甘草、元参、茯苓、黄芩、木通。

F /

防风通圣散：防风、荆芥、麻黄、连翘、薄荷、川芎、当归、白芍、白术、山栀、大黄、芒硝、黄芩、石膏、桔梗、甘草、滑石、姜、葱。

附子理中汤：即理中汤加附子。

附子泻心汤：附子、黄芩、黄连、大黄。

G /

甘露饮：生地、熟地、天冬、麦冬、石斛、茵陈、黄芩、枳壳、枇杷叶、甘草。一方加桂、苓，名桂苓甘露饮。

更衣丸：朱砂（研）五钱，芦荟（研）七钱，好酒和丸，每服一钱二分。

瓜蒌薤白白酒汤：瓜蒌实、薤白、白酒。

归脾汤：人参、白术、茯神、枣仁、龙眼肉、黄芪、当归、远志、木香、炙草、生姜、大枣。

归气饮：熟地、茯苓、扁豆、炮姜、丁香、藿香、炙草、陈皮。

桂苓丸：肉桂、茯苓。蜜丸。

桂苓五味甘草汤：桂枝、茯苓、五味、甘草。

桂枝汤：桂枝、白芍、炙草、生姜、大枣。

滚痰丸：青礞石、沉香、大黄、黄芩、焰硝。

H /

河间桂苓甘露饮：滑石、石膏、寒水石、甘草、白术、茯苓、泽泻、猪苓、肉桂。每服五钱。张子和去猪苓，减三石一半，加人参、干葛、藿香、木香，亦名桂苓甘露饮。

黑地黄丸：苍术、熟地、五味、干姜。

黑锡丹：黑铅、硫黄。

虎潜丸：熟地、虎胫骨、龟板、黄柏、知母、锁阳、当归、牛膝、白芍、陈皮、羯羊肉。

黄连阿胶汤：黄芩、黄连、白芍、阿胶、鸡子黄。

黄芪建中汤：即小建中汤加黄芪。

黄芩汤：黄芩、白芍、甘草、大枣。

回生丹：大黑豆三升，用水浸取壳，用绢袋盛壳，同豆煮熟，去豆不用，将壳晒干，其汁留用；红花三两炒黄色，入好酒四碗，煎十余滚，去渣存汁听用；苏木三两，河水五碗，煎汁三碗听用；大黄一斤，为末；陈米醋九斤。上将大黄末一斤，入净锅，下醋三斤，文火熬。用长木箸不住手搅之。将成膏，再加醋三斤，熬之，又加醋三斤，次第加毕。然后下黑豆汁三碗，次下苏木汁，次下红花汁，熬成大黄膏，取入瓦盆盛之。大黄锅焦亦铲下，入后药同磨。人参二两，川芎、当归、熟地、茯苓、香附、延胡、苍术（米泔浸、炒）、桃仁、蒲黄各一两，乌药二两半，牛膝、地榆、橘红、白芍、羌活、炙草、五灵脂、山萸、三棱各五钱，良姜、木香各四钱，木瓜、青皮、白术各三钱，益母草二两，乳香、没药各二钱，马鞭草五钱，秋葵子三钱；上三十味，并前黑豆壳共晒干，为细末，入石臼内，下大黄膏，再下炼熟蜜一斤，共捣千捶为丸。每丸重二钱七分，静室阴干二十余日，不可烘晒。干后止重二钱，外以蜡作壳护之，用时去蜡调服。一方无益母草、马鞭草、秋葵子三味，并不用蜜，醋止用八碗。

J /

济生肾气丸：即金匮肾气丸加车前、牛膝。叶氏用茯苓八两为君，熟地只用四两。又薛氏济生丸分量不同。

交加散：生地、生姜。

金匮肾气丸，八味丸：干地黄、山茱萸、山药、丹皮、茯苓、泽泻、附子、桂枝。

进退黄连汤：川黄连（姜汁炒）一钱半，干姜（炮）一钱半，人参（人乳拌蒸）一钱半，桂枝一钱，半夏（姜制）一钱半，大枣。上进法：用本方六味，不制，水三茶钟，煎减半，温服。退法：桂枝不用，黄连减半，或加肉桂五分，如上制，煎服。

浚川散：黑牵牛、大黄、甘遂、芒硝、郁李仁、木香。

K /

控涎丹：甘遂、大戟、白芥子。

L /

来复丹：玄精石、硫黄、硝石、五灵脂、青皮、陈皮。

来复丹：玄精石、硫黄、硝石、五灵脂、青皮、陈皮。

理阴煎：熟地、当归、炙甘草、干姜，或加肉桂。

理中汤：人参、甘草、白术、干姜。

理中汤：人参、甘草、白术、干姜。

两仪膏：人参、熟地，熬膏，白蜜收。

苓桂术甘汤：茯苓、白术、桂枝、炙草。

六和汤：砂仁、藿香、厚朴、杏仁、半夏、扁豆、木瓜、人参、赤茯苓、白术、甘草、姜、枣。

六君子汤：即人参、茯苓、白术、甘草、陈皮、半夏。

六味地黄丸：干地黄、山茱萸、山药、丹皮、茯苓、泽泻。

M /

麻黄杏仁甘草石膏汤：麻黄、杏仁、甘草、石膏。

麦门冬汤：麦冬、半夏、人参、甘草、大枣、粳米。

妙香丸：巴豆（去皮心膜，炒熟，研如面）三百十五粒，牛黄（研）、龙脑（研）、麝香（研）、轻粉（研）各三两，朱砂（研、飞）九两，真金箔九十片，上各研匀，炼黄蜡六两，入白蜜三分，同炼匀为丸，每两作三十丸。

木防己汤：木防己、石膏、桂枝、人参。

P /

平胃散：苍术、厚朴、陈皮、甘草。

Q /

千金苇茎汤：苇茎、苡仁、桃仁、瓜瓣。

清骨散：银柴胡、胡黄连、秦艽、鳖甲、地骨皮、青蒿、知母、甘草。

清暑益气汤：人参、黄芪、白术、苍术、青皮、陈皮、神曲、甘草、麦冬、五味、当归、黄柏、泽泻、升麻、葛根，加姜、枣。

清燥救肺汤：经霜桑叶三钱，杏仁（去皮尖，炒黄）七分，麦冬（去心）一钱二分，石膏二钱半，人参七分，阿胶八分，胡麻仁（炒）一钱，甘草一钱，枇杷叶（去毛筋）一片，水一碗，煎六分，食远服。

R /

人参固本丸：人参、天冬、麦冬、生地、熟地。

S /

三拗汤：麻黄、杏仁、甘草。

三才汤：天冬、熟地、人参。

桑麻丸：桑叶、黑芝麻，蜜丸。

神保丸：木香、胡椒、干蝎、巴豆。

石刻安肾丸：附子、肉桂、川乌、川椒、巴戟、菟丝子、破故、赤石脂、远志、茯神、茯苓、苍术、山茱萸、杜仲、胡芦巴、石斛、韭子、小茴、苁蓉、柏子仁、川楝子、鹿茸、青盐、山药。

水陆二仙丹：金樱膏、芡实。

四苓散：猪苓、茯苓、泽泻、白术。

四逆散：柴胡、枳实、白芍、甘草。

四神丸：破故纸、五味、肉果、吴萸。

四兽饮：即人参、茯苓、白术、甘草、陈皮、半夏、乌梅、草果、生姜、大枣。

苏合香丸：苏合香、安息香、犀角、冰片、麝香、香附、木香、薰陆香、沉香、丁香、白术，炼蜜丸，朱砂为衣，外作蜡丸。

酸枣仁汤：枣仁、甘草、知母、茯苓、川芎。

T /

桃花汤：赤石脂、干姜、粳米。

桃仁承气汤：桃仁、桂枝、大黄、芒硝、甘草。

天真丸：精羊肉、肉苁蓉、山药、当归、天冬、黄芪、人参、白术。

葶苈大枣泻肺汤：葶苈、大枣。

通脉四逆汤：即四逆汤加葱白。更有随症加法。

W /

外台茯苓饮：茯苓、人参、白术、枳实、橘皮、生姜。

万氏牛黄清心丸：黄连、黄芩、山栀、郁金、辰砂、西牛黄。

王荆公妙香散：人参、龙骨、益智仁、茯神、茯苓、远志、甘草、朱砂。

威喜丸：茯苓、猪苓、黄蜡。

胃关煎：熟地、白术、山药、扁豆、炮姜、吴萸、炙草。

胃苓散：即平胃散合五苓散。

温胆汤：陈皮、半夏、茯苓、甘草、枳实、竹茹。

温胃饮：人参、白术、炮姜、扁豆、当归、陈皮、炙草。

吴茱萸汤：吴茱萸、人参、生姜、大枣。

五积散：白芷、陈皮、厚朴、当归、川芎、芍药、茯苓、桔梗、苍术、枳壳、半夏、麻黄、干姜、肉桂、甘草、姜、葱。

五苓散：猪苓、茯苓、泽泻、白术、桂枝。

X /

犀角地黄汤：犀角、生地、白芍、丹皮。

逍遥散：柴胡、当归、白芍、白术、茯苓、甘草、煨姜、薄荷。本方加丹皮、山栀，名加味逍遥散。

小半夏汤：半夏、生姜。

小建中汤：白芍、桂枝、炙草、生姜、大枣、饴糖。

小青龙汤：麻黄、桂枝、白芍、干姜、细辛、五味子、甘草、半夏。

小温中丸：白术二两，茯苓一两，陈皮一两，熟半夏一两，甘草三钱，神曲（炒）一两，生香附一两半，苦参（炒）五钱，黄连（炒）五钱，针砂（醋炒红，研如飞面）一两半。为末，醋水各半，打神曲糊为丸，桐子大。每服七八十丸，白术六钱，陈皮一钱，生姜一片，煎汤下。虚甚者加人参一钱，本方去黄连，加厚朴半两，忌口。病轻服至六七两，小便长。甚者服一斤，小便始长。

泻白散：桑皮、地骨皮、甘草、粳米。

旋覆花代赭石汤：旋覆花、代赭石、人参、半夏、甘草、生姜、大枣。

旋覆花汤：旋覆花、葱、新绛。

Y /

异功散：即人参、茯苓、白术、甘草、陈皮。

禹余粮丸：蛇含石（本草名蛇黄，大者三两，醋煅透），禹余粮石（层数多者佳，醋煅透）三两，钢针砂（醋煅透）五两，三物各研极细，配入下项药：羌活、川芎、三棱、蓬术、白蔻、白蒺、陈皮、青皮、木香、大茴（炒）、牛膝、当归、炮姜、附子（炮）、肉桂各五钱，上制为末，入前药拌匀，神曲糊为丸，如桐子大。食前，或温酒，或白汤送下三十丸至五十丸。最要忌盐，一毫不可入口，否则病发愈甚。日三服，兼用温和调补药助之。此方又名大针砂丸。此方去附子、蓬术、青皮，加茯苓，叶氏名针砂丸。

玉壶丹：即扁鹊玉壶丸。治命门火衰，阳气暴绝，寒水臌胀，却有神效。古吴王晋三先生得异授制法，当宗之。好硫黄八两，配真麻油八两，以硫打碎，入冷油内，炖炉上。炭火宜微勿烈，以桑条徐调。候硫溶尽，即倾入大水内，急搀去上面油水，其色如金。取缸底净硫，秤见若干两，仍配香麻油若干两，照前火候再溶再倾. 连前共三转。第四转用真棉花核油配硫若干两，照前火候再溶，再倾人大水内，搅去上面油水，其色如绛。第五转用肥皂四两，水中同煮六时。第六转用皂荚四两，水中同煮六时，拔净制硫之油，搅去其水，其色如硫火之紫。第七转用炉中炭灰淋硇水制六时。第八转用水豆腐制六时，拔净皂硇之性。第九转用田字草（出水荒稻中，其叶如田字. 八九月采）捣汁，和水煮六时，临用研如飞面。凡净硫一两，配炒糯米粉二两，或水法，或湿捣为丸。每服以硫三分为准，渐加至一钱止，开水温下。

玉女煎：生石膏、熟地、麦冬、知母、牛膝。

玉女煎：生石膏、熟地、麦冬、知母、牛膝。

玉屏风散：黄芪、防风、白术。

玉真丸：硫黄、硝石、石膏、半夏、姜汁糊丸。

越婢汤：麻黄、石膏、甘草、生姜、大枣。

越鞠丸：香附、苍术、川芎、神曲、山栀。

Z/

皂荚丸：皂荚，蜜丸，枣膏汤送。

张子和玉烛散：归尾、生地、川芎、赤芍、大黄、芒硝、甘草。

贞元饮：熟地、炙草、当归。

真武汤：茯苓、白芍、白术、附子、生姜。

震灵丹：禹粮石、赤石脂、紫石英、代赭石各四两，上四味作小块，入净锅中，盐泥封固，候干，用炭十斤煅，炭尽为度，入地出火气，必得二昼夜，研细末。乳香二两，没药二两，朱砂（水飞）一两，五灵脂二两，为末，同前四味和匀，糯米饭丸，宜坚细。

栀子豉汤：栀子、香豉。

至宝丹：犀角（镑）、朱砂（研、水飞）、雄黄（研、水飞）、琥珀（研）、玳瑁（镑）各一两，水安息香（无灰酒熬成膏，如无，以旱安息香代之）一两，西牛黄五钱，麝香一钱，龙脑一钱，金银箔各五十片，为极细末，将安息香膏重汤煮，入诸药搜和，分作百丸，蜡护，临服剖，用参汤化下。

炙甘草汤（又名复脉汤）：炙草、桂枝、人参、麻仁、生地、阿胶、麦冬、生姜、大枣。

治中汤：即理中汤加青皮、陈皮。

治中汤：即理中汤加青皮、陈皮。

猪肚丸：白术、苦参、牡蛎、猪肚一具，刘松石方。

竹叶石膏汤：竹叶、石膏、人参、麦冬、半夏、甘草、粳米。

资生丸：人参、白术（土炒）、苡仁各三两，山楂肉、神曲、橘红各二两，扁豆、莲肉、厚朴各一两，山药、茯苓、麦芽、芡实各一两半，桔梗、甘草（炙）、藿香各五钱，泽泻、川黄连、白豆蔻各三钱半，上制为末，炼蜜丸，每丸重二钱，每服一丸，醉饱后二丸，细嚼，淡姜汤下。

滋肾丸：黄柏、知母、肉桂。

紫金丹：牛黄、冰片、狗宝、鸦片各六分，广木香二两，上为末，人乳丸，重五厘，金箔为衣。

紫雪丹：黄金、寒水石、石膏、滑石、磁石、升麻、元参、甘草、犀角、羚羊角、沉香、木香、丁香、朴硝、硝石、辰砂、麝香。

左归丸：熟地、山药、枸杞、山萸、牛膝、菟丝子、鹿角胶、龟胶。